著名中医学家杨力教授全新巨著

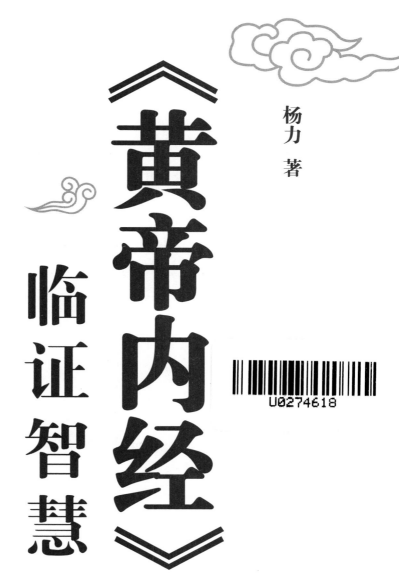

《黄帝内经》临证智慧

杨力 著

U0274618

北京科学技术出版社

图书在版编目（CIP）数据

《黄帝内经》临证智慧 / 杨力著 .—北京：北京科学技术出版社，2018.1
ISBN 978 – 7 – 5304 – 9161 – 4

Ⅰ . ①黄…　Ⅱ . ①杨…　Ⅲ . ①《内经》—研究　Ⅳ . ① R221.09

中国版本图书馆 CIP 数据核字（2017）第 174950 号

《黄帝内经》临证智慧

作　　者：杨　力
策划编辑：侍　伟　吴　丹
责任编辑：张　洁　周　珊
责任校对：贾　荣
责任印制：李　茗
出 版 人：曾庆宇
出版发行：北京科学技术出版社
社　　址：北京西直门南大街 16 号
邮政编码：100035
电话传真：0086-10-66135495（总编室）
　　　　　0086-10-66113227（发行部）　0086-10-66161952（发行部传真）
电子信箱：bjkj@bjkjpress.com
网　　址：www.bkydw.cn
经　　销：新华书店
印　　刷：三河市国新印装有限公司
开　　本：787mm × 1092mm　1/16
字　　数：425 千字
印　　张：20.75
版　　次：2018 年 1 月第 1 版
印　　次：2018 年 1 月第 1 次印刷
ISBN 978 – 7 – 5304 – 9161 – 4 / R · 2350

定　　价：69.00 元

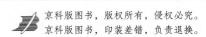

序

　　博大精深的《易经》《黄帝内经》是中华文化的瑰宝、中医学的圣书。12岁开始，我就对《易经》产生了浓厚的兴趣，也因此考进了中医学院。在校学习期间，我对《黄帝内经》爱不释手，就像孔子于《易经》一样"居则在席，行则在橐"。《黄帝内经》《易经》这两部书也一直伴随着我，可谓"左手《易经》、右手《黄帝内经》"。尤其是在中国中医科学院研究生院主讲《易经》《黄帝内经》的38年时间里，长期的教学研究使我对这两部书感悟良多。20世纪80年代我出版了我的成名作百万字巨著《周易与中医学》，开创了"中国医易学"。接着我又出版了《杨力讲〈易经〉》《杨力讲〈黄帝内经〉》等医易专著，其中《杨力讲〈黄帝内经〉》重点阐述了《黄帝内经》对中医学的杰出贡献，而本书《〈黄帝内经〉临证智慧》则重点展示了《黄帝内经》对中医临证的启示。这两本书可谓姐妹篇、相辅相成。

　　本书的特点是理论结合实践，既对广大医生有很大启示，也对广大读者有较好的指导作用。更重要的是，这是一部理论高深而又科学实用的珍贵的医学科普书籍，相信此书一定能与我的四部医学专著，即《周易与中医学》《中医运气学》《中医疾病预测学》《杨力讲〈黄帝内经〉》，及其他养生保健书籍一起走进千家万户，走向全世界。

杨　力

2017 年 12 月于北京

内容提要

　　本书是著名中医学家、易学家、中医心血管病专家、中医养生专家、中国易学创始人、象数科学提出者杨力教授的最新原创。这是一部高水平的医学专著，全书从医易学的高度，结合作者 40 年临床及 38 年为研究生讲授《易经》《黄帝内经》的研究教学经验，从《黄帝内经》体质医学、《黄帝内经》心脏病学、《黄帝内经》脉象医学、《黄帝内经》望诊医学四个方面对中医学的体质象、脉象、舌象及心血管病做了前所未有的阐述，有很高的理论启示及临床应用价值。

目 录

第一章 《黄帝内经》体质医学

第一节 五种生理体质的溯源

第二节 《易经》象数与"体质象"

第三节 万物皆有生理体质

第四节 五行人生理体质辨识

第五节 辨识五行人的兼型

第二章　《黄帝内经》心脏病学

第九节 《黄帝内经》论高脂血症

第十节 《黄帝内经》与糖尿病

第十一节 《黄帝内经》与心律失常

第十二节 《黄帝内经》与心力衰竭

第十三节 《黄帝内经》宗气虚与心脏病

第十四节 《黄帝内经》厥心痛与心绞痛

第十五节 《黄帝内经》与脑血管病

第十六节 心血管病的针灸治疗

第十七节　心脑血管病的效方

第十八节　心脑血管病常用中药对药

第十九节　《黄帝内经》五运六气与心血管病

第二十节　中医治疗心血管病十大优势

第三章 《黄帝内经》脉象医学

第一节 《黄帝内经》对脉学的伟大贡献

第二节　浮脉类秘诀

第三节　沉脉类秘诀

第四章　《黄帝内经》望诊医学

第四节　望头部奥秘

第五节　望面奥秘

第六节　望舌奥秘

第七节　望目奥秘

第八节　望耳奥秘

第九节　望形态奥秘

第一章 《黄帝内经》体质医学

导 言

人有 5 种生理体质及 10 种病理状态。那么，什么是 5 种生理体质？什么是 10 种病理状态？两者之间有何联系？在养生健康和治疗疾病方面，有何重大意义？笔者结合《易经》及《黄帝内经》把人的生理体质和病理体质之间的内在联系，做了创造性的阐述，把体质研究提高到了一个崭新的高度。这对"治病求本"及"养生求原"具有重大意义。

首先，生理体质是与生俱来的，而病理体质是从生理体质演变而来的，病理体质是中医辨证论治的主要依据。人要想不生病，那就要养好生理体质，防止其向病理体质转化，这就叫"治未病"。

中国人对生理体质的论述开创于伏羲画八卦时代，其认为 5 种生理体质来源于《易经》八卦人，核心是五行人的生理体质。中医经典巨著《黄帝内经》又对这一理论做了发展和应用，并进一步确定了生理体质的基本特征。

5 种生理体质从何而来？是大自然赋予的，就是说，天有风、火、寒、燥、湿五种气化，人也有风体、火体、寒体、燥体、湿体五种体质。不仅人如此，万物亦然，五种体质与五行人相对应，即风体－木型人、热体－火型人、湿体－土型人、寒体－水型人、燥体－金型人。

人如果摄生不慎，生理体质就会演变为病理体质，病理体质又称为病理状态，主要有 10 种类型，即阳虚质、阴虚质、气虚质、血虚质、痰湿质、湿热质、寒湿质、血瘀质、气郁质、风敏质。细分可达 25 种，甚至更多。病理体质不是固定的，而是在变化着的，所以几千年来，其始终是中医辨证论治的主要依据。

结合《易经》象数思维，笔者又进一步提出了体质象，就是把与生俱来的生理体质象、脉象、舌象、面象一样进行观象取义，也就是把人的体质象摆到了和脉象、舌象一样重要的高度，对中医诊断学做出了重要贡献。关于体质象将放在本书第四章望诊中展示。

把体质和《黄帝内经》五运六气相结合又是笔者的一大创造。笔者把体质研究上升到了前所未有的高度，尤其把关于生理体质和病理体质相结合在临床上广泛应用的论述提高到了一个崭新的高度。

总之，本篇内容理论结合临床，治疗结合养生，既有病者需要的养生秘诀，又有医者需要的治疗经验。需要注意的是人的体质往往不是单一的，而是多种相兼的，所以要因人、因时、因地制宜。

通过本篇关于体质医学的介绍，人们可以认清自己的体质，很好地养生防病，而医生辨清患者的体质与病证，则可以把治疗提高到一个更高的境界。

五种生理体质的溯源

万物都有不同体质，人亦有体质之分。早在伏羲画八卦时，就已经开创了人的生理体质之分。天有风、火、寒、燥、湿，人也有风体、火体、寒体、燥体和湿体五种生理体质。中医经典巨著《黄帝内经》在此基础上，对人的五种体质又做了充分的应用和发展。从此，人们对体质的认识进入到了一个崭新的境界。

一、《易经》开创了五行人（体质象）的先河

（一）离卦人（火型人）——火体

1. 象数特点

离卦"☲"象日，秉天之火气，正如《易经》所说："离为火，为日。"离卦人秉天阳之光热，必阳热盛、火气足，故从小怕热不怕冷。

2. 形象特点

面赤，头小，体实，脉象偏数或洪大，目光敏锐，视觉最好。

3. 体质特点

离卦人阳热盛，火气足，火气通于心，心主血脉，所以易患心脑血管疾病，如高血压、中风。

同时离卦人阳气旺盛，阳盛则热，除易患热证、实证之外，火灼伤阴，又易患阴虚阳亢证及躁狂证。

由于离卦人阳气偏盛，耗阳伤阴过大，所以寿数偏短，易患卒病、暴死。正如《易经》所说："突如其来如，焚如，死如，弃如。"

（二）坎卦人（水型人）——寒体

1. 象数特点

坎卦"☵"象水，秉天之水气，如《易》曰："坎为水，为险。"水性属阴，性寒。坎卦人阴重寒盛，水性下沉，寒气内凝，故内寒尤重。坎卦"☵"一阳陷于二阴之中，坎为水，水性下沉，所以坎卦人高度内向，从小怕冷而不怕热。

2. 形象特点

面白或暗，体瘦长，脉沉缓，目深耳大，听觉最好。

3. 体质特点

坎卦人阴多寒重，血流沉缓，寒气通于肾，所以易患肾系疾病，如肾炎、水肿、腰痛、不孕症、泄泻、五更泄等。

坎卦人性寒，寒性凝滞，寒气收引，寒性下沉，故常有气血不通、经络痹阻之类的疾病。坎卦人秉天之水气，水性寒，寒伤阳，所以多阴而少阳，阴气偏盛，阳气不足，则易患肾阳虚衰、命火不足之疾。

坎卦人，由于阴气较重，阳气耗损较少，所以寿命偏长。

（三）坤卦人（土型人）——湿体

1. 象数特点

坤卦"☷"象地，秉地之土气，故性阴而质柔顺。正如《易经》曰："坤为地，为母"；"坤，柔顺利质"。大地宽厚而善藏，如《易经》所说："坤以藏之。"坤卦人多内向，厚道而稳重。正如《易经》所说："地势坤，君子以厚德载物。"

2. 形象特点

面黄头大，个矮敦实，脉缓，唇厚鼻大，味觉最好。

3. 体质特点

坤卦人属土，土性阴而气湿，湿气通于脾，所以坤卦人易患脾系疾病，如腹泻、水肿、腹胀等病。又因坤卦人湿气重，湿性重浊而黏滞，所以坤卦人血流速缓，易积湿生痰，患痰饮、积聚、水肿及现代的高血压、糖尿病、高脂血症，也易患内脏下垂，如直肠脱垂、子宫脱垂。

该型人气血运行缓慢，阳气耗伤少，阴阳多偏和调，所以少急性病而多长寿。

（四）乾卦人（金型人）——燥体

1. 象数特点

乾卦"☰"象天，秉天之金气，性燥而刚坚，正如《易经》所说："乾为天、为玉、为金。"乾卦人象天，所以多心胸宽广而富于远见，稳重自持，组织力强，有成为高管及领导者的素质。《易经》曰"乾为首""乾为父""乾为君"，所以此型人多宽额聪慧，有大将风度，胸怀广阔如天空，性格刚健自强，正如《易经》所说："天行健，君子以自强不息。"

2. 形象特点

面白宽额，方脸，骨大体魁，脉大而劲，嗅觉最灵敏。

3. 体质特点

乾卦人秉天地燥金之气，阳气偏盛，金气较浓，阳气主热，金气性燥，燥气通于肺，故该型人易患肺部疾病、燥热性疾病。如咳嗽、慢性支气管炎、便秘、消渴。燥易灼津，故该型人又多有阴亏津不足之病。

乾卦人大多豁达宽容，大度，因此其寿命一般较长。

（五）巽卦人（木型人）——风体

1. 象数特点

巽卦"☴"象风，秉天之风气，正如《易经》所说："巽为木，为风。"风性属阳，主动，故巽卦人亦偏于阳性。巽卦属木，秉风木之性，条达而善动，故该型人好动性急，易激动，思维敏捷，聪明伶俐，能言善辩，有外交家的素质。但风性善变，所以巽卦人多情绪不稳定，多疑善变。

2. 形象特点

面青，体偏长或小巧玲珑，脉弦，触觉最敏感。

3. 体质特点

巽卦人多风气，风气通于肝，故该型多有肝胆疾病。其中风性善动，该型人血流速快，故多有高血压、中风、过敏性疾病、眼底出血等。又风性善变，故该型人亦多有失眠、肝郁、癔症等。

风型人疾心好动，多急证，寿命偏短。

二、《黄帝内经》对《易经》八卦五行人的发展及应用

（一）火型之人——太阳之人

1. 气质特点

多阳少阴，居处于外，好言大事，无能而虚说，志发于四野，举措不顾是非，为事如常用，事虽败而常无悔，有气轻财。多虑，见事明，好颜。

2. 形象特点

赤色，小头，小手足，疾心，行摇肩。

3. 疾病寿夭

急心，不寿，暴死，能秋冬不能春夏。

（二）水型之人——少阴之人

1. 气质特点

多阴少阳，小贪而贼心，见有人亡，若有所得。好伤好害，见人有荣，乃反愠怒，心疾而无畏。不敬畏，善欺人。

2. 形象特点

黑色，面不平，大头，廉颐，小肩，下尻长，背延延然。

3. 疾病寿夭

能春夏不能秋冬。

（三）土型之人——太阴之人

1. 气质特点

多阴少阳，贪而不仁，下齐湛湛，好内而恶出。心和面不发，不务于时，动而后之。安心，好利人，不喜权势，善附人也。

2. 形象特点

黄色，圆面，大头，大腹，多肉。

3. 疾病寿夭

能秋冬不能春夏。

（四）金型之人——阴阳和平之人

1. 气质特点

阴阳均等，居处安静，无为惧惧，无为欣欣，宛然从物，或与不争，与时变化，尊则谦谦，谭而不治，是谓至治。身清廉，急心，精悍，善为吏。

2. 形象特点

白色，方面，小头，小腹，小手足，如骨发踵外，骨轻。

3. 疾病寿夭

能秋冬不能春夏。

（五）木型之人——少阳之人

1. 气质特点

多阳少阴，谍谛好自贵。有小小官，则高自宜。好为外交，而不内附。好有才，好劳心少力，多忧劳于事。

2. 形象特点

苍色，小头，长面，大肩背，直身，小手足。

3. 疾病寿夭

能春夏不能秋冬。

第二节
《易经》象数与"体质象"

一、何谓象数

中医是一门以象数为特点的科学，它认识事物的特点是重"象"。

何谓象？何谓数？象数是《易经》独特的世界观。

象，即形象、意象和征象。

《易经》对象的认识是："象也者，像也。"

前面的"象"字是"大象"，是无边无际的，内里包含着已显的"形"和隐藏着的"物"，已显的"形"只是大象中的沧海一粟。

有人字偏旁的"像"，是指想象、意象和观象。这个"像"涵义深刻，不仅指眼睛看得见的形象，而且包含经大脑作用后的意象。《易经》在解释"象"的时候在"象"字旁加了一个"亻"便是此深意。

（一）何谓"观象取义"

所谓"观象取义"，即指"以象测藏"的世界观，就是通过事物的外象来认识事物的内藏。中医的脉象、面象、色象、舌象、经络象、气象、体质象等，就是"观象取义"最伟大的应用和发展。

（二）何谓"取象比类"

所谓"取象比类"就是"触类旁通"，触在于联想和想象，是一种有利于创新的思维。"取象比类"也是一种类比智慧。比如，红花可以活血化瘀，红色的如山楂、西红柿、西瓜、红心萝卜、红樱桃、红草莓……也大都有活血作用；黑豆可以补肾，黑色的如芝麻、黑木耳、海参、黑桑椹……也大都可补肾。

（三）何谓数

《易经》的数，不光是有量化的数，更重要的是具有质的规定性。所以，数不是简单的算术"1+1=2"的数，而是时空数，即"1+1=m"的数。

1. 时空数

在一定的时间、空间状态下，数的质的规定性发生了变化，即为时空数。这是数的最深邃的内涵，也是象数的最高境界。下举河图藏象数方位图（图1-1）说明。

1数：方位，正北方；时间，冬至。代表水，性寒，主藏，内应人体肾。

2数：方位，正南方；时间，夏至。代表火，性热，主长，内应人体心。

3数：方位，正东方；时间，春分。代表木，性风，主生，内应人体肝。

4数：方位，正西方；时间，秋分。代表金，性燥，主收，内应人体肺。

5数：方位，正中央；时间，长夏。代表土，性湿，主化，内应人体脾。

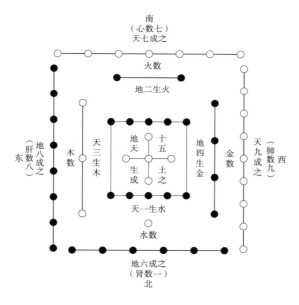

图1-1　河图藏象数方位图

2. 气化数

气化数是事物的阴阳气化及生长化收藏气化的象征。

（1）气化数代表阴阳气化，即代表事物的阴阳消长盛衰过程。每一个数都代表着阴阳气化的消长盛衰。如太极图中的老阴数"☷"代表阴盛，老阳数"☰"象征阳盛，少阳数"☵"代表阳始盛，少阴数"☲"象征阴始盛。（图1-2）

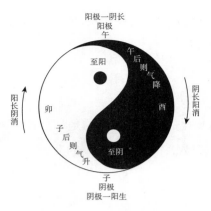

图 1-2　太极阴阳气化数

（2）气化数代表生长化收藏气化，就是代表事物从生发到收藏的变化过程。

3. 藏象数

藏象数指藏在内里的物质与反映在外面的数，是指显现在外象的数的变化象征着藏在内里的脏的状况。如，《黄帝内经》藏象即指藏于内的五脏情况。五官等形于外，通过五官便可了解藏在内的五脏的状况。

（四）形、象、数的关系

1. 象包含形与数

形：已显物质。

数：隐藏物质，是物质隐与显的前提。

2. 象与形的关系

象：广阔无际，包含着少数已显的形和无尽的象。

形：是象中已显的物质，如沧海一粟。

3. 数与形的关系

数：是高深的，又是变化莫测的，也是事物运动变化的基础。既有量的规定性，又有质的规定性。

数是形显现的前提，即数在一定量及质规定性变化的前提下可以显现形的变化，换句话说，数是形的基础。数是万物内在的变化，形是在数变化基础上的反映，如《黄帝内经》的"女七男八"就是数与形关系的最好解释。

女子"七"岁，男子"八"岁：还是女童、男童。

女子"二七"（14岁），男子"二八"（16岁）：变为少女，少男。

女子"三七"（21岁），男子"三八"（24岁）：已变为青年男女。

女子"四七"（28岁），男子"四八"（32岁）：已是壮年男女。

女子"五七"（35 岁），男子"五八"（40 岁）：已是中年男女。

女子"六七"（42 岁），男子"六八"（48 岁）：已开始变老，成为更年期男女。

女子"七七"（49 岁），男子"八八"（64 岁）：已成老年男女。

（五）结语

（1）数决定形的显隐，即一定的数的量和质的状态决定着形的隐和显。

（2）数决定形的状态，即数的变化决定形的状态。

（3）数与形是大象中的藏象关系，即万物的数藏于大象之中，形是数的外象，数决定着形。

二、何谓"体质象"

（一）中医是一门"象"科学

中医的"象"包括脉象、舌象、面象、经络象、气象、证象，还包括体质基因，即体质象。所谓体质象，就是每一种体质都有一定的遗传基因，即具有金、木、水、火、土五行属性的基因。

体质象来源于伏羲画八卦（图 1-3），八卦既是对 8 种物质及 8 种时空的总结，也是对 8 种基本象的总结。八卦包含着五行（木、火、土、金、水）。《易经》曰："离为火，乾为金，坎为水，坤为土，巽为木。"如是，八卦奠定了木、火、土、金、水五行属性，也称为"五行象"。

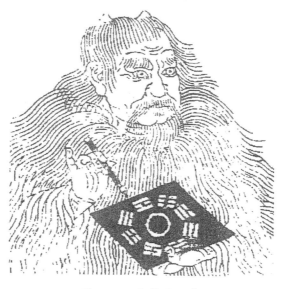

图 1-3　伏羲画八卦

（二）五行基因象

五行基因象包括形体象及体质象，如面象、舌象、脉象、神象等。从这些象便可判断五行基因的属性。这是以象数辨识体质象的基础，也是观象取义的主要方法。

（三）"体质象"的内核是阴阳五行

无论是《易经》的八卦人，还是《黄帝内经》的阴阳五行人，其内核都是以阴阳五行为基础的，尤其是《易经》明确指出"离为火""坎为水""乾为金""巽为木""坤为土"，鲜明地提出了八卦象物的五行关系。而《黄帝内经》则鲜明提出太阳之人多阳少阴、少阳之人多阳少阴、太阴之人多阴少阳、阴阳和平之人阴阳均等、少阴之人多阴少阳，并且也明确归纳出：火型之人对应赤色、木型之人对应苍色、土型之人对应黄色、金型之人对应白色、水型之人对应黑色。

第三节

万物皆有生理体质

一、万物都有五行体质

（一）人的生理体质

火型之人（热体）：阳盛火气足。火气通于心，故多心病。

水型之人（寒体）：阴盛寒气重，寒气通于肾，故多肾病。

土型之人（湿体）：湿盛阴偏多，湿气通于脾，故多脾病。

金型之人（燥体）：燥盛阳偏多，燥气通于肺，故多肺病。

木型之人（风体）：风盛阳偏多，风气通于肝，故多肝病。

（二）动物的生理体质

火型（热体）：鹿、狗、羊等。

水型（寒体）：鸭、鹅、海参、牡蛎等。

土型（湿体）：猪、牛、蚯蚓、蛇等。

金型（燥体）：鸡、鸽、鸟等。

木型（风体）：鱼、虾、蟹等。

（三）植物的生理体质

火型（热体）：辣椒、生姜、胡椒、大蒜、柿子、石榴等。

水型（寒体）：水芹、竹笋、苦瓜、苦荞、柚子等。

土型（湿体）：西瓜、冬瓜、黄瓜、梨等。

金型（燥体）：坚果类，如榛子、杏仁、腰果等。

木型（风体）：香菇、香菜（芫荽）、橘子、香椿等。

二、万物的五行分型

（一）动物分型

动物大约分为如下五类。

裸虫类：以人类为主，属土型（湿气重）。

羽虫类：以鸟、鸡为主，属火型（热气重）。

毛虫类：以牛、羊为主，属木型（风气重）。

介虫类：以龟为主，属金型（燥气重）。

鳞虫类：以深海动物为主，属水型（寒气重）。

（二）人类分型

人类总体属土型，又可划分为五类。

黄种人：黄属土，黄种人多为土型人。

白种人：白属金，白种人多为金型人。

黑种人：黑属水，黑种人多为水型人。

红种人（面红的人）：红属火，红种人多为火型人。

青种人（面青的人）：青属木，青种人多为风型人。

（三）地理分型

世界地理分布亦可分属五行。

中：居地球中央，中央属湿土，中央人以湿土黄种人居多。

西：西方居地球之西，西方属燥金，西方人以燥金白种人居多。

南：南方居地球之南，南方属火热，南方人以火热面红者居多。

东：东方居地球之东，东方属风多，东方人以面青者居多。

北：北方居地球之北，北方属寒多，北方人以面暗者居多。

三、中国人以土型为主

（一）中国人分型

中国人以土型人为主，个性敦厚，勤劳。

（二）中国人主体分型患病情况

土型：湿为重，多脾胃病及湿病。

风土型：风湿为重，多肝脾病及风湿病。

金土型：燥湿为重，多肺脾病及燥病。

水土型：寒湿为重，多脾肾病及寒湿病。

火土型：湿热为重，多心脾病及湿热病。

第四节

五行人生理体质辨识

一、火型人（火体）

（一）气质

火型人《易经》属离卦"☲"，两火一水，乃火多水少，秉天之火气。阳气盛，热力足，火性热，火性炎上，故火型人个性热情外向，是五行人中数量比较多的一型人。

《易经》说："离为火。"此型人热情、亢奋。

火型人头小而眼睛、头脑极灵活。火型人像太阳一样善于创新、善于发光，所以《易经》说"离为日""日新之谓盛德"。此型人有发明家的素质，视觉最发达。

（二）形象

1. 形体

个高，偏瘦，头偏小。

2. 面象

面色发赤，眼睛不大，但眼神赤活，目光炯炯。

3. 舌象

舌质偏红。

4. 神象

眼睛有神，顾盼流盼，语速偏快，动作偏快。

5. 脉象

脉多数或洪大。

（三）生理特点

1. 火气重

火型人秉天地之火气，火气通于心，故热气偏重。

2. 血流速度快

火型人热力足，血流速度也快。

3. 热易灼阴

火型人阳气旺盛，阳盛则热，热灼阴津，故多致津亏，后期易致阴虚血燥。

4. 多心血管疾病

火型人多火热，火气通于心，故多患心血管疾病。

5. 多热病

火型人阳气旺盛，阳盛则热，故多热病。

（四）疾病特点

1. 易患心动过速

特点：火型人阳气盛，热力足。火气通于心，心为火脏，心主血脉，故火型人易患心动过速。

主证：心悸，心烦不宁，舌质偏红，脉数。

治法：清烦宁心。

杨力验方：酸枣仁汤加减。

酸枣仁 15 克　甘草 6 克　知母 10 克　茯苓 10 克　川芎 10 克　百合 15 克　竹叶 10 克　珍珠母 15~30 克

虚证：乏力、脉数而无力者，可用生脉饮加味。

太子参 15 克　麦冬 10 克　五味子 10 克　酸枣仁 15 克　珍珠母 15 克

心阴亏者：心烦，神惫乏力，舌偏红，脉细数；用天王补心丹加减。

人参 10 克　生地 15 克　丹参 15 克　玄参 10 克　茯苓 10 克　五味子 10 克　远志 10 克　当归 10 克　桔梗 10 克　天冬 10 克　麦冬 10 克　柏子仁 10 克　酸枣仁 15 克　甘草 6 克

2. 易患期前收缩

特点：火型人因血流速度快，易患期前收缩。

主证：心悸不宁，脉数而不齐，舌红，乏力。

治法：养心安神，益气养阴。

杨力验方：生脉饮加味。

人参或西洋参 10 克　麦冬 10 克　五味子 10 克　丹参 15 克　珍珠母 15 克　黄连 3 克

3. 易患高血压

特点：火型人阳气盛，气易升，血上冲，因而血压高，且收缩压偏高。

主证：头巅顶痛，易怒，面赤，脉弦数，心烦。

治法：清热泻心火，平肝降压。

杨力验方：天麻钩藤饮加减。

天麻 10 克　钩藤 15 克　石决明 20 克　栀子 10 克　川牛膝 10 克　杜仲 10 克　夜交藤 10 克
茯神 10 克　黄连 5 克　甘草 6 克

加减：

（1）黄连易黄芩以清心火。

（2）收缩压高于 180mmHg 者用羚角钩藤汤合镇肝熄风汤加减。

羚羊角片 3~5 克（先煎，或用羚羊角粉 0.3~0.5 克冲服）　钩藤 12 克　石决明 20 克
代赭石 20 克　白芍 10 克　生牡蛎 15 克　野菊花 10 克　怀牛膝 10 克　杜仲 10 克　甘草 6 克
桑叶 10 克

（3）热重加夏枯草 15 克。

4. 易患心肌炎

特点：火型人火气重，故易患热毒型心肌炎。

主证：高热，心悸，乏力，脉数无力，舌红。

治法：清热解毒，益气养阴。

杨力验方：生脉饮加减合清瘟败毒饮化裁。

西洋参 15 克　麦冬 10 克　玄参 10 克　连翘 15 克　水牛角 30 克　大青叶 15 克　银花 15 克
板蓝根 15 克　甘草 6 克

5. 易患中风

特点：火型人阳热盛，心气旺，气血易骤升，所以易患中风。

主证：突然头晕头痛，或突然昏倒于地，轻则偏瘫，重则死亡。昏倒前脉弦，可因生气、暴怒、酗酒、劳累、受寒、受风等诱发。

重证：火型人中风多为阳闭，表现为昏迷、牙关紧闭、两手握固、二便闭、舌质红、脉弦、属中脏腑。预后死亡较多见，醒后多留偏瘫、舌謇（言语不利）。

轻证：多表现半身不遂、言语不利，属中经络。

治法：

阳闭——辛凉开窍，清肝熄风。

半身不遂——益气活血。

言语不利——豁痰开窍。

杨力验方：羚羊钩藤汤加减。

羚羊角 5 克　钩藤 10 克　石决明 15 克　代赭石 15 克　菊花 6 克　黄芩 10 克　夏枯草 15 克
龟板 15 克　白芍 10 克　胆南星 10 克　天竺黄 10 克　生三七 6 克（早晚 2 次冲服）

加减：

（1）抽搐加全蝎 6 克、蜈蚣 2 条。

（2）半身不遂：火型人中经络多属阳热盛，偏瘫多用大秦艽汤化裁以凉血化瘀通络，后期用补阳还五汤。

秦艽 10 克　怀牛膝 15 克　桑寄生 10 克　续断 10 克　地龙 10 克　杜仲 10 克　络石藤 10 克
海风藤 10 克　当归 10 克　丹参 15 克　甘草 16 克　黄芪 15 克　生三七 6 克（早晚 2 次冲服）

（3）后期：补阳还五汤。

黄芪 30 克　当归 10 克　川芎 10 克　桃仁 10 克　红花 10 克　地龙 10 克　水蛭粉 3 克
生三七粉 6 克　（早晚 2 次冲服）

（4）言语不利：是中风的主要后遗症。治宜平肝熄风、豁痰开窍。

天麻 10 克　全蝎 6 克　白附子 10 克　天竺黄 10 克　石菖蒲 10 克　郁金 10 克　远志 10 克
甘草 6 克　半夏 10 克　茯苓 10 克　陈皮 10 克　生姜 10 克　琥珀 6 克

6. 易患甲状腺功能亢进症

特点：火型人所患甲状腺功能亢进症多为心肝火盛型。

主证：心烦，口渴，多食善饥，手抖，激动，怕热，出汗，舌质红，苔薄黄，脉弦数。

治法：清心肝之火。

杨力验方：黄连泻心汤合龙胆泻肝汤加减。

黄连 6 克　龙胆草 10 克　生石膏 15 克　知母 10 克　柴胡 10 克　白芍 10 克　生地 15 克
牡丹皮 10 克　珍珠 15 克　竹叶 10 克　甘草 6 克

加减：

（1）消谷善饥者，加生石膏至 30 克。

（2）便秘者，加生大黄 6~10 克（后下）。

（3）失眠、易激动者：加生牡蛎 15 克、莲子心 3 克。

7. 易患甲状腺癌

特点：火型人阳热盛，如有痰郁极易化火结于颈部，故其所患甲状腺癌多为火毒型。

主证：烦热，口渴，心悸，多汗，颈部出现硬结并迅速增大。

治法：清火解毒，涤痰化瘀。

杨力验方：消瘿验方。

柴胡10克　白芍10克　黄芩10克　夏枯草30克　浙贝母10克　玄参15克　牡蛎15克　黄药子10克　白花蛇舌草15克　法半夏10克　莪术10克　甘草6克

8. 易患咽炎、扁桃体炎

特点：火型人火热甚，极易患咽炎、扁桃体炎，甚至脓肿，若治疗不彻底很容易引起心肌炎或急性肾炎。

主证：咽痛，舌红，脉数。

治法：泻火解毒。

杨力验方：银翘散加减。

金银花15克　连翘15克　荆芥10克　牛蒡子10克　薄荷6克　甘草10克　射干10克　马勃10克

9. 易患大头瘟

特点：火型人秉天之火气，内体热盛易患各种火热性疾病，并且发展迅速。

主证：头面红肿，发热，口渴，舌红苔黄，脉数有力。

治法：清热解毒。

杨力验方：普济消毒饮加减。

黄芩10克　黄连10克　玄参15克　柴胡10克　桔梗10克　连翘15克　板蓝根20克　马勃10克　牛蒡子10克　薄荷6克　僵蚕10克　升麻10克　甘草12克

加减：

重证：高热不退，头痛如劈，甚至头昏谵语。

生石膏30克　水牛角30克　黄连10克　栀子10克　黄芩10克　桔梗10克　玄参15克　知母10克　竹叶10克　甘草6克

10. 易患急性阑尾炎

特点：火型人热重，易患热毒型急性阑尾炎。

主证：右下腹痛，舌红，脉数大。

治法：泻火解毒。

杨力验方：大黄牡丹汤加减。

生大黄10克（后下）　牡丹皮10克　芒硝10克　冬瓜仁10克　桃仁10克　蒲公英15克　紫花地丁15克

11. 易患火毒疮疡

特点：火型人火重，易蕴热成疮痈，如《黄帝内经》所说："诸痛痒疮，皆属于心。"

主证：疗疮红肿热痛，舌红，脉数或大。

治法：泻火解毒。

杨力验方：五味消毒饮加味。

金银花 20 克　野菊花 15 克　蒲公英 15 克　紫花地丁 15 克　紫背天葵 15 克　连翘 15 克

二、水型人（寒体）

（一）气质

水型人，也是比较多见的。水型在《易经》属坎卦"☵"，两水一火，多阴少阳。水型人秉天之水气，阳气少，阴气多，水性寒，寒性下沉，故比较内向而城府较深。

《易经》曰："坎为水。"此型人智深而善谋，有作参谋长的素质。

水型人耳朵最好，特善于聆听四方，如《易经》所说："坎为耳。"

（二）形象

形体：多瘦长。

面象：面色偏黑，耳偏大、厚。

舌象：舌质偏白。

脉象：脉多沉，偏缓。

神象：少言语，喜欢聆听。

（三）生理特点

1.寒气重

水型人秉天地之寒气，故寒气偏重。

2.血流速度偏缓

水型人寒气偏多，寒性凝沉，所以血流速度多缓。

3.容易伤阳

水型人阴多阳少，故后期多寒伤阳而患阳虚阴盛的疾病。

4.多肾系疾病

水型人多寒，寒气通于肾，所以易患肾系疾病。

（四）疾病特点

水型人阴多阳少，易患阳虚阴寒的疾病。

1. 易患心动过缓

特点：水型人阴气盛，寒气重，易患心动过缓。

主证：累则心悸，乏力，舌质淡，脉缓。

治法：温阳益心。

杨力验方：

轻证：桂枝人参汤加减。

桂枝 10 克　人参 10 克（单煎兑服）　丹参 15 克　炙甘草 10 克

重证：畏寒肢冷，舌淡，苔白滑。桂枝附子汤。

制附子 10 克（先煎）　桂枝 10 克　黄芪 15 克　人参 10 克（单煎兑服）　丹参 15 克　炙甘草 10 克

2. 易患寒病、房室传导阻滞

特点：水型人寒气重，寒伤阳，易心阳不振而患寒病、房室传导阻滞。

主证：心悸，神怠乏力，面白唇暗，畏寒肢冷，舌质淡胖，脉结代而弱。

治法：温振心阳。

杨力验方：人参麻辛附子汤。

人参 10 克（单煎分 2 次兑服）　炙麻黄 6 克　细辛 3 克　制附子 10~15 克（先煎）　桂枝 10 克　黄花 15~30 克　干姜 10 克　炙甘草 10 克　丹参 15 克　生三七粉 4 克（分 2 次兑服）

3. 易患慢性心力衰竭

特点：水型人阳虚寒重，故易致脾肾阳虚而加重心力衰竭。因脾肾阳虚，水湿不运可致水肿，而水肿又可加重心力衰竭。

主证：心悸，乏力，下肢水肿，面浮，舌质淡胖，脉沉尺弱。

治法：温肾强心，健脾利水。

杨力验方：真武汤加减。

人参 10 克（单煎兑服）　制附子 10 克（先煎）　白术 15 克　干姜 10 克　桂枝 10 克　茯苓 15 克　甘草 10 克　车前子 10 克

4. 易患肾炎

特点：水型人寒气重，寒气通于肾，所以易伤肾而患各种肾病，尤其是慢性肾炎，且多有蛋白尿。

主证：面白，神怠乏力，畏寒肢冷，尿清长，夜尿多，便稀，脉沉。

治法：益肾气，温阳利水。

杨力验方：金匮肾气汤合防己黄芪汤。

制附子 10~15 克（先煎）　肉桂 10 克　熟地 15 克　山萸肉 10 克　牡丹皮 10 克　山药 15 克

泽泻 10 克　　茯苓 10 克　　黄芪 15~30 克　　防己 10 克

加减：尿少水肿者，加车前子 10 克。

5. 易患肾衰竭

特点：水型人寒气重易伤肾阳，故易致慢性肾炎，最后可能演变为肾衰。

主证：面暗，尿少水肿，神色倦怠，乏力气弱，舌质暗，苔白，脉沉弱。

治法：益肾温阳，化气利水。

杨力验方：济生肾气汤合参芪防己汤。

制附子 15 克（先煎）　　肉桂 10 克　　熟地 15 克　　山药 15 克　　茯苓 15 克　　泽泻 10 克
山萸肉 10 克　　牛膝 10 克　　人参 10 克（单煎兑服）　　黄芪 30 克　　防己 10 克　　车前子 10 克

加减：

（1）水肿甚者，加大腹皮 10 克、猪苓 10 克。

（2）发展为关格（急性肾衰竭），尿闭呕恶者，急用温脾汤通腑化浊、扶肾止呕。

制附子 15 克（先煎）　　人参 10 克（单煎兑服）　　半夏 10 克　　干姜 10 克　　生大黄 10 克（后下）
紫苏叶 6 克　　竹茹 10 克

6. 易患甲状腺功能减退症

特点：水型人寒气重，阳少阴多，易患甲状腺功能减退症。

主证：面白，虚浮，畏寒肢冷，乏力，头昏，心悸，舌质淡胖，苔白腻多津，脉沉缓尺弱。

治法：温肾阳，益肾填精。

杨力验方：右归丸加减。

熟地 15 克　　山药 15 克　　山萸肉 10 克　　枸杞 15 克　　鹿角胶 10 克（烊化兑服）　　菟丝子 15 克
杜仲 10 克　　当归 10 克　　肉桂 10 克　　制附子 10 克（先煎）

加减：面色无华者，加紫河车 10 克。

7. 易患泄泻

特点：水型人寒重，易致脾肾阳虚而患泄泻，且多患五更泻。

主证：面白，畏寒腹泻，舌淡胖，苔白腻，脉沉缓。

治法：温振脾肾之阳。

杨力验方：四逆汤合四神丸加鹿角胶。

制附子 10 克（先煎）　　干姜 10 克　　甘草 10 克　　补骨脂 10 克　　吴茱萸 10 克　　五味子 10 克
肉豆蔻 10 克　　鹿角胶 10 克（兑服）

8. 易患再生障碍性贫血

特点：水型人易因肾阳虚，肾精不足，精不生髓而致血虚。

主证：面白，神惫乏力，畏寒肢冷，少精无神，舌质淡胖，苔白多津，脉沉细。

治法：温补肾阳，益肾填精，生血。

杨力验方：右归丸合当归补血汤加减。

熟地 15 克　山萸肉 10 克　山药 15 克　枸杞 15 克　制附子 10 克（先煎）　鹿角胶 10 克 菟丝子 10 克　当归 15 克　黄芪 30 克　紫河车 10 克（冲服）　人参 10 克（单煎兑服）

加减：虚热者，加白芍 10 克、地骨皮 10 克。

9. 易患胃癌

特点：水型人所患的胃癌多为脾肾阳虚型，且前期多为萎缩性胃炎。

主证：面暗，神惫乏力，食欲不振，胃痛，朝食暮吐，四肢凉，腹冷，舌质淡胖，苔白腻，脉沉迟无力。

治法：温阳益胃，化痰散结。

杨力验方：六君子汤加抗癌药。

党参 15 克　白术 10 克　茯苓 10 克　法半夏 10 克　陈皮 10 克　生姜 10 克　甘草 6 克 白花蛇舌草 15 克　半枝莲 15 克　山慈菇 10 克　土茯苓 15 克　蜂房 10 克　薏苡仁 30 克

加减：畏寒肢冷重者，加制附子 10 克（先煎）、肉桂 10 克。

10. 易患膀胱癌

特点：水型人寒盛阳虚，寒气通于肾，肾为水脏，故易患虚寒型膀胱癌。

主证：无痛性血尿，神惫乏力，动则气短，面白，肢冷，畏寒，尿多，舌质淡胖，苔白，脉沉细。

治法：温肾益气，化瘀散结，扶正解毒。

杨力验方：制附子 10 克（先煎）　薏苡仁 30 克　败酱草 30 克　白花蛇舌草 15 克　土茯苓 15 克 甘草 6 克　生蒲黄 10 克　生三七粉 4 克（分 2 次兑服）

11. 易患骨癌

特点：水型人寒重，寒气通于肾，肾主骨，故易患阳虚型骨癌。

主证：骨痛，肿块，肢软乏力，舌质淡，苔薄白，脉沉弦。

治法：补肾化痰，通瘀散结。

杨力验方：补骨化瘀汤。

生地 10 克　熟地 10 克　骨碎补 10 克　补骨脂 10 克　狗脊 10 克　怀牛膝 10 克　蜂房 10 克 白花蛇舌草 10 克　全蝎 6 克　巴戟天 10 克　杜仲 10 克

犀黄丸胶囊，每次 2 粒，每日 3 次。

12. 易患耳鸣、耳聋

特点：水型人寒重阳虚，且多为肾阳虚，肾主耳，故易患肾亏耳鸣，多见于老年人。

主证：面暗，神惫乏力，头昏耳聋，舌质淡，脉沉细。

治法：补肾健耳。

杨力验方：补肾益耳方。

熟地 15 克　巴戟天 10 克　山萸肉 10 克　泽泻 10 克　磁石 15 克　川芎 10 克　葛根 15 克
丹参 15 克

13. 易患抑郁症

特点：水型人寒气重，寒气下沉，故性格高度内向，易患抑郁症。

主证：精神抑郁寡欢，淡漠，少言语，喜独处，重者对生活失去希望而想自杀，神惫乏力，
畏寒肢冷，面色暗，舌质淡，苔腻，脉沉细缓。

治法：温补肾阳，疏肝解郁，化痰。

杨力验方：四逆汤合涤痰汤。

制附子 10 克（先煎）　干姜 10 克　甘草 6 克　人参 10 克（单煎兑服）　姜半夏 10 克
茯苓 10 克　陈皮 10 克　石菖蒲 10 克　远志 10 克

加减：无生存欲望者，加鹿茸粉 1~3 克（冲服）。

三、土型人（湿体）

（一）气质

中国人以土型人偏多，尤其河南、河北、北京、天津一带，是中央的心脏地段，土型人
尤多。土型人（湿体）是五行人中数量最多的一型人，在《易经》属坤卦"☷"。坤为地，
故土型人秉大地的气质，敦实、包容而厚道，正如《易经·坤卦》所说："地势坤，君子以
厚德载物。"此型人多是实干家，总是勤勤恳恳地干活。

土型人任劳任怨，勤恳实干，有牛的风格，所以《易经》说："坤为牛。"

《易经》说："坤为山。"土型人有山的坚实、可靠的特点，有老管家的气质。

（二）形象

形体：个矮头大，下肢偏短，颈短，手掌宽。

面象：脸偏圆，下颌宽，唇厚，面色发黄。

舌象：舌质淡，苔白腻，味觉最发达。

神象：眼神安详，眼大，面目和，语速偏慢，动作多缓。

脉象：脉缓。

（三）生理特点

1. 多脾系病

土型人秉天地之湿气，湿气通于脾，故湿气偏重而多脾胃病。

2. 血流速度缓

土型人多湿气，湿气重着，故血流速度往往较缓慢。

3. 血易黏滞

土型人湿气重，湿性黏滞，所以血易黏稠。

（四）疾病特点

1. 易患高血压、高血脂及高血糖

（1）患高血压的特点。

特点：土型人痰湿重，收缩压不太高，一般不超过170mmHg；舒张压偏高，为90~105mmHg。

主证：头昏闷，脉滑缓，舌苔腻。

杨力验方：半夏白术天麻汤加味。

半夏10克　白术10克　天麻10克　茯苓10克　陈皮10克　甘草6克　牛膝10克　泽泻10克　车前子10克

加减：

1）头痛者，可加生牡蛎15克、怀牛膝10克、杜仲10克。

2）恶心者，可加竹茹10克、砂仁10克、生姜10克。

3）痰重者，可加胆南星10克、天竺黄6~10克。

（2）患高血脂的特点。

1）血黏稠：要多用活血化瘀药协助降脂，如丹参、三七、山楂等。

2）湿气重：要以利湿为主，可用泽泻、竹茹、车前子、茵陈等。

3）痰浊重：应配化痰利湿之药，如二陈汤或用导痰汤、涤痰汤之类。

导痰汤加减：

茯苓10克　法半夏10克　陈皮10克　生姜10克　胆南星10克　枳实10克　甘草6克　丹参15克　生三七3克（另包冲服）　泽泻10克　山楂10克

涤痰汤加减：

半夏10克　胆南星10克　陈皮10克　枳实10克　茯苓10克　人参3克　石菖蒲10克　竹茹10克　荷叶10克　红花6克　山楂10克　丹参15克

4）偏湿热，舌质红、苔黄腻者，用黄连温胆汤加味。

黄连 6 克　茯苓 6 克　法半夏 10 克　枳实 10 克　陈皮 10 克　竹茹 10 克　胆南星 10 克　天竺黄 10 克

5）食欲不振、舌淡苔腻、便稀溏者，当健脾运湿，方用六君子汤加味。

党参 15 克　茯苓 10 克　白术 10 克　陈皮 10 克　法半夏 10 克　甘草 6 克　薏苡仁 15 克　苍术 10 克　山药 15 克　山楂 10 克　荷叶 10 克　首乌 10 克　泽泻 10 克

（3）患高血糖的特点。

1）以"中消"为多。

主证：善饥能食，常便秘。

治法：清泻胃火。

杨力验方：调胃承气汤。

大黄 6~8 克　玄明粉 6~8 克　甘草 6 克

2）肺胃燥热者，属"上、中消"。

主证：以多饮、多食为特征。

治法：清肺胃之火。

杨力验方：黄连石膏汤。

黄连 3~6 克　生石膏 15~30 克　知母 10 克　粳米 30 克　甘草 6 克

加减：兼气虚、乏力、脉大而无力者，用人参白虎汤。

西洋参 6~10 克　生石膏 20~30 克　知母 10 克　粳米 10 克

3）老年人多属"下消"。

主证：尿多，尤其夜尿多，尺脉沉弱，眼花。

治法：滋益肾阴。

杨力验方：杞菊地黄汤加味。

枸杞 15 克　菊花 5 克　熟地 20 克　山萸肉 10 克　牡丹皮 10 克　茯苓 10 克　泽泻 10 克　甘草 6 克　麦冬 10 克　地骨皮 10 克　葛根 15 克

2. 易患冠心病

（1）出现早，发展快。

特点：土型人血稠、血黏，其冠心病出现得较早，血管阻塞得早，主要为痰浊壅阻冠脉。

主证：胸闷，脉数，苔腻。

治法：祛痰化瘀。

杨力验方：瓜蒌半夏白术汤合血府逐瘀汤化裁。

瓜蒌 15~30 克　半夏 10 克　白术 10 克　甘草 6 克　桃仁 10 克　红花 10 克　丹参 15 克

当归 10 克　　川芎 10 克　　枳壳 10 克　　生三七粉 3~5 克（冲服）

（2）易发展为心肌梗死。

特点：土型人多痰浊，湿重，血黏稠，血流缓，所以极易因血脉壅阻而患心肌梗死。

主证：心肌梗死前征兆多为频发而持久的胸闷和憋气。

治法：豁痰化瘀，通心络。

杨力验方：血府逐瘀汤加减。

桃仁 10 克　　红花 10 克　　当归 10 克　　川芎 10 克　　枳壳 10 克　　桔梗 10 克　　瓜蒌 15 克
丹参 15 克　　甘草 6 克　　人参 10 克（单煎兑服）　　生三七粉 4 克（早晚 2 次冲服）

3. 易患心肌炎

特点：土型人湿气重，易患湿热型心肌炎。

主证：发热，心悸，胸闷，舌红，苔腻，脉濡数无力。

治法：益心气，清热化浊。

杨力验方：生脉饮合甘露消毒饮加减。

西洋参 10 克　　麦冬 10 克　　五味子 15 克　　连翘 15 克　　滑石 10 克　　通草 3 克　　竹叶 10 克
藿香 10 克　　射干 10 克　　薄荷 5 克　　蔻仁 10 克　　大青叶 15 克　　板蓝根 15 克　　银花 15 克
甘草 6 克

4. 易患心动过缓

特点：土型人血流速度偏缓，若心气虚则易得心动过缓。

主证：心悸，乏力，脉缓而弱。

治法：强心益气。

杨力验方：桂枝附子汤加人参、黄芪。

桂枝 10 克　　制附子 10 克（先煎）　　炙甘草 10 克　　人参 10 克（另煎）　　黄芪 15 克
鹿角霜 10 克

5. 易得心力衰竭、水肿

特点：土型人脾虚湿重，易加重心力衰竭而形成水肿。

主证：心悸，乏力，心脉弱。

治法：强心益气，扶脾肾之阳。

杨力验方：真武汤加人参。

制附子 10 克（先煎）　　白术 10 克　　干姜 10 克　　茯苓 10 克　　甘草 6 克　　人参 10 克

6. 易患消化道疾病

（1）高发肠癌。

特点：土型人湿重，偏热者易因湿热为患而发肠癌。

主证：大便黏滞，便臭。

治法：清湿热，化痰浊。

杨力验方：导痰汤加抗癌药物。

茯苓 10 克　法半夏 10 克　陈皮 10 克　甘草 10 克　胆南星 10 克　枳实 10 克　土茯苓 15 克
薏苡仁 15 克　败酱草 15 克　蜂房 10 克　夏枯草 15 克　全蝎 6 克　白花蛇舌草 15 克　黄柏 10 克

（2）易患胰腺癌。

特点：土型人湿浊重，尤其脾运化不力，易积湿生浊毒，故易患湿热型胰腺癌，并且多
为胰头癌。

主证：左上腹隐痛，食后加重，恶心，尿黄，大便黏臭，舌暗红，苔黄腻，脉弦滑。

治法：清利湿热，解毒散结抗癌。

杨力验方：犀黄丸合甘露消毒丹化裁。

水牛角 15~30 克（先煎）　天然牛黄 0.3 克（冲服）　滑石 10 克　茵陈 10 克　连翘 15 克
龙胆草 10 克　郁金 10 克　龙葵 15 克　白花蛇舌草 30 克　土茯苓 15 克　甘草 6 克　白术 15 克
薏苡仁 15 克

加减：

1）酌加山慈菇 10 克、半枝莲 15 克。

2）体弱加黄芪 15~30 克、太子参 20 克或西洋参 10 克。

3）便秘者，酌加生大黄 3~6 克。

（3）易发胃癌。

特点：土型人所患的胃癌多为痰湿型，多由萎缩性胃炎发展而来。

主证：胃胀厌食。

治法：解毒化痰浊，健胃。

杨力验方：附子薏苡败酱散加味。

制附子 10 克　薏苡仁 15 克　白术 10 克　败酱草 15 克　土茯苓 15 克　半枝莲 10 克
白花蛇舌草 10 克　蜂房 10 克

（4）易患食管癌。

特点：多为湿热痰浊型。

主证：噎膈反胃。

治法：解毒化痰浊。

杨力验方：黄连温胆汤加味。

黄连 6 克　茯苓 10 克　法半夏 10 克　陈皮 10 克　胆南星 10 克　枳实 10 克　甘草 6 克
土茯苓 15 克　肿节风 10 克　夏枯草 15 克　蜂房 10 克　丹参 15 克

（5）易患反流性食管炎。

特点：反流性食管炎是现代高发病，土型人较为多见。土型人所患的反流性食管炎多为湿热型。

主证：呃逆，胃灼热，反酸，食欲不振，咽喉不适。

治法：清利湿热，和胃化浊。

杨力验方：小陷胸汤合左金丸加味。

黄连 6 克　半夏 10 克　瓜蒌 15 克　吴茱萸 5 克　黄连 5 克　鸡内金 10 克　郁金 10 克　海螵蛸 10 克　木香 10 克　浙贝母 10 克　厚朴 10 克　太子参 15 克　白术 10 克　甘草 6 克

7. 易患腹泻

（1）虚寒型。

特点：虚寒型腹泻多因脾失健运和寒湿入侵所致。

主证：腹冷便溏，喜温，乏力，食少，舌质淡，苔白腻，脉沉弱。

治法：温脾阳，散寒湿。

杨力验方：理中汤加味。

人参 10 克（单煎兑服）　白术 10 克　干姜 10 克　炙甘草 6 克　肉桂 6 克

加减：畏寒肢冷、神惫乏力、舌淡胖者为肾阳虚，可加制附子 10~15 克（先煎）、肉桂 10 克。

（2）湿热型。

特点：因外受湿热侵入脾胃，脾胃运化失常而发生泄泻。

主证：大便稀黏，舌质偏红，苔黄腻，脉滑数。

治法：清利湿热。

杨力验方：葛根芩连汤加味。

葛根 15 克　黄芩 10 克　黄连 10 克　甘草 6 克　厚朴 10 克。

8. 易呕恶

特点：土型人湿气重，湿浊易伤脾胃而致呕恶，且暑湿天尤甚。

主证：恶心食少，头重肢困，舌质淡，苔白腻，脉滑。

治法：芳香化浊，健脾运湿。

杨力验方：藿香正气散加减。

藿香 10 克　半夏 10 克　茯苓 10 克　厚朴 10 克　陈皮 10 克　薏苡仁 15 克　白术 10 克　砂仁 10 克　甘草 6 克　生姜 10 克

9. 易患眩晕

特点：土型人脾胃运化不好，而多痰浊，故易患眩晕。

主证：眩晕，头重如蒙，胸闷恶心，舌质淡，舌体胖，苔黄腻，脉滑。

治法：祛痰化浊。

杨力验方：半夏白术天麻汤加味。

半夏10克　白术10克　天麻10克　茯苓10克　陈皮10克　竹茹10克　胆南星10克
生姜10克

加减：

（1）舌质红、心烦者，加黄连6克、天竺黄10克。

（2）舌质淡、苔白腻、畏寒者，加附子10克、干姜10克、白芥子10克，去胆南星。

10. 易患水肿

特点：土型人湿气重，易伤脾，导致脾肾阳虚而患水肿。

主证：面浮腹肿，食少乏力，舌质淡胖，苔白腻，脉沉。

治法：健脾化湿。

杨力验方：六君子汤合真武汤加减。

人参6~10克（另煎）　白术10克　茯苓10克　法半夏10克　陈皮10克　制附子10克（先煎）
桂枝10克　甘草6克

11. 易患湿痹

特点：逢长夏骨关节痛尤甚。

主证：腰腿重痛。

治法：温化寒湿。

杨力验方：肾着汤。

制附子10克（先煎）　干姜10克　茯苓10克　甘草6克

12. 易患暑湿证

特点：暑湿天加重。

主证：呕恶，头闷，身重，泄泻，苔黄腻。

杨力验方：藿朴夏苓汤加味。

藿香10克　厚朴10克　半夏10克　茯苓10克　生姜10克　陈皮10克　白术10克
甘草6克

四、木型人（风体）

（一）气质

木型人在《易经》属巽卦"☴"，其秉天之风气，阳偏多，阴偏少。木型人风多，风气偏于肝，故多肝性，风性动，所以木型人属外向型，生性灵敏而好动、好说。

《易经》曰："巽为风"；"巽为股"。也就是说木型人行动像风，能说好动。

木型人舌头灵活，伶牙俐齿，思维敏捷，反应快，有外交家的素质。

（二）形象

形体：多苗条，触觉最灵敏。

面象：面色偏青，多为瓜子脸。

舌象：舌质偏红。

脉象：脉多偏数。

神象：面神、眼神都十分灵秀，多言语，语速较快。

（三）生理特点

1. 反应快

木型人风气偏重，风性动，故思维敏捷，反应快，对疾病比较敏感。

2. 变化快

木型人风气偏重，风性善变，所以其患病大多变化较快。

3. 多肝系疾病

木型人多风，风气通于肝，所以多患肝系疾病。

4. 多风病

木型人秉天地之风气，风重，故多风病。

（四）疾病特点

1. 易患心律失常及期前收缩

特点：木型人多风，风性善动，故易患心律失常及期前收缩等心血管系统疾病。

主证：心悸不宁，眠差易醒，乏力，舌质淡红，苔薄白，脉结代。

治法：益气养心阴，安神宁志。

杨力验方：生脉饮合酸枣仁汤。

人参6~10克（另煎）　麦冬15克　五味子6克　酸枣仁15克　知母10克　白芍10克　茯苓10克　炙甘草10克　桂枝10克　丹参15克

加减：胸闷者，加瓜蒌15克、川芎10克。

2. 易患心动过速

特点：风型人，秉天之风气，风性动，所以风型人血流速度快，易患心动过速，且多血热。

主证：心悸不宁，睡眠不宁，舌质偏红，脉数。

治法：清心，安神，宁心。

杨力验方：竹叶麦冬饮加减。

竹叶 10 克　麦冬 10 克　黄连 3 克　茯苓 10 克　百合 15 克　小麦 10 克　柏子仁 15 克　珍珠母 15 克　甘草 6 克

加减：失眠者，加酸枣仁 15 克。

3. 易患高血压病

特点：木型人属风体。风气通于肝，风性善动。《黄帝内经》曰："诸风掉眩，皆属于肝。"所以，木型人易肝气上犯，血压升高，且以收缩压偏高为主。但风性善变，所以木型人的高血压易波动。

主证：血压波动，血压升高，易怒，性急，舌质淡红或偏红，脉弦。

治法：平肝熄风潜阳。

杨力验方：天麻钩藤饮合建瓴汤加减。

天麻 10 克　钩藤 12 克　石决明 15 克　杜仲 10 克　怀牛膝 10 克　茯神 10 克　栀子 10 克　黄芩 10 克　生牡蛎 15 克　白芍 10 克

4. 易患脑卒中

特点：木型人与火型人一样，皆易患脑卒中，原因在于其肝气盛，易引动肝风致脑出血。

主证：性急易怒，头顶胀痛，血压升高，舌质偏红，苔薄白，脉弦。

治法：平肝潜阳。

杨力验方：镇肝熄风汤合天麻钩藤饮加减。

天麻 10 克　钩藤 10 克　代赭石 15 克　石决明 15 克　牡蛎 15 克　白芍 10 克　怀牛膝 10 克　杜仲 10 克　夏枯草 10 克　栀子 10 克　葛根 15 克　生地 15 克　甘草 6 克

5. 易患眩晕

特点：《黄帝内经》曰："诸风掉眩，皆属于肝。"此已明确提示木型人与眩晕的密切关系。木型人风重，风性善动，风气通于肝，所以其易触犯肝气而患眩晕。

主证：眩晕，头痛，头摇，目眩。

治法：疏风平肝止眩。

杨力验方：桑菊饮合半夏白术天麻汤加减。

冬桑叶 10 克　菊花 6 克　天麻 10 克　白术 9 克　半夏 10 克　陈皮 10 克　茯苓 10 克　生姜 3 片　甘草 6 克

加减：

（1）痰重者，加胆南星、竹茹。

（2）眩重者，加代赭石20克。

6. 易患失眠

特点：木型人多风好动，易心神不宁，所以往往有失眠情况。

主证：失眠，多梦或易醒，舌质淡，苔薄，脉细弦。

杨力验方：柴胡加龙骨牡蛎汤合酸枣仁汤化裁。

柴胡10克　半夏10克　太子参15克　生龙骨20克　生牡蛎20克　酸枣仁15克　黄芩10克　知母10克　白芍10克　甘草6克

7. 易患抑郁症

特点：木型人秉天之风气，风性动摇，故其易情绪不稳定而易患抑郁症。

主证：常叹息，郁闷，舌质淡红，苔薄，脉沉弦。

杨力验方：逍遥散加味。

柴胡10克　白芍10克　白术10克　当归10克　薄荷3克　茯苓10克　郁金10克　百合15克　甘草6克　合欢皮10克

8. 易患头痛

特点：木型人易患头痛，尤其是偏头痛，原因在于其风气重，易肝气上逆。

主证：偏头痛，舌质淡红，苔薄白，脉弦。

杨力验方：小柴胡汤加味。

柴胡10克　白芍10克　黄芩10克　半夏10克　生姜10克　僵蚕10克　全蝎6克　川芎10克　当归10克　甘草6克　丹参15克

9. 易患甲状腺功能亢进症

特点：木型人所患甲状腺功能亢进症以木郁化火型为多见。

主证：郁闷不舒，手抖震颤，胁痛目胀，烦躁易怒，口苦口干，舌质红，苔薄腻，脉细弦。

治法：疏肝解郁清火。

杨力验方：丹栀逍遥散加减。

牡丹皮10克　栀子10克　柴胡10克　白芍10克　茯苓10克　郁金10克　白术10克　夏枯草15克　龙胆草10克　甘草6克

10. 易患胆管反流性炎症

特点：木型人易因木郁而患胆管反流性炎症。

主证：右胁灼痛，口苦易怒，舌质红，苔薄黄，脉细弦。

治法：清肝解郁。

杨力验方：柴胡疏肝汤加味。

柴胡10克　郁金10克　白芍10克　香附10克　龙胆草10克　夏枯草10克　黄芩10克

白术 10 克　茯苓 10 克　甘草 6 克　生牡蛎 15 克

11. 易患肝癌

特点：木型人情绪不稳定，易因木郁致气机不利、肝毒内积而患肝癌。

主证：右胁刺痛，口苦，胁下有瘀块或有黄疸，舌质暗红，脉沉。

治法：疏肝解毒，化痰攻瘀。

杨力验方：柴胡疏肝汤加抗癌药物。

柴胡 10 克　郁金 10 克　白术 10 克　莪术 10 克　半枝莲 15 克　白花蛇舌草 15 克 山慈菇 10 克　夏枯草 15 克　土茯苓 10 克　生牡蛎 15 克　肿节风 10 克　甘草 6 克

加减：

（1）痛甚者，加延胡索 10 克。

（2）癥硬者，加三棱 10 克、莪术 10 克。

（3）毒甚伴恶心、口臭，加犀黄丸。

12. 易患过敏性荨麻疹

特点：木型人多风，极敏感，易患过敏性疾病。

主证：皮肤红、痒、起疹，心烦，舌质偏红，脉细弦。

治法：疏风清热，解毒止痒。

杨力验方：荆防败毒散加减。

荆芥 10 克　防风 10 克　土茯苓 10 克　蜂房 10 克　连翘 15 克　刺蒺藜 10 克　僵蚕 10 克 白鲜皮 10 克　生地 15 克　牡丹皮 10 克　甘草 10 克

加减：

（1）舌红口渴者，加生石膏 15~30 克。

（2）便秘口臭者，加生大黄 6~10 克（后下）。

（3）血热夜晚痒甚者，加水牛角 15~30 克。

13. 易患痛经

特点：木型人易肝郁气滞而患痛经。

主证：痛经，抑郁，心情不舒，舌质淡，苔薄白，脉细弦。

治法：疏肝行气止痛。

杨力验方：逍遥散合四物汤加味。

柴胡 10 克　当归 10 克　白芍 10 克　茯苓 10 克　益母草 15 克　川芎 10 克　熟地 15 克 香附 10 克　甘草 6 克

14. 易患眼病

特点：木型人情绪不稳定，且多肝郁，易气血不能上达而患眼花。

主证：心情不愉快，视物模糊，头昏乏力，舌质淡，苔薄白，脉细弦。

治法：疏肝养血明目。

杨力验方：逍遥散合当归补血汤加味。

柴胡 10 克　白芍 10 克　当归 10 克　茯苓 10 克　白术 10 克　党参 15 克　香附 10 克　枸杞 20 克　黄芪 15 克　密蒙花 10 克　大枣 10 克　甘草 6 克

15. 易患淋巴癌

特点：木型人风重，易因风痰聚毒而患淋巴癌。

主证：淋巴结肿大、硬，发展快，舌质红，脉弦细。

治法：化痰解毒散结。

杨力验方：小柴胡汤合消瘰丸抗癌药物。

柴胡 10 克　半夏 10 克　黄芩 10 克　玄参 10 克　浙贝母 10 克　生牡蛎 15 克　夏枯草 15 克　土茯苓 10 克　莪术 10 克　蜂房 10 克　龙葵 10 克　白花蛇舌草 15 克　甘草 6 克

16. 易患过敏性哮喘

特点：木型人敏感，易患哮喘，且多为过敏性哮喘。

主证：哮喘，舌质淡，苔薄白，脉细弦。

杨力验方：三拗汤合二陈汤加减。

麻黄 6~10 克　杏仁 10 克　甘草 6 克　茯苓 10 克　法半夏 10 克　陈皮 10 克　生姜 10 克

加减：

（1）热哮：舌质红、发热者，加生石膏 10~15 克、射干 10 克、葶苈子 10 克。

（2）寒哮：舌质淡、苔白、畏寒肢冷、痰清者，加桂枝 10 克、制附子 10 克（先煎）、干姜 10 克、白芥子 10 克。

（3）体虚自汗者，加黄芪 20 克、防风 10 克。

（4）哮重者，加地龙 10 克、白果 10 克。

（5）肾虚气短者，加人参 15 克、蛤蚧 1 对、补骨脂 15 克、紫河车 30 克，研末，每次 1~3 克，每日 1~2 次。

（6）气虚者，加人参 6~10 克（冲服）。

五、金型人（燥体）

（一）气质

金型人属燥型体质，在《易经》属乾卦"☰"。金型人秉天之金气，阴阳平衡，性格多稳定。燥金多坚韧，故金型人个性多刚毅。燥气通于肺，肺主魄，故金型人多有魄力。

《易经》曰："乾为金。"金型人秉天之金性，坚韧而偏内向。

金型人多有领导者和组织者的能力，极具统帅的魄力。

（二）形象

形体：体格多魁梧、健壮，嗅觉最灵敏。

面象：面色发白，方面宽额，天庭饱满，多为浓眉大眼。

舌象：舌质偏红、干、少津。

脉象：脉多偏大、洪。

神象：面神、眼神都很稳重而刚毅，有气魄，且多眼界宽广。

（三）生理特点

1. 津亏多燥

金型人秉天空燥金之气，燥气通于肺，故其多患肺系病，尤其是燥热性疾病。

2. 气血调和

阴阳平衡。

3. 多头面病

乾卦对应的人体部位主要为头部（乾为首），因此金型人易患头面病。

4. 多大肠病

燥气通于肺，肺与大肠相表里，故金型人多大肠病。

（四）疾病特点

1. 易患肺心病

特点：金型人多燥，燥气伤肺，所以其易患慢性支气管炎、慢性阻塞性肺疾病等肺系疾病，日久影响心脏导致肺心病。多偏肺燥，有燥热痰阻及凉燥痰壅两大类。

（1）燥热痰阻型。

主证：喘咳痰壅，心悸气短，口干燥热，舌质红，苔黄腻，脉滑数。

治法：补益心肺，豁痰宣肺。

杨力验方：麻杏石甘汤加味。

麻黄 5 克　杏仁 10 克　生石膏 15 克　瓜蒌 15 克　枳壳 10 克　沙参 15 克　麦冬 10 克　射干 10 克　黄芩 10 克　甘草 6 克　西洋参 10 克（分 2 次兑服）

加减：

1）痰多热重者，加银花 15 克、连翘 15 克、鱼腥草 15 克。

2）胸闷者，加川芎 10 克、地龙 10 克。

（2）凉燥痰壅型。

主证：喘咳痰多，心悸气短，畏寒肢冷，痰涎清稀，舌质淡胖，苔白腻，脉沉滑。

治法：温肺化痰强心。

杨力验方：麻辛附子汤加味。

人参 10 克（分 2 次兑服）　麻黄 5 克　细辛 3 克　制附子 10 克（先煎）　茯苓 10 克　法半夏 10 克　陈皮 10 克　射干 10 克　杏仁 10 克　葶苈子 10 克　甘草 6 克　白芥子 10 克

加减：

1）兼表证者，加桂枝 10 克、生姜 10 克。

2）有支气管炎者，加金银花 15 克、连翘 15 克、板蓝根 15 克。

2. 易患支气管炎

特点：金型人燥气重，燥则逆、影响肺气肃降，故其多患燥咳。

主证：咳嗽，常干咳，气粗，痰少，口干舌燥，舌质偏红，脉细。

治法：滋肺阴，降燥逆。

杨力验方：清燥救肺汤加味。

生地 15 克　玄参 10 克　麦冬 10 克　白芍 10 克　牡丹皮 10 克　薄荷 3 克　甘草 6 克　沙参 15 克　桑叶 10 克　杏仁 10 克　贝母 10 克　陈皮 10 克

加减：

（1）痰黄稠、舌质红、苔黄者，属温燥，宜加黄芩 10 克、连翘 15 克、金银花 15 克、桔梗 10 克；发热者，加生石膏 15~30 克。

（2）痰清、舌质淡、苔白者，属凉燥，宜去薄荷、桑叶，加苏叶、防风。

（3）畏寒发热者，去生地、玄参，加荆芥、防风。

3. 易患消渴病

特点：金型人是燥体，易患消渴病，尤其是上消。

主证：口渴引饮，心烦尿多，舌质多红，苔薄黄，脉数或洪大。

治法：清热，润燥，生津。

杨力验方：二黄饮合玉女煎加减。

黄连 5 克　黄芩 10 克　生石膏 15 克　知母 10 克　白芍 10 克　葛根 20 克　麦冬 10 克　甘草 6 克

4. 易患便秘

特点：金型人燥气重，燥气通于肺，肺与大肠相表里，肺燥易并发肠燥，所以其易患便秘。

主证：肠燥便秘，舌干少津或有裂，苔薄白，脉弦。

治法：润燥通腑。

杨力验方：麻子仁丸加减。

麻仁10克　杏仁10克　玄参10克　白芍10克　枳实10克　厚朴10克　生大黄6~10克（后下）甘草6克

加减：

（1）便干者，加郁李仁10克润肠。

（2）便硬者，加芒硝6~10克软坚通腑（冲服）。

（3）痰壅肺阻者，加瓜蒌15克、贝母10克宣肺通腑。

5. 易患干燥综合征

特点：金型人秉天之燥金之气，燥气重，燥伤津，故其易患干燥综合征。

主证：眼干、口干及便秘，舌干少津，舌质偏红，脉弦或数。

治法：养阴生津。

杨力验方：增液汤合清燥救肺汤。

西洋参10克（冲服）　麦冬10克　玄参10克　生地15克　桑叶10克　阿胶10克生石膏15克　甘草6克

加减：眼干者，加密蒙花10克。

6. 易患鼻咽癌

特点：金型人燥气重，燥气通于肺，鼻为肺之窍，故其易患燥热型鼻咽癌。

主证：鼻咽干燥，舌干，舌质偏红，脉数或弦滑。

治法：养阴解毒，化痰散结。

杨力验方：消瘰丸二陈汤加味。

玄参15克　浙贝母10克　牡蛎15克　茯苓10克　法半夏10克　陈皮10克　甘草6克夏枯草15克　蜂房10克　莪术10克　山慈菇10克　白花蛇舌草15克　山豆根10克

另：犀黄丸3克/日。

7. 易患皮肤癌

特点：肺主皮毛，皮肤癌与肺密切相关。金型人燥气重，易患燥热型皮肤癌。

主证：皮肤干燥，肿块突出，舌质红，苔垢腻，脉弦细。

治法：解毒散结，化痰消肿。

杨力验方：消瘰丸加抗癌药物。

玄参15克　浙贝母10克　生牡蛎15克　半枝莲10克　龙葵10克　全蝎6克　蜂房10克重楼15克　夏枯草15克

另：犀黄丸 3 克／日。白砒条（白砒 10 克、淀粉 50 克，加水）外敷。

8. 易患肺癌

特点：金型人肺燥多，易患肺气阴两亏型肺癌。

主证：阵发性刺激性呛咳，痰少，口干、舌干、便干，舌质淡或偏红，脉细弦。

治法：滋阴润燥，解毒散结。

杨力验方：养阴清肺汤合消瘰丸加抗癌药物。

沙参 15 克　麦冬 15 克　薏苡仁 20 克　玄参 15 克　生牡蛎 15 克　浙贝母 10 克　夏枯草 15 克　白花蛇舌草 15 克　蜂房 10 克　全蝎 6 克　半枝莲 10 克　龙葵 10 克　甘草 6 克

另：犀黄丸 3 克／日。

加减：

（1）气虚、乏力者，加人参 10 克或黄芪 30 克。

（2）痰多者，加胆南星 10 克。

9. 易患鼻甲肥大

特点：金型人多肺燥，易患鼻甲肥大、打鼾，睡眠不佳，甚至出现呼吸暂停。

主证：鼻阻打鼾，口干鼻干，舌质偏暗，脉细。

治法：化瘀开窍。

杨力验方：柴胡 10 克　白芍 10 克　半夏 10 克　生姜 10 克　辛夷 10 克　郁金 10 克　夏枯草 15 克　石菖蒲 10 克　丹参 15 克　川芎 10 克　甘草 6 克

第五节

辨识五行人的兼型

人的体质并非只有一种型，而往往是多型相兼的，所以出现的病证也常常是错综复杂的。这就提示了无论辨识体质及辨证都必须互相合参。

一、土型人兼型

（一）土水兼型

特点：先天体质偏寒湿，往往脾肾阳虚。

主证：食少便溏，腰腹冷痛，畏寒神疲，乏力，舌体胖，舌质淡，苔白，脉沉尺弱。

治法：温脾肾之阳。

杨力验方：附子理中汤加减。

制附子 10 克（先煎）　干姜 10 克　白术 10 克　肉桂 10 克（炙）　甘草 6 克　人参 6 克

（二）土金兼型

特点：土气主湿，湿气通于脾；金气主燥，燥气通于肺。此类人易因脾失健运、肺失宣降而出现虚弱证候。

主证：咳嗽，食少，气短，舌淡，苔白，脉弱。

治法：健脾益肺，培土生金。

杨力验方：六君子汤加味。

党参 20 克　茯苓 10 克　法半夏 10 克　白术 10 克　陈皮 10 克　甘草 6 克　杏仁 10 克　砂仁 10 克　薏苡仁 20 克

（三）土木兼型

特点：土常被木克，故此型人多肝脾不调。

主证：腹胀食少，舌淡，苔薄，脉弦细。

治法：调和肝脾，健脾益气。

杨力验方：逍遥丸合四君子汤。

柴胡 10 克　白芍 10 克　茯苓 10 克　白术 10 克　当归 10 克　党参 15 克　陈皮 10 克　甘草 6 克

（四）土火兼型

特点：土火之间，往往多湿热，此型人易因湿热为患而患心系及脾系疾病。

主证：心烦，口渴，下泻急迫或不爽，味臭，肛门灼热，舌质红，苔黄腻，脉濡数。

治法：清利湿热。

杨力验方：葛根芩连汤加味。

葛根 15 克　黄芩 10 克　黄连 10 克　甘草 6 克　白芍 10 克　神曲 10 克

加减：暑天加香薷 10 克。

二、水型人兼型

（一）水土兼型

特点：这是水型兼型中较多见的一型。水寒土湿，故此型人易患寒湿疾病及脾肾虚寒的疾病，包括泄泻、水肿、慢性肾炎。

1. 泄泻

主证：泄泻，尤其为五更泄，舌体胖大而嫩，舌质淡，苔白腻，脉沉细。

治法：温脾肾，散寒运湿。

杨力验方：四逆汤合四君子汤。

制附子 10~30 克（先煎）　干姜 10 克　党参 30 克　茯苓 10 克　白术 10 克　甘草 6 克

2. 水肿

主证：面部及足胫水肿，乏力，畏寒，舌体胖、多津、有齿痕，舌质淡，苔白腻。

治法：温脾肾，利水湿。

杨力验方：人参四逆五苓散。

人参 10 克（单煎另服）　制附子 10 克（先煎）　干姜 10 克　茯苓 10 克　猪苓 10 克

泽泻 10 克　白术 15 克　甘草 6 克

3. 慢性肾炎

主证：尿少浮肿，面白乏力，舌质胖有齿痕，脉沉细。

治法：益肾，健脾，利湿。

杨力验方：防己黄芪汤合人参四逆汤。

黄芪 30 克　防己 10 克　人参 10 克（单煎兑服）　制附子 10 克（先煎）　干姜 10 克
茯苓 10 克　泽泻 10 克　山药 20 克　甘草 6 克

（二）水金兼型

特点：肾寒肺燥，故此型人易因肾气虚，肾不纳气而患燥咳。

主证：咳嗽痰干，气短，呼多吸少，畏寒，乏力，肢冷，舌质淡，苔白薄，脉沉。

治法：温肾润肺。

杨力验方：金水益肾汤。

沙参 15 克　麦冬 10 克　生地 10 克　熟地 10 克　山药 15 克　山萸肉 10 克
制附子 10~15 克（先煎）　杏仁 10 克　甘草 6 克

（三）水木兼型

特点：此型人风寒较重，多肾阳虚风重，故易患肾阳虚风眩，且多为老年人。

主证：头晕目眩，畏寒乏力，肢冷，舌淡胖有齿痕，脉沉弦。

治法：温肾疏风潜阳。

杨力验方：四逆天麻钩藤饮。

制附子 10 克（先煎）　干姜 10 克　天麻 10 克　钩藤 10 克　怀牛膝 10 克　杜仲 10 克
白芍 10 克　生牡蛎 15 克　甘草 6 克

（四）水火兼型

特点：心火热、肾水寒，故此型人易上热下寒而患心肾不交、水火不济型的失眠。

主证：心烦，失眠，手心热，足凉，畏寒，舌尖红，舌体胖大，苔白，脉沉细数。

治法：清心火、温肾阳以交通心肾。

杨力验方：交泰丸合酸枣仁汤。

黄连 4 克　肉桂 6 克　炒酸枣仁 15 克　知母 10 克　白芍 10 克　百合 15 克　甘草 6 克

加减：

（1）偏肾阳虚：神怠乏力、畏寒肢冷、面暗、夜尿多者，加制附子 10~15 克（先煎）、干姜10克。

（2）偏心火热：心烦舌红者，加竹叶10克、牡丹皮10克。

三、火型人兼型

（一）火木兼型

特点：面赤，身体瘦长，眼灵舌利，聪明伶俐，易兴奋激动。风火相煽，易患甲状腺功能亢进症、高血压、糖尿病。

1. 甲状腺功能亢进

主证：易激动，怕热，口渴，善饥，眼突，汗出，手抖，体温高，甲状腺肿大，舌质红，苔薄黄，脉洪大或洪数。

治法：清心肝之火。

杨力验方：龙胆泻肝汤加味。

龙胆草10克　夏枯草10克　柴胡10克　黄芩10克　栀子10克　生地10克　泽泻10克　车前子10克　黄连6克　甘草6克

2. 高血压病

主证：以收缩压升高为特点，头巅顶涨痛，面赤易怒，心烦口干，甚至头摇手抖，舌质红，苔薄黄，脉洪数。

治法：清心肝之火。

杨力验方：羚羊钩藤汤加味。

羚羊角10克（先煎）　钩藤10克　白芍10克　石决明15克　牡丹皮10克　代赭石15克　甘草6克　黄连6克　泽泻10克

3. 糖尿病（上消）

主证：口渴引饮，头痛如裂，舌质红，苔薄黄，脉弱数。

治法：清心肝之火。

杨力验方：黄连6克　生石膏30克　知母10克　石决明20克　生牡蛎20克　白芍10克　甘草6克

（二）火金兼型

特点：心热肺燥，故此型人易患火燥、温燥类疾病，如燥热咳嗽、燥热便秘等。

1. 燥热咳嗽

主证：咳嗽，咽干，痰少，心烦，舌干质红，少苔，脉数大。

治法：清心火，泻肺热。

杨力验方：双黄饮合清燥救肺汤。

黄连 6 克　黄芩 10 克　麦冬 10 克　沙参 15 克　生石膏 15 克　杏仁 10 克　桔梗 10 克
枇杷叶 10 克　甘草 6 克

2. 燥热便秘

主证：大便干结，口干心烦，面赤，舌质红，苔薄或少苔，脉数。

治法：清心火，润燥泻热。

杨力验方：麻子仁丸加味。

麻仁 10 克　杏仁 10 克　郁李仁 10 克　玄参 15 克　麦冬 15 克　大黄 6~10 克（后下）
黄连 6 克

（三）火土兼型

特点：心热脾湿，多因湿热为患。火土兼型与土火兼型皆为湿热合邪。不同之处在于：
火土兼型偏热重，土火兼型偏湿重。此型人多患阑尾炎、急性肠炎等疾病。

1. 阑尾炎

主证：右下腹疼痛，大便不爽或便秘，心烦，尿短黄，舌质红，苔黄腻。

治法：清热利湿。

杨力验方：大黄牡丹汤加味。

大黄 10 克（后下）　牡丹皮 10 克　黄连 10 克　败酱草 30 克　甘草 6 克

2. 急性肠炎

主证：大便黏滞，有黏液或有脓，腹痛，舌质红，苔黄腻，脉数。

治法：清利湿热。

杨力验方：葛根芩连汤。

黄连 10 克　黄芩 10 克　黄柏 10 克　葛根 15 克　薏苡仁 20 克　白芍 10 克　厚朴 10 克
甘草 6 克

（四）火水兼型

特点：火水兼型与水火兼型都是上热下寒。不同在于：水火兼型下寒偏重，肾阳虚偏重；
而火水兼型必然以火为主。所以是心火上热更重，肾水下寒为轻。临床辨证当需注意。此型
人易患失眠等疾病。

主证：心烦，口渴，失眠，足凉畏寒，舌尖红，舌体胖，脉沉数。

治法：清心火，暖肾水。

杨力验方：交泰丸合生脉饮加附子。

黄连 6 克　肉桂 3 克　沙参 15 克　麦冬 10 克　五味子 10 克　酸枣仁 15 克　甘草 6 克 制附子 10 克（先煎）

四、木型人兼型

（一）木土兼型

特点：肝木克脾土，故临床多见肝脾不调的证候，如腹胀、胃痛等。又肝木为风，脾土 为湿，肝木乘脾湿可致肠鸣腹泻等。

1. 腹胀胃痛

主证：木郁克土，多见心情不佳，食少腹胀，舌质淡，苔薄，脉弦。

治法：疏木扶土。

杨力验方：逍遥散加减。

党参 15 克　柴胡 10 克　白术 10 克　白芍 10 克　薄荷 3 克　郁金 10 克　木香 10 克 甘草 6 克

2. 肠鸣腹泻

主证：风木克湿土，多见肠鸣腹泻，舌质淡，苔少，脉弦。

治法：燥湿健脾，养血泻肝。

杨力验方：痛泻要方加味。

柴胡 10 克　白芍 10 克　白术 10 克　陈皮 10 克　防风 10 克　干姜 10 克　薏苡仁 10 克 砂仁 10 克　甘草 6 克

（二）木水兼型

特点：风木遇寒水，易风生水起，故此型人多出现风寒所致的疾病，如冷风骨痛。

主证：关节寒痛，遇冷风加剧，以四肢为重，舌质淡，舌体胖，苔白，脉沉弦。

治法：温阳散寒。

杨力验方：桂枝附子汤加味。

桂枝 10 克（制）　附子 10 克（先煎）　干姜 10 克　甘草 6 克　怀牛膝 15 克　续断 10 克 独活 10 克　防风 10 克　茯苓 10 克

（三）木金兼型

特点：风木和燥金相合，此型人易患风燥类疾病，如干燥综合征、皮肤瘙痒症。

1. 干燥综合征

主证：口干、眼干、皮肤干，舌淡，舌干少津，少苔，脉弦细。

治法：养阴益气，生津救燥。

杨力验方：黄芪生脉饮。

黄芪 30 克　西洋参 10 克（单煎兑服）　麦冬 10 克　玄参 15 克　生地 15 克　陈皮 10 克　甘草 6 克

2. 皮肤瘙痒症

主证：皮肤痒、干燥，舌干，少苔，脉弦细。

治法：润肺疏风止痒。

杨力验方：清燥救肺汤加味。

沙参 15 克　麦冬 10 克　玄参 15 克　生地 15 克　荆芥 10 克　地肤子 10 克　白鲜皮 10 克　蜂房 10 克　僵蚕 10 克　苦参 10 克　甘草 6 克

（四）木火兼型

特点：风火相兼，以风为主，故此型人易患风热疾病，如淋巴结肿大、淋巴结结核、淋巴癌等。

1. 淋巴结肿大、淋巴结结核

主证：颈部、腋下、腹股沟淋巴结肿大，舌质淡，舌尖红，苔薄，脉弱。

治法：疏肝木，化痰结。

杨力验方：消瘰丸合逍遥散加涤痰汤化裁。

玄参 10 克　生牡蛎 15 克　浙贝母 10 克　柴胡 10 克　当归 10 克　白芍 10 克　郁金 10 克　法半夏 10 克　陈皮 10 克　胆南星 10 克　竹茹 10 克　甘草 6 克

2. 淋巴癌

主证：淋巴癌属中医学"失荣""恶核"范畴。其多发生于耳后、肩项等部位，病机多为木郁化火生痰。其表现为淋巴结肿大，固定不移，日久疼痛，舌质淡，苔薄，脉弦细。

治法：解毒化痰，疏肝散结。

杨力验方：消瘰丸合涤痰汤加抗癌药物。

浙贝母 10 克　生牡蛎 15 克　夏枯草 15 克　胆南星 10 克　半夏 10 克　茯苓 10 克　陈皮 10 克　竹茹 10 克　白花蛇舌草 15 克　蜂房 10 克　僵蚕 10 克　甘草 6 克

另：犀黄丸 3 克／日。

五、金型人兼型

（一）金土兼型

特点：金土兼型，以金为主。燥湿基本和调，燥病、湿病都不多见。

主证：金土兼型不一定金土平衡，所以有燥偏重，也有湿偏重。燥气通于肺，燥偏重、金气偏重的金土兼型人易患咳嗽、痰多、便秘、气管炎等病。湿气通于脾，湿气偏重的金土兼型人易患脘痞、嗳气、苔腻等病。

治法：燥偏重宜清肺润燥，湿偏重宜健脾利湿。

杨力验方：燥偏重用琼玉膏加减。

西洋参 5 克（另煎）　麦冬 5 克　白茯苓 10 克　生甘草 6 克

湿偏重用平胃散加减。

苍术 10 克　厚朴 10 克　陈皮 10 克　薏苡仁 15 克　砂仁 10 克　甘草 6 克

（二）金火兼型

特点：此型人既有金型人的燥，又有火型人的热，易患燥热性疾病，如燥火、燥热咳嗽等。

主证：燥咳，痰黄稠，口干咽痛，心烦，舌尖偏红，苔黄，脉滑数。

治法：清肺泻火。

杨力验方：清燥救肺汤加减。

沙参 15 克　麦冬 10 克　桑叶 10 克　生石膏 15 克　杏仁 10 克　枇杷叶 10 克　黄芩 10 克　甘草 10 克

（三）金木兼型

特点：此型人既有金型人的燥，又有木型人的风。

主证：头晕，头痛，咳嗽，痰少，舌苔白薄，脉弦滑。

治法：清肝润肺。

杨力验方：黛蛤散合桑杏汤。

柴胡 10 克　白芍 10 克　麦冬 10 克　杏仁 10 克　沙参 10 克　桑叶 10 克　枇杷叶 10 克　桔梗 10 克　前胡 10 克　甘草 6 克　黛蛤散 10 克（包煎）

（四）金水兼型

特点：此型人既有金型人的燥，又有水型人的寒，易患凉燥、肺系及肾系疾病。

主证：咳嗽，痰多清稀，恶寒乏力，咳声低，舌质淡，苔白滑，脉沉细。

治法：温肾润肺。

杨力验方：四逆二陈汤。

制附子 10 克（先煎）　干姜 10 克　甘草 10 克　麦冬 10 克　百合 15 克　杏仁 10 克 茯苓 10 克　法半夏 10 克　陈皮 10 克

第六节

五种生理体质与常见病证

结合体质辨证的目的在于更好地治病求本，因为病证的产生与体质的演变是密切相关的。

一、五种生理体质与常见病证的关系

（一）五种生理体质与常见病证的演变规律

火型人易发展为阴虚证、燥热证、风热证。

水型人易发展为气虚证、阳虚证、寒湿证、风湿证、风寒证、血虚证。

土型人易发展为痰湿证、湿热证、寒湿证、气虚证、血虚证。

金型人易发展为燥热证、阴虚证。

木型人易发展为气郁证、风痰证、风热证、风湿证、风寒证。

（二）五种生理体质与常见病证的辩证关系

1. 火型人（热体）与病证

（1）火型人与阴虚证的关系：火型人阳盛热重，"阳盛则热"，热盛灼阴，故火型人易演变为阴虚质。临床上阴虚质实为火热体质，治病求本，故应从清火热治，以消除对阴液的消灼。

（2）火型人与燥热证的关系：火型人阳热重，如与金体相兼（火金兼型）则易感受外燥，外燥引动内燥，可导致燥热为患，故应治以清火凉润。

（3）火型人与风热证的关系：火型人阳热重，如与木体相兼（火木兼型），则不仅阳热重而且易风火相煽而成风热证。可谓火热内生，风气内动。治病应求其本，故治疗时应抓住火木兼型的体质特点来祛风清热。

2. 水型人（寒体）与病证

（1）水型人与气虚证、阳虚证的关系：水型人（寒体）阴盛寒气重，寒伤阳，轻则气虚，重则阳虚。所以，治疗气虚、阳虚就必须究其本。水型人易"寒从中生"，所以治疗时不仅要阻断外寒引动内寒，还要从根本上解决寒的来源，从而达到治疗气虚、恢复阳气的目的。

（2）水型人与寒湿证的关系：水型人寒重阴盛，如再逢水土兼型，则寒湿互结，寒从中生，湿从中来。故临证要祛寒化湿，治病求本。

（3）水型人与风湿证的关系：水型人寒本重，阴盛则内寒，如为木水兼型，风寒必重。所以，治疗风寒证应去除风寒内源。如果是外寒引动内寒，寒上加寒，就应内外合治。

（4）水型人与血虚证的关系：水型人寒气通于肾，因内寒重，故水型人肾易虚。治疗一些较重的血虚证时，应温肾生髓造血。这也就是有些贫血，如再生障碍性贫血，要从肾治的缘故。

3. 土型人（湿体）与病证

（1）土型人与痰湿证的关系：土型人天生湿气重，湿积易聚浊而成痰，正所谓"脾为生痰之源"，所以痰湿证与土型人的关系较为密切。对于土型人，临证应多考虑土湿体质，加强脾的运湿化痰的能力以利于从根本治疗。

（2）土型人与湿热证的关系：土型人秉天地之湿气，如逢火土兼型，则易形成湿热内源，如再与外因湿热相合，极易形成湿热证。故临证以清热化湿为法。

（3）土型人与寒湿证的关系：土型人天生湿气重，如为水土兼型，就容易致寒湿内生，如再外感寒湿之邪，内外合邪就极易形成严重的寒湿证。临证当求本，从脾肾治，以根除寒湿证产生的内源。

（4）土型人与气虚证的关系：土型人体质特点是湿重，湿气容易困脾，而形成中虚气弱。临证应健脾运湿，补中益气。

（5）土型人与血虚证的关系：土型人湿气重，脾被湿困运化失职，则易导致血虚证。所以临证应考虑血虚证，加强脾的造化功能，以化生血液。

4. 金型人（燥体）与病证

（1）金型人与燥热证的关系：金型人（燥体）秉天之燥气，如再与火体相兼，燥热内积，易形成燥热证。临床除应考虑祛除燥热的外因，还应从体质角度治疗，阻断燥热的内源。

（2）金型人与阴虚证的关系：金型人燥气重，燥易伤津液。《素问·阴阳应象大论》曰："燥胜则干。"《素问·至真要大论》说："诸涩枯涸，干劲皴揭，皆属于脾。"所以，治疗阴虚证除了要消除伤阴这一外源因素，更要切断燥结阴伤这一内源因素。

5. 木型人（风体）与病证

（1）木型人与气郁证的关系：木型人主风，内通于肝，肝主疏泄，肝藏魂。五脏之中，肾最善藏，可藏精、气、神。虽肝是主升发的，但也藏魂。所以，木型人心很重，水型人心很深。心很重，而且主藏魂，所以此型人易患气郁，治宜疏肝解郁。

（2）木型人与风痰证的关系：木型人风气重，如与湿土相兼，即木土兼型，则易导致风痰证。因土湿体易生痰，所以风痰证较多，易患眩晕、中风、癫痫等病症。临证应探究患者的体质，治以祛风化痰、健脾运湿。

（3）木型人与风湿证的关系：木型人如与湿土型相兼，即木土兼型的体质基因重在风湿，本来就易引发风湿疾病，如果外感风邪，外邪引动内邪，风湿证将更典型。临证应着重深入患者木土体质以从本根治。

（4）木型人与风热证的关系：木型人风气本重，如与火体相兼，则风热皆重，易致风热疾病，如再感风热外邪，更易发生风热证。临证应探究患者的风热体质基因，以去除内源性的风热为主，阻断与体外风湿的结合，才能更有效地治疗风热证。

（5）木型人与风寒证的关系：木型人风气本重，如与寒体兼型，风寒皆重，易引发风寒疾病。如再外感寒邪，则外邪引动内邪，使风寒证更加典型。临证治疗须探究患者内体质基因，从根本治疗。

二、常见病证的辨证

内外因素与病证的产生密切相关，并且是在不断变化着的，所以识别病证的产生规律及演变具有重要意义。

（一）常见病证有哪几种

病理状态指非健康状态，主要由五种生理体质演化而来，主要有 15 种，即气虚证、血虚证、气血俱虚证、阳虚证、阴虚证、阴阳俱虚证、痰湿证、湿热证、燥热证、寒湿证、气郁证、血瘀证、风热证、风寒证、风湿证。

须要强调的是这 15 种并非天生的体质，而是病理状态。

（二）病证特点

1. 气虚证

总特点：少气懒言，神疲乏力，头昏自汗，脉虚无力，舌淡苔白。

总治法：补气。

气虚证又分为宗气虚证、中气虚证、元气虚证、肝气虚证 4 种类型。

（1）宗气虚证（心肺气虚）。

宗气，指心肺之气；宗气虚指心肺之气虚。《黄帝内经》记载："宗气积于胸中，出于喉咙，以贯心脉而行呼吸焉。"宗气的作用有二：一为司言语；二为贯注心脉而行气血。因此，宗气的盛衰可以影响语言和呼吸。

特点：言语无力，多说话则心悸气短。《黄帝内经》所说："胃之大络，名曰虚里，贯膈络肺，出于左乳下，其动应衣，脉宗气也。盛喘数绝者，则病在中……绝不至，曰死；乳之下，其动应衣，宗气泄也。""虚里"（左乳下）抖动厉害，象征宗气虚，心力虚泄。

治疗原则：补益心气。

杨力验方：参芪汤。

人参 6~15 克　黄芪 15~30 克　甘草 6 克

甚者用野山参（张锡纯《医学衷中参西录》中的大气下陷所用升陷汤即以野山参 10 克为主，出汗多者加山萸肉 10~15 克）。

（2）中气虚证（脾胃气虚）。

特点：食少乏力，胃胀便溏，面色萎黄，舌淡苔白，脉细无力，右关尤弱。

治法：补中益气。

杨力验方：补中益气汤加山萸肉。

黄芪 15~30 克　党参 15~30 克　白术 10~15 克　陈皮 10 克　升麻 10 克　柴胡 10 克当归 10 克　甘草 6 克　山萸肉 10 克

最适于头昏气陷、内脏下垂者。

四君子汤加砂仁。

党参 15~30 克　白术 10 克　茯苓 10 克　甘草 6 克　砂仁 10 克

最适于中虚便溏者。

（3）元气（原气、真气、肾中精气）虚证。

元气即原气，根于肾精，实即肾中精气。元气是人体生命活动的原动力，是推动和维持生命活动的基本能量。元气虚主要表现为肾气虚、肾精不足。元气靠肾中精气化生，所以元气虚的症状是肾气虚与肾精不足的症状。

特点：头昏乏力，神疲乏力，听力减退，腰酸腿软，健忘早衰，发落面白，生机不振，舌质淡，脉沉细。

治法：补益元气。

杨力验方：金匮肾气汤加味。

制附子 10 克（先煎）　肉桂 10 克　熟地 15 克　山药 15 克　山萸肉 10 克　牡丹皮 10 克茯苓 10 克　泽泻 10 克　鹿角胶 10 克（兑服）　紫河车 6 克（兑服）　枸杞 10 克　菟丝子 10 克

当归10克 党参10克

（4）肝气虚证。

肝不但主解毒，而且主藏血及调节分配血量，尤其主生机。所以，一旦肝气虚，首先出现的便是神疲乏力，这在《黄帝内经》已有明确提示。如"肝为罢极之本"，这个"罢极"就与疲惫密切相关。

特点：疲惫无力，生机不振，舌质淡，脉细无力。

治法：补益肝气，振发生机。

杨力验方：桂枝人参汤。

桂枝10克 人参10克（另煎兑服） 当归10克 党参15克 甘草10克

气虚证养生方法：

◆ 吃好三餐饭，营养全面。

◆ 避免过度疲劳。

◆ 睡眠要充足，睡眠质量要好。

◆ 久病、慢性病要加强营养。

◆ 多喝鸡汤，多吃牛肉、猪排骨。

◆ 药膳：党参30克或人参10~15克炖鸡汤，或排骨汤，或黄芪30克、党参30克熬乌骨汤喝。

2. 血虚证

总特点：面黄或㿠白，头昏眼花，眼软乏力，精神差，指甲淡白，舌质淡，苔白，脉沉细。

总治法：补血益气。

血虚证分为心血虚证、肝血虚证、脾血虚证、肾血虚证4种类型。

（1）心血虚证。

特点：主要由失血、久病所致。主要症状为心悸，头昏眼花，面色淡白，唇淡，舌质淡，脉细弱。

治法：滋补心血。

杨力验方：当归补血汤合生脉散。

黄芪30克 当归15克 人参10克（另煎兑服） 麦冬10克 五味子6克 甘草6克

（2）肝血虚证。

特点：慢性病、营养不良所致，多为缺铁性贫血。主要症状为头晕眼花，面白无华，爪甲不荣，夜盲雀目，舌淡白，脉弦细。

治法：滋养肝血。

杨力验方：四物汤加党参、黄芪。

当归 12 克　川芎 10 克　白芍 10 克　熟地 15 克　党参 15 克　黄芪 15 克　甘草 6 克

（3）脾血虚证（脾不统血）。

特点：脾虚不能统摄血液，可致慢性失血而贫血。主要症状为便血，崩漏，月经过多，紫癜，食少，头昏乏力，舌淡白，面白，脉细无力。

治法：补气固脾摄血。

杨力验方：归脾汤加减。

黄芪 15 克　党参 15 克　白术 10 克　当归 10 克　茯苓 10 克　甘草 6 克　阿胶 10 克（烊化兑服）大枣 10 个　陈皮 10 克　侧柏叶 10 克

加减：

1）妇科出血者，加生三七 3 克（冲服）、蒲黄 10 克、炒艾叶 10 克；

2）腹泻者，加炮姜 10 克、灶心黄土 30 克（布包煎）。

（4）肾血虚证（肾精血不足）。

特点：先天因素或后天失养、久病，可致肾虚、肾精亏、而发为再生障碍性贫血。主要症状为头昏耳弱，健忘迟钝，发落齿摇，面色无华，不孕不育，神倦乏力，舌质淡白，脉沉细弱。

治法：补肾填精，生髓造血。

杨力验方：右归饮化裁。

制附子 10 克（先煎）　熟地 20 克　肉桂 6 克　紫河车 10 克　鹿角胶 10 克（烊化兑服）菟丝子 10 克　当归 10 克　枸杞 15 克　山药 20 克　甘草 6 克

血虚证养生方法：

◆ 营养全面，均衡不可挑食。

◆ 慢性病、久病一定要注意调养气血。

◆ 平时可常吃红枣、蜂蜜、猪肝、鸭血、鸡肉、红豆、龙眼、桂圆、排骨、腔骨、菠菜等。

◆ 预防出血、失血，月经过多要看医生。

◆ 多做有氧运动，如五禽戏、太极拳、跑步等。

◆ 可常按点足三里、血海、地机、肝俞、脾俞、肾俞等穴位。

◆ 药膳：当归 15 克，红糖适量，与米同熬煮粥。

3. 阴虚证

总特点：面色潮红，口干咽干，手足心热，舌质偏红，脉细。

总治法：滋阴。

阴虚证分为心阴虚证、肺阴虚证、脾阴虚证、肝阴虚证、肾阴虚证、肝肾阴虚证及肺肾阴虚证 7 种类型。

（1）心阴虚证。

特点：多由久病暗耗心阴或过劳，或七情因素，伤了心阴所致。主要症状为心悸，头昏健忘，面色淡白无华，唇淡，舌质淡，脉细数。

治法：滋养心阴。

杨力验方：生脉饮加减。

党参 15 克　麦冬 10 克　五味子 6 克

天王补心丹加减。

人参 10 克（另煎兑服）　天冬 10 克　麦冬 10 克　茯苓 10 克　生地 15 克　当归 10 克丹参 15 克　玄参 10 克　远志 10 克　酸枣仁 15 克　桔梗 10 克　甘草 6 克

最适于失眠多梦者。

（2）肺阴虚证。

特点：因久咳、肺痨、热病损伤肺阴，可导致虚热内生。主要症状为干咳少痰，口干咽干，痰干，形体偏瘦，午后潮热，五心烦热，舌红少津，脉细数。

治法：滋养肺阴。

杨力验方：养阴清肺汤加减。

生地 15 克　麦冬 10 克　玄参 10 克　贝母 10 克　牡丹皮 10 克　白芍 10 克　薄荷 3 克甘草 6 克

（3）脾阴虚证。

特点：久病或热病后期阴伤，或七情郁火伤津，或饮食过热劫伤阴液。主要症状为口唇干燥，食少，胃胀，呃逆，便干，舌红少津，脉细数。

治法：滋养脾阴。

杨力验方：麦门冬汤加减。

麦冬 10 克　西洋参 10 克（另煎兑服）　粳米 10 克　石斛 10 克　玉竹 10 克　白扁豆 10 克山药 15 克　陈皮 10 克　甘草 6 克

（4）肝阴虚证。

特点：主要是由劳累、熬夜，或肝病，或温热病后期，或饮食不当，伤阴或心理压力引起的七情郁火暗耗肝阴所致。主要症状为头晕眼干，潮热，手足烦热，口干咽干，舌红少津，脉弦细数。

治法：滋养肝阴。

杨力验方：一贯煎加白芍。

沙参 15 克　麦冬 10 克　当归 10 克　生地 15 克　枸杞 15 克　川楝子 10 克　甘草 6 克白芍 10 克

（5）肾阴虚证。

特点：多由久病伤肾，房劳伤阴，或过食辛辣耗伤肾阴，或因熬夜劳累损伤肾阴所致。主要症状为形体偏瘦，头晕耳鸣，腰酸膝软，潮热盗汗，五心烦热，咽干颧红，尿黄便干，舌红少津，脉细数。

治法：滋养肾阴。

杨力验方：六味地黄汤加减。

生地 15 克　茯苓 10 克　山萸肉 10 克　泽泻 10 克　茯苓 10 克　山药 15 克　甘草 6 克枸杞 15 克　桑椹 15 克

（6）肝肾阴虚证。

特点：这是最常见的阴虚兼型。主要由于久病失调、房劳、情志内伤、劳累等因素，将"肝肾同源"演化为肝肾同病，原因在于肝阴虚致下及肾阴，肾阴虚致水不涵木。主要症状为头晕目眩，耳鸣健忘，腰酸腿软，胁肋不舒，口干咽干，五心烦热，上火盗汗，男子遗精，女子经少，舌红少苔，脉细数。

治法：滋养肝肾之阴。

杨力验方：杞菊地黄汤加减。

枸杞 20 克　菊花 6 克　生地 15 克　熟地 15 克　山萸肉 10 克　山药 15 克　泽泻 10 克　牡丹皮 10 克　甘草 6 克　桑椹 15 克

加减：

1）偏肝阴虚见头痛者，加白芍 10 克、川芎 10 克。

2）偏肾阴虚见头晕耳鸣重者，加龟板 15 克。

（7）肺肾阴虚证。

特点：因为"金水相生"，所以肺肾阴虚兼证也较为常见。主要因久咳、房劳、过劳、熬夜等导致肺肾阴液被耗损。主要症状为形体瘦削，咳嗽痰少，口燥咽干，腰膝酸软，甚则骨蒸潮热，痰中带血，颧赤盗汗，男子遗精，女子带下，舌红少苔，脉细数。

治法：滋养肺肾之阴。

杨力验方：麦味地黄汤加味。

麦冬 12 克　五味子 6 克　生地 15 克　茯苓 10 克　泽泻 10 克　山萸肉 10 克　山药 20 克百合 15 克　贝母 10 克　沙参 15 克　甘草 6 克

阴虚证养生方法：

◆ 久病治疗时，须注意防止伤阴劫液。

◆ 少熬夜、少劳累。

◆ 调整心态，以免郁火暗生耗伤阴津。

◆ 多静坐，散步，打太极拳，钓鱼等。

◆ 多按摩三阴交、太溪、涌泉等穴位。

◆ 药膳：常吃水生食物可以养阴，如白藕、笋。可吃鸭肉，多吃蘑菇、木耳及瓜果蔬菜，适当吃点甲鱼、海参、墨鱼、深海鱼。

4. 阳虚证

总特点：阴虚则热，阳虚则寒。阳虚证的主要特征是畏寒肢冷，面白，神惫乏力，舌质淡，舌体胖，脉沉细。

总治法：温阳散寒。

阳虚型主要包括心阳虚证、脾阳虚证、肝阳虚证、肺阳虚证、肾阳虚证、心肾阳虚证、脾肾阳虚证 7 种类型。

（1）心阳虚证

特点：心阳虚主要由心气虚发展而来。多因年老多病、劳累，有慢性心脏病史。主要症状除有动则心悸、乏力等心气虚症状之外，还有畏寒、手足凉、神疲、心隐隐作痛、舌淡胖、苔白滑、脉微细弱。

治法：温补心阳。

杨力验方：桂枝附子汤加人参。

桂枝 10 克　制附子 10 克（先煎）　人参 10 克（另煎）　炙甘草 3 克

加减：

如发生心悸怔忡、冷汗淋漓、气喘、肢冷则为心阳暴脱，加煅龙骨、牡蛎各 15 克，黄芪 30 克。

（2）肺阳虚证。

特点：多由久病咳嗽，肺受寒日久所致。常出现于各种慢性肺病。主要症状为背寒气弱，咳嗽乏力，舌淡苔白，脉沉细。

治法：温肺阳，益肺气。

杨力验方：六君子汤加干姜。

白术 10 克　人参 15 克（另煎）　茯苓 10 克　陈皮 10 克　半夏 10 克　干姜 10 克　甘草 6 克

加减：畏寒肢冷者，加制附子 10~15 克（先煎）。

（3）肝阳虚证。

特点：多由肝病日久或过劳所致。常发生于各种慢性肝病。主要症状为乏力疲劳，面色青，胁肋不适，神情抑郁，舌质淡胖，脉细弱。

治法：温振肝阳。

杨力验方：桂枝汤加人参。

桂枝 10 克　白芍 10 克　大枣 10 克　人参 10 克（另煎）　柴胡 10 克　郁金 10 克　甘草 6 克

（4）脾阳虚证。

特点：多由土型湿体和水型寒体发展而来，或因脾气虚演变而来；或因久患脾病，或过食生冷，或肾阳虚不生土所致。主要症状为食少腹胀，肚腹喜温，四肢发冷，大便溏，或肢体困重或水肿，舌淡胖，苔白滑，脉沉，尺无力。

治法：温运脾阳。

杨力验方：理中汤加减。

人参 10 克（另煎）　白术 10 克　干姜 10 克　炙甘草 6 克

加减：畏寒者，加制附子 10~15 克（先煎）。

（5）肾阳虚证。

特点：多由素体阳虚，久病伤肾，劳累熬夜，居处寒地，或年高肾虚演变而来。常出现于各种肾病。主要症状为畏寒肢冷，神怠乏力，腰酸腿软，头昏耳聋，夜尿多，大便常虚，不孕，阳痿，水肿，泄泻，舌质淡，舌体白胖、有齿痕，脉沉弱。

治法：温扶肾阳。

杨力验方：四逆汤加减。

制附子 10~30 克（先煎）　干姜 10 克　甘草 6 克

（6）心肾阳虚证。

特点：由于心肾久病失治，劳倦内伤，致心肾阳虚，阴寒内盛。常发生于各种心脏病。主要症状为心悸，气短乏力，畏寒肢冷，面浮足肿，舌质淡或暗，面色苍白，唇青紫，脉沉弱。

治法：益心气、温肾阳。

杨力验方：桂枝附子汤加减。

人参 10 克（另煎）　桂枝 10 克　制附子 10 克（先煎）　干姜 10 克　甘草 6 克

加减：水肿甚者，加茯苓 10 克、防己 10 克。

（7）脾肾阳虚证。

特点：这是最常见的阳虚证。多因脾肾久病伤阳，或久泻损伤脾阳，致脾阳虚损及肾阳虚。常出现在各种慢性肾病。主要症状为畏寒，腰腹冷，食少泄泻，面色苍白，肢肿面浮，神怠乏力，舌质淡，舌体胖大，苔白，脉沉细。

治法：扶阳，温脾肾。

杨力验方：附子理中汤加减。

制附子 10~15 克（先煎）　干姜 10 克　茯苓 10 克　白术 15 克　甘草 6 克　人参 10 克（另煎）

阳虚证养生方法：

◆ 久病、慢性病要积极治疗，以免日久损伤五脏阳气。

◆ 避免过劳、久居寒地，以免伤阳。

◆ 少吃凉性食物，多吃温热性食物如鸡肉、羊肉、狗肉。

◆ 多晒太阳，以增加阳气。

◆ 药膳：人参鸡汤、生姜羊肉汤。附子炖猪排：制附子 10~15 克，先煎 1 小时，再放入猪排，再煮 1 小时即可服用。

◆ 针灸足三里、百会、中脘、关元、肾俞、命门等穴位。

5. 阴阳俱虚证

特点：可由阳虚日久，阳损及阴；或阴虚日久，阴损及阳发展而来。多见于久病肾虚或老年体虚之人，常伴有慢性肾病、脾虚腹泻、水肿等。主要症状为头晕耳鸣，腰酸腿软，咽干，手心热，腰腹发凉，畏寒，水肿，小便不利，舌质淡白，舌体胖。

治法：温肾阳，益肾阴。

杨力验方：金匮肾气汤加减。

制附子 10 克（先煎）　肉桂 10 克　熟地 15 克　山萸肉 10 克　牡丹皮 10 克　茯苓 10 克泽泻 10 克　山药 15 克　甘草 6 克

加减：

（1）偏肾阴虚见头晕耳鸣、心烦热重者，加枸杞 15 克、生地 15 克、女贞子 10 克。

（2）偏肾阳虚见畏寒肢冷、小便清利、夜尿多、神怠乏力者，加制附子 15~30 克（先煎）。

阴阳俱虚证养生法：

◆ 久病必须积极治疗以免发展成阴阳俱虚证。

◆ 肾病是肾阴阳俱虚所致，所以肾病一定要积极治疗。

◆ 避免熬夜、营养不全面，不要过度劳累，以防损伤肾阴和肾阳。

◆ 多做有氧运动，适当静养以调阴阳。

◆ 点按：三阴交、足三里、命门、肾俞、太溪、关元、气海等穴位。

◆ 药膳：熟地生姜炖羊肉。

6. 痰湿证

总特点：这是最常见的一型，多见于土型人。这与饮食不节，过食肥甘，或慢性脾病，久损伤脾导致的脾失运化有关。多有高血压、高血脂、高血糖。主要症状为形体胖，肚腹大，痰多，肢沉，汗多，大便黏腻，舌质淡，苔白腻，脉滑。

总治法：健脾利湿豁痰。

痰湿证分为脾肺痰湿证、痰热结脾证、痰蒙心窍证、痰火扰心证 4 种类型。

（1）脾肺痰湿证。

特点：此型是痰湿证中最多的一型。因痰湿最易阻肺，多由慢性脾肺病失治发展而来，或是因饮食不当所致。主要症状为痰多，气阻，胸闷痰黏，形体虚胖，面白，脉滑，舌淡胖，苔白腻。

治法：宣肺化痰。

杨力验方：麻杏二陈汤加减。

麻黄 6 克　杏仁 10 克　茯苓 10 克　法半夏 10 克　陈皮 10 克　生姜 10 克　甘草 6 克　射干 10 克　细辛 3 克。

加减：

1）气虚者，加人参 10 克（另煎）。

2）寒重者，加制附子 10~20 克（先煎）。

（2）痰热结脾证。

特点：主要因痰热互结胸脾引发胸脘痞满所致，相当于现代的胃炎、反流性食管炎等，《伤寒论》谓之结胸证。主要症状为胸脘痞闷，按之则痛，胃脘胀痛，舌质红，苔黄腻，脉滑数。

治法：清热化痰。

杨力验方：小陷胸汤加减。

黄连 6 克　半夏 10 克　瓜蒌 30 克　甘草 6 克　木香 10 克　砂仁 10 克

（3）痰蒙心窍证。

特点：主要为痰蒙心神，多由遗传而来，或因气郁生痰阻于心窍所致。主要症状为精神抑郁，神志痴呆，或喃喃自语，表情淡漠，举止失常，目光呆滞，舌淡，苔白腻，脉沉滑。

治法：豁痰开窍。

杨力验方：涤痰汤加减。

茯苓 10 克　法半夏 10 克　陈皮 10 克　胆南星 10 克　枳实 10 克　竹茹 10 克（或竹沥 30 克兑服或天竺黄 6 克煎服）　石菖蒲 10 克　郁金 10 克　甘草 6 克　生姜 6 克　人参 6~10 克（另煎兑服）

加减：

1）体壮实者，可去人参。

2）可加服苏合香丸，每晚 1 丸，以助芳香开窍。

3）舌红者，加服至宝丹。

4）如口吐白沫，则为癫痫，用温胆汤加小白附子 10 克（先煎）、天麻 10 克、全蝎 6 克。

（4）痰火扰心证。

特点：主要由遗传因素，痰火过盛，或后天气郁化火（精神打击），气郁生痰，痰火上扰蒙于心窍所致。主要症状为神志不清，语言错乱，心烦失眠，哭笑无常，不避亲疏，不知羞耻，打人毁物，面赤目红，舌红苔黄，脉滑数或洪大。

治法：清泻心火，祛痰开窍。

杨力验方：礞石滚痰丸加减。

青礞石10克（先煎）　大黄10克（后下）　黄芩10克　沉香6克（或研末冲服1克）
甘草6克

加减：

1）危急时可用三圣散（瓜蒂6克、防风6克、藜芦3克）催吐（捏鼻强灌）。

2）症较轻见大便秘结者，可用泻心汤加生铁落、白芍、牡丹皮以镇心柔肝凉血。

大黄10克（后下）　黄连10克　黄芩10克　生铁落10克（先煎）　白芍10克
牡丹皮10克

痰湿证养生方法：

◆ 痰湿证无论是湿热还是寒湿，因为有痰的胶着，所以自始至终都应以化痰为主。平时
少吃生痰之品，如肉类、油炸类食物，多吃化痰的萝卜、青菜之类。

◆ "脾为生痰之源"，所以平时要注意健脾，尤其要常吃薏苡仁、豆类等可以健脾运湿化
痰的食物。

◆ "肺为贮痰之器"，所以要注意保持肺的宣发及疏通的作用，要多做深呼吸以利肺气的
运行。

◆ "肾为生痰之根""金水相生"，所以要保护肾。有慢性肾病的患者要积极治疗。

◆ "肝为风痰之窠"，尤其热痰最易与风相结，上扰清宫，所以一定要少食引发风痰之物，
如鹅肉、羊肉、猪头肉、鹿肉等。

◆ 药膳：多吃化痰的食物，如陈皮、竹茹、竹沥、生姜等。

◆ 最简单、最基本的化痰剂为二陈汤：茯苓10克、法半夏10克、陈皮10克、甘草3克、
生姜6克。

7. 湿热证

总特点：主要因抽烟、饮酒、熬夜导致。火土兼型的人以湿热证最为多见。此型人易患
肠癌、肠炎、肝炎等病。主要症状为体肥面油，脸上易长疮痘，怕热出汗，口臭，大便黏滞
不爽，舌质红，苔黄腻，脉濡滑。

总治法：清利湿热。

湿热证可分为心小肠湿热证、肝胆湿热证、脾胃湿热证三种类型。

（1）心小肠湿热证。

特点：多由心热下移于小肠所致，多见于火型人。可因饮食过热、饮水少所致。主要症
状为心烦口渴，口舌生疮，小便短赤，舌尖红，苔黄，脉数。

治法：清心火，利小便。

杨力验方：导赤散加减。

生地 15 克　通草 6 克　生甘草梢 10 克

加减：

1）小便痛者，可加黄柏 10 克、萹蓄 10 克、连翘 15 克。

2）尿赤者，加小蓟 10 克、白茅根 15 克。

3）或加生三七粉 3 克（1 次冲服）。

（2）肝胆湿热证。

特点：主要由于湿热为患，蕴结肝胆，或饮酒、多食肥甘油腻所致。主要症状为口苦恶心，胁肋不舒，腹胀厌食，舌红，苔黄腻，脉弦数。

治法：清利肝胆湿热。

杨力验方：龙胆泻肝汤加减。

柴胡 10 克　黄芩 10 克　栀子 10 克　生地 15 克　车前子 10 克　泽泻 10 克　当归 10 克
木通 6 克　甘草 6 克

（3）脾胃湿热证。

特点：主要由饮酒，或过食肥甘油腻，或感受湿热，湿热内蕴于脾胃所致，尤多见于火土兼型，并往往由脾胃湿热发展为脾胃伏火。主要症状为腹部痞闷，呕恶纳呆，便稀不爽，便臭，口臭，舌红，苔黄腻，脉濡数。

治法：清利湿热。

杨力验方：清胃散合三仁汤。

生地 15 克　当归 10 克　牡丹皮 10 克　黄连 10 克　升麻 10 克　蔻仁 10 克　薏苡仁 15 克
杏仁 10 克　滑石 10 克　通草 3 克　甘草 6 克

如出现便秘、口臭、烦渴，表明已发展为脾胃伏火，则用泻黄散加味。

藿香 10 克　栀子 10 克　生石膏 30 克　防风 10 克　甘草 6 克　车前子 10 克　薏苡仁 15 克

湿热证养生方法：

◆ 少食肥甘，少饮酒，尤其火土兼型者要多加注意。

◆ 多食清热利湿之品，如青菜、冬瓜、丝瓜、绿豆、赤小豆、薏苡仁等。

◆ 少吃羊肉、狗肉、鹿肉，可吃深海鱼、海参、鸭肉。

◆ 多运动，多出汗，适当静坐。

◆ 点按阴陵泉、太溪、太冲、太白等穴位。

◆ 化湿热饮：黄连 3 克、竹叶 10 克、薏苡仁 10 克、绿豆 10 克，煮水喝。

◆ 药膳：鲜穿心莲或鲜马齿苋凉拌吃。

8. 寒湿证

总特点：感受寒湿邪气，或因久居寒湿之地，常食生冷，熬夜劳累，不注意保暖皆可导致寒湿病理状态，尤其水土兼型人较多。主要症状为面白神疲，食少肚腹不温，便常稀溏，或有水肿虚浮，舌质淡，苔白腻，脉濡缓。

总治法：健脾温化寒湿。

寒湿证分为寒湿困脾证、脾肾虚寒证 2 种类型。

（1）寒湿困脾证。

特点：饮食不当，过食生冷，或久居寒湿之地，或长期患慢性脾胃病等，都可致脾胃内虚，寒湿蕴积，阻滞脾阳，以土水兼型发展而来者居多。其往往因素积寒湿，外湿引动内湿所致。主要症状为食少便溏，脘痞胃胀，泛恶欲呕，食欲不振，舌淡，苔白腻，脉濡缓。

治法：健脾温寒利湿。

杨力验方：大建中汤加肉桂。

人参 10 克（另煎）　蜀椒 3 克　干姜 10 克　炙甘草 6 克　肉桂 10 克

（2）脾肾虚寒证。

特点：多由素体脾肾虚，加之居处寒湿之地，或过食生冷，或感受寒邪，脾肾虚寒所致。多发生于土水兼型人。主要症状为面白虚浮，眼袋下垂，或有下肢水肿，食少便溏，腹冷肢凉，神疲乏力，舌质淡，舌体胖嫩多津，苔白腻，脉沉缓。

治法：温肾健脾利湿。

杨力验方：人参四逆汤加味。

人参 10 克（另煎）　制附子 10 克（先煎）　干姜 10 克　炙甘草 6 克　茯苓 15 克　桂枝 10 克

寒湿证养生方法：

◆ 避免长期居处寒湿之地，注意保暖，以免感受寒湿邪气。

◆ 少吃生冷，饮食最好不要低于常温。

◆ 多吃温阳化湿的食物，如姜、羊肉、鸡肉、坚果。

◆ 多晒太阳。

◆ 点按关元、中脘、足三里等穴位。

◆ 多运动，"动则生阳"。

◆ 药膳：制附子 10 克（先煎 1 小时）、干姜 10 克，炖猪排骨。

9. 燥热证

特点：多为金火兼型的人演变而来，与多食热燥食物有关，或由心脏压力过大，心肺内热所致。易患上消（心肺热型）、咽炎、扁桃体炎、气管炎、淋巴癌、甲状腺功能亢进、便秘等。主要症状为口干，口渴，心烦，兴奋，痰干，痰少，便秘，舌质红，苔薄黄，脉数。

治法：清降心肺之火。

杨力验方：玉女煎加黄连。

生石膏 15~30 克　知母 10 克　麦冬 15 克　生地 15 克　牛膝 10 克　甘草 6 克　黄连 5 克
石斛 10 克

燥热证养生方法：

◆ 少吸烟；少吃燥热之品，如烧烤食物、烈酒。

◆ 少熬夜，多放松，减少心理压力。

◆ 多吃清润之品，如青菜、梨、百合、银耳、冬瓜、蘑菇。

◆ 适当运动。

◆ 点按三阴交、太溪、涌泉、太冲、行间等穴位。

◆ 药膳：黄连 3 克、葛根 10 克，泡水代茶饮，治心烦、口渴引饮。沙参 30 克、玉竹 15
克炖猪排骨，治鼻干咳嗽。

10. 气郁证

总特点：风木型人及水型人都易演变为气郁状态。易患瘿瘤、梅核气、乳腺癌、月经不
调等病。主要症状为胁肋不舒，胸闷，心悸，舌淡，脉细。

治法：疏肝理气。

气郁证分为肝气郁证和气滞血瘀证 2 种类型。

（1）肝气郁证

特点：多因情志不舒，或精神创伤所致。主要症状为面色偏暗，形体瘦长，情志抑郁，
胁肋不舒，长叹气，终日闷闷不乐，或多愁善感，舌淡，苔薄白，脉弦细。

治法：疏肝解郁。

杨力验方：柴胡疏肝汤加减。

柴胡 10 克　香附 10 克　川芎 10 克　枳壳 10 克　白芍 10 克　陈皮 10 克　甘草 6 克

（2）气滞血瘀证

特点：气郁日久，致血行不畅，形成气滞血瘀，多见于木水兼型之人。易患冠心病、肝
肿瘤、妇科肿瘤、闭经等病。主要症状为：胁肋不舒，胁下痞块，刺痛拒按，或胸闷，胸下
刺痛，心悸不安，舌质紫暗，或有瘀斑，脉弦细。

治法：疏肝理气，化瘀散结。

杨力验方：桃红四物汤加味。

桃仁 10 克　红花 10 克　当归 10 克　川芎 10 克　白芍 10 克　熟地 15 克　甘草 6 克
香附 10 克　郁金 10 克

气郁证养生方法：

◆ 心情愉快，避免郁结。

◆ 多运动，促进气血流通。

◆ 多参加社会活动。

◆ 多吃茴香、香菜、萝卜。

◆ 常轻叩膻中、太冲、极泉等穴位。

◆ 药膳：①黄花菜（忘忧草）炒鸡蛋；②佛手煮鸡；③淮小麦30克、大枣10克、陈皮10克、甘草10克煮粥。

11. 血瘀证

总特点：血行不畅，瘀血内阻，多因气滞、寒凝和气虚所致。也常见由外伤引起的血瘀。多见于水型人。易患心脑血管病、糖尿病、闭经。主要症状为有瘀部位出现刺痛，痛处固定，或有癥块，面色暗、日久黧黑，肌肤甲错，健忘，舌质紫暗，或有瘀斑，脉细涩。

总治法：活血化瘀。

血瘀证分为气虚血瘀证、寒凝血瘀证、心脉痹阻证、脑络痹阻证、足脉痹阻证5种类型。

（1）气虚血瘀证。

特点：气虚血运行无力可致血瘀，多见于体弱气虚或久病气虚、血运滞缓者，以土型人多见。常易发生脑梗死、中风、半身不遂。主要症状为气弱脉弱，乏力倦怠，面色淡白，健忘，麻木，胸胁或头刺痛，舌质紫暗，或有紫斑，脉沉涩。

治法：补气行血化瘀。

杨力验方：补阳还五汤加减。

黄芪30克　当归12克　赤芍10克　地龙10克　川芎10克　红花10克　桃仁10克

（2）寒凝血瘀证。

特点：因受寒或本为寒体，阳虚寒重，寒凝血瘀所致，多见于水型人。易发生脑梗死。主要症状为面色苍白或发青，畏寒肢冷，小便清长，神惫乏力，健忘头木，胸胁或头脑刺痛，舌质紫暗有瘀斑，脉沉涩。

治法：温经散寒通瘀。

杨力验方：桂枝附子汤加味。

桂枝10克　制附子15克（先煎）　干姜10克　甘草6克

（3）心脉痹阻证。

特点：这是最常见、最危险的证型。多由高血压、高血脂、动脉硬化，最后形成冠状血管瘀阻，导致心绞痛、心肌梗死。主要症状为心悸，心胸刺痛或胸闷，憋气，舌偏暗，舌质偏紫暗或有瘀斑，脉涩。

治法：益气通心脉。

杨力验方：血府逐瘀汤合瓜蒌薤白桂枝汤加味。

桃仁 10 克　红花 10 克　当归 10 克　川芎 10 克　柴胡 10 克　桔梗 10 克　枳壳 10 克　牛膝 10 克　瓜蒌 15 克　薤白 10 克　桂枝 10 克　甘草 6 克　生三七粉 3 克（兑服）

加减：

1）寒重见面发白、怕冷、胸痛得温则减者，加白酒送服。

2）气郁见心情抑郁者，加香附 10 克、郁金 10 克。

3）痰凝见体胖、胸闷明显、苔白腻伴血脂高者，加山楂 10 克、何首乌 15 克、荷叶 10 克。

（4）脑络痹阻证。

特点：痰瘀互结阻于脑络，是血瘀最严重的病理状态，要积极防治。主要由高血压、高血脂、高血糖发展为中风。主要症状为头刺痛或闷痛，伴眩晕，健忘，肢麻，嗜睡，手抖，面暗，舌暗，脉涩。

治法：化瘀通络。

杨力验方：血府逐瘀汤合通窍活血汤。

桃仁 10 克　红花 10 克　当归 10 克　川芎 10 克　丹参 15 克　牛膝 10 克　赤芍 10 克　生三七 3 克（兑服）

加减：

1）迷糊、神志不清者，加麝香 0.05~0.1 克、黄酒适量兑服。

2）严重脑梗死、半身偏瘫者，可加水蛭末 3 克兑服或 6 克煎服。

（5）足脉痹阻证。

特点：多因糖尿病，导致瘀血痹阻下肢。主要症状为下肢肿胀，肢麻、疼痛行走如踩棉花，舌质紫暗，脉沉涩。

治法：通经络。

杨力验方：身痛逐瘀汤加味。

秦艽 10 克　川芎 10 克　桃仁 10 克　红花 10 克　没药 10 克　五灵脂 10 克　地龙 10 克　当归 10 克　甘草 6 克　牛膝 10 克　生三七粉 3 克（兑服）

血瘀型养生方法：

◆ 避免气郁，保持心情舒畅。

◆ 避免受寒，寒则凝滞，会导致血行受影响。

◆ 降血脂，高血脂是导致瘀的元凶。

◆ 多运动，促进血行，防血栓形成。

◆ 控制血压、血糖，两者是导致血瘀的因素。

◆ 点按膈俞、血海、太冲。

◆ 多吃红色食物可帮助化瘀，如山楂、西红柿、红心桃子、红心萝卜、红心西瓜、草莓、樱桃等。

◆ 药膳：①三七一个，炖鸡，三天吃完；②红花酒：红花10克泡入500毫升白酒，半月后每天喝20毫升。

12. 风病证

总特点：风型体质的人，易患过敏性疾病、感冒、失眠、神经衰弱、肝郁。主要症状为常打喷嚏，易患荨麻疹、哮喘、水泻。

总治法：增强卫气，调和营卫。

风病证分为风热证、风寒证、风湿证、风痰证4种类型。

（1）风热证。

特点：多由木火兼型演变而来，或因过食风热食物如烤羊肉、鹅肉、鱼虾、酒等，或长期居处风热之地（如南方沿海一带）所致。易患过敏性疾病、丹毒、带状疱疹、红斑狼疮、淋巴结炎、痒疹。主要症状为口渴怕热，皮肤瘙痒，身起疖肿，疮痒频发，大便常秘，舌红，苔薄黄，脉弦数。

治法：清热散风。

杨力验方：羚羊败毒散加减。

羚羊角3克（兑服）　荆芥10克　防风10克　白芍10克　牡丹皮10克　生地15克
生石膏15克　甘草6克

加减：热重者，加青黛1~3克（冲服）。

风热证养生方法：

◆ 少食辛热食物，如鹅肉、羊肉、烤肉、酒等。

◆ 多吃清凉食物，如青菜、绿豆、瓜果。

◆ 多静坐、散步、钓鱼、打太极拳。

◆ 点按三阴交、太溪、太冲、行间等穴位。

◆ 药膳：①海蛤肉羹汤；②牡蛎瘦肉汤；③芦根10克、竹茹5克、竹叶5克泡水代茶饮。

（2）风寒证。

特点：多由木水兼型演变而来，或因长期居处风寒之地，或因过食寒凉之品，感受风寒之邪所致，易患风寒表证、肾炎、关节炎、气管炎。主要症状为恶寒，腰膝骨关节痛，或咳嗽痰清稀，或肢冷腹凉，或腹泻，舌质淡，苔白，脉沉紧。

治法：祛风温经散寒。

杨力验方：桂枝附子汤加减。

桂枝 10 克　制附子 10 克（先煎）　防风 10 克　干姜 10 克　甘草 6 克

加减：

1）水肿者，则用真武汤［制附子 10 克（先煎）、白术 10 克、茯苓 10 克、白芍 10 克、甘草 6 克］。

2）若恶寒发热、无汗、咳嗽、痰清稀、苔白、脉浮紧者，用小青龙汤［桂枝 10 克、麻黄 6 克、细辛 3 克、半夏 10 克、干姜 10 克、制附子 10 克（先煎）甘草 6 克］。

风寒证养生方法：

◆ 避免风寒，注意保暖。

◆ 适当运动，增强体质。

◆ 避免久居风寒之地。

◆ 多吃姜、肉桂、葱、羊肉、狗肉等温经散寒之品。

◆ 隔姜灸足三里、神阙、关元、气海、肾俞、命门等穴位。

◆ 药膳：①制附子 15 克（先煮 1 小时）与猪腔骨（再煮 1 小时）汤；②肉桂 10 克、干姜 10 克、大葱 4 茎与猪肉同做汤；③生姜 10~30 克与羊肉适量煲汤。

（3）风湿证。

特点：多由木土兼型发展而来，或因感受风湿邪气，或因长期居处风湿之地（如海边、湖边），风湿积累所致。易患风湿性心脏病及各种风湿骨痛、关节炎、肠鸣腹泻等。主要症状为畏寒汗出，关节疼痛，或有肠鸣腹泻，甚则心悸乏力，舌质淡，苔白腻，脉濡或弦濡。

治法：祛风胜湿。

杨力验方：羌活胜湿汤合防己黄芪汤。

羌活 10 克　防风 10 克　独活 10 克　薏苡仁 20 克　茯苓 15 克　防己 10 克　黄芪 20 克　甘草 6 克

加减：

1）肝肾虚见腰膝酸痛者，加杜仲 10 克、怀牛膝 10 克。

2）畏寒肢凉者，加桂枝 10 克、制附子 10 克（先煎）。

3）肠鸣腹泻者，用痛泻要方（白芍 10 克、白术 10 克、陈皮 10 克、防风 10 克、甘草 6 克）。

风湿证养生方法：

◆ 避免长期居处风湿之地。

◆ 少吃生冷凉品。

◆ 多吃祛风胜湿之物，如生姜、薏苡仁、大葱、冬瓜、赤小豆。

◆ 注意保暖、适当运动。

◆ 点按足三里、肾俞、关元、气海等穴位。

◆ 药膳：①薏苡仁、赤小豆与小米同做粥。②黄芪 15 克、防己 10 克、鲤鱼 1 条做汤。③党参 30 克与冬瓜适量同做瘦肉汤。

（4）风痰证。

特点：多为木土兼型的人。木土兼型的人天生风湿重，湿浊为生痰之源。湿气通于脾，脾为生痰之源，肝为贮痰之窦，木土兼型，肝风脾湿偏重，所以木土兼型的人易生风痰疾病，加之多食风痰之物，更易导致风痰疾病。主要症状为眩晕，头蒙，或痰多吐涎沫，或有抽搐，舌淡，苔白腻，脉弦滑。

治法：祛风化痰。

杨力验方：涤痰汤加减。

茯苓 10 克　法半夏 10 克　陈皮 10 克　胆南星 10 克　天竺黄 10 克　生姜 10 克　石菖蒲 10 克　枳实 10 克　竹茹 10 克　甘草 6 克

加减：

1）抽搐者，加小白附子 10 克、全蝎 6 克、僵蚕 10 克、天麻 10 克。

2）头痛者，加白蒺藜 10 克、川芎 10 克。

3）挟胆火见口苦、苔黄腻者，加黄连 6 克或龙胆草 10 克。

4）头晕昏蒙欲仆者，天麻 10 克、白术 10 克。

5）体弱、脉弱、气弱者，加红参 6~10 克。

风痰证养生方法：

◆ 少吃滋生风痰之品，如羊肉、鹅肉、虾蟹、香椿、香菜等。

◆ 多吃青菜、水果、杂粮。

◆ 适当运动，流通气血。

◆ 点按丰隆、膈俞、太冲、太溪、太白、行间等穴位。

◆ 药膳：①天麻 15 克，煲甲鱼 1 只，3 天吃完；②二陈汤（茯苓 10 克、陈皮 10 克、竹茹 10 克、半夏 10 克）生姜煮水饮；③萝卜炖排骨。

第七节

体质内基因与外基因

一、内基因与外基因的关系

体质内基因是指几千年遗传下来的内在基因，是与生俱来的内在基因，8000 年前伏羲画八卦，就归纳了金、木、水、火、土五种五行基因，又叫内基因，据此可将人体基本上分为风体、寒体、火体、湿体、燥体五种。因为其可以通过观象取义、触类旁通而识别，所以又叫象数体质基因或体质象。

外基因是外界气化（客观因素）对体质内基因的影响，主要包括出生年月的气化、当年的运气气化及环境气化三个方面。

内基因与外基因密切关联，为因果关系，辨证论治才能升到一个更高的境界——治病求本。

二、体质外基因对体质内基因四大影响因素

外基因，指来自客观外界的影响，主要有以下 4 个方面因素。

（一）出生年月气化对体质内基因的影响

出生年月的气化对体质内基因有重要影响。在整个胎孕阶段，生命体越小，所受影响越大。如果出生年月与体质内基因同气化，则有增强作用，而异气化就有减弱作用。举一个最简单的例子，比如火体生在火年，那么火气（阳热之气）必然增强；同样寒体生在水年，那么寒气（阴寒）就会增强；反之，火体生在水年或水体生在火年，那么火体的热性、水体的寒性都会减弱。同样，燥体生在燥年、湿体生在湿年，那么人体内基因的燥化、湿化就会增

强；反之，燥体生在湿年、湿体生在燥年，那么燥化、湿化都会减弱。

出生年月对体质内基因的影响，无非"二对一"或"三对一"而已，所谓"二对一"，就是内体质基因与出生年月都是火热，那么体质三同化，热化必然增强。反之，如果内体质基因与出生年月都是寒水，那么体质三同化，寒化就增强了。

总之，分析出生年月和体质内基因是同气化还是异气化，可得出出生年月对体质内基因的影响是增强还是减弱。

（二）当年气化对体质内基因的影响

当年气化指就诊当年对患者体质或对其他健康人体质的影响。影响的规律与出生年月一样，还是同气化者强化，异气化者减弱，即体质与当年气化相同的则强化，不同的就会减弱。比如当年气化是火年（如戊年、癸年），那么火就会因内外皆火而使热性强化；反之火体遇当年气化是水年，那么气化相反，火体热性就会弱化。同样水体（寒体）如遇当年气化是火年，那么寒体的寒性就会有所弱化；反之，如果当年的气化是水年（丙年、辛年）那么寒体的寒性就会强化。同样，燥体遇当年气化土年（湿化），那么燥性就会弱化。

以上均说明当年运气气化与体质内基因的异同对体质的强化或弱化有一定的关系。

（三）地理环境对体质内基因的影响

地理环境的寒热燥湿对体质内基因的影响同样是"同者强化，异者弱化"，即天生火体人久居北方寒地，那么火体热化可减弱；而寒体的人久居南方热地，则寒性可弱化。同样燥体久居中央湿地，燥性可弱化；而湿体的人久居西北燥地，燥性可弱化。所以，分析体质还须考虑地理环境因素。

（四）饮食生活习惯对体质内基因的影响

长期喜吃热性食品，或熬夜、易兴奋等对火体热性可以强化；而常吃寒性食物对水体寒性势必强化。反之，火体多吃寒性食物可使热性弱化，而寒体多吃热性食物可使寒性减弱；同样风体多吃风性食物会使风性强化，燥体多吃湿性食物能使燥性弱化。所以，生活饮食对体质内基因有一定影响。

三、五行人与出生年月"同气化"

"同气化"是指人的生理体质（内基因）与运气相同，因得其助而气盛，乃气化相同。正所谓"同者盛之，异者衰之"。

（一）火型人出生于火年火月

火体遇火年，戊年、癸年，无异于火上添油，如再逢出生月份为夏热天，则三火相逢，更是阳盛热盛（"同者盛之"）。易患火热性疾病，如心火亢盛、血证、中风、眼底出血、疮疡、目赤、躁狂等病。正如《黄帝内经》所说："诸热瞀瘛，皆属于火。""诸躁狂越，皆属于火。""诸痛痒疮，皆属于心。"

（二）水型人出生于水年寒月

寒体遇寒年，如丙年、辛年，好比雪上加霜，如再逢出生月份为冬寒天，则三水相逢，更是阴盛寒重（"同者盛之"）。易患阴寒性疾病，如肾阳虚、中风、脑梗死、心肌梗死、水肿、泄泻、抑郁等病。正如《黄帝内经》所说："诸寒收引，皆属于肾。""诸病水液，澄彻清冷，皆属于寒。"

（三）风体人出生于风年风季

风体遇风年，如丁年、壬年，两风相合，外风引动内风，"同者盛之"，风上加风。易患高血压、过敏性疾病、帕金森病、失眠、头痛、神经衰弱、癫痫、痉病等。如《黄帝内经》说："诸风掉眩，皆属于肝。""诸暴强直，皆属于风。"

（四）土型人出生于土年湿季

土体遇土年，如甲年、己年，两湿相合，外湿引动内湿，"同者盛之"，湿上加湿。易患各种湿病及脾病，包括腹泻、水肿、痉病、湿痹（关节痛）、湿着（湿邪侵入腰部）等病。正如《黄帝内经》所说："诸痉项强，皆属于湿。""诸湿肿满，皆属于脾。"

（五）燥型人出生于金年燥季

燥体遇燥年，如乙年、庚年，"同者盛之"，燥上加燥，外燥引动内燥。易患燥病及肺病，包括喘咳、气逆、便秘、鼻干、咽干、皮肤干、眼干、干燥综合征、痿证等病。正如《黄帝内经》所说："诸气膹郁，皆属于肺。""诸痿喘呕，皆属于上。"

四、五行人与出生年月"异气化"

"异气化"是指人的生理体质（内基因）与运气相异，则得其助而气平，甚至气衰，乃气化不同。正所谓"同者盛之，异者衰之"。

（一）火型人出生于水年寒季

如火体出生于丙年、辛年，且出生于丙年、辛年的冬季，则火热与水寒相反，"异者衰之"，提示火热，尤其心火有所缓解，即使有火热之疾也不至于太重。

（二）寒型人出生于火年热季

如寒体出生于戊年、癸年，并且恰逢出生于夏季，则水寒与外界的火热之气相反，"异者衰之"，则寒体寒性有所缓和，所患寒性疾病也不会太重。

（三）湿型人出生于金年燥季

如湿体出生于乙年、庚年，并且又逢出生于燥季，"异者衰之"，则燥湿和调，湿性得到中和，湿病、脾病皆可缓解。

（四）燥型人出生于土年湿季

如燥体出生于甲年、己年，土年湿重，燥湿相遇，"异者衰之"，则燥性可以缓解，燥病肺病都将不会太重。

（五）风型人出生于土年湿季或水年寒季

如风体出生于丙年、辛年（"丙辛水运"）或甲年、己年（"甲己土运"），这样善动偏阳性的风体一旦与尚静偏阴性的湿或性阴的寒相逢，其风阳动性就会发生协调，同时，有关风性的病也就会和缓得多。

附：

五运气化表

甲己—土运（湿化）

乙庚—金运（燥化）

丙辛—水运（寒化）

丁壬—木运（风化）

戊癸—火运（火化）

第二章 《黄帝内经》心脏病学

导　言

　　《黄帝内经》不只是一部养生专著，更是一部中医治疗学专著，其中的运气治疗学和心脑血管病治疗学更是让人惊叹。自古以来中国人的不良饮食习惯就已导致了心脑血管病的高发，甲骨文就是见证。商周时期，商纣王的"肉林酒池"、周公颁发的"禁酒令"都是中国人爱吃酒肉的记录，中国"北咸南甜"的饮食模式更是心脑血管病高发的一个重要因素。所以2500年前的《黄帝内经》有如此高水平的心脑血管病阐述，并非没有缘由。

　　《黄帝内经》的心脑血管病论述启发张仲景创造了治疗冠心病著名的瓜蒌薤白系列；《黄帝内经》也启发了王清任，从而创造了治疗心肌梗死、脑梗死的著名的血府逐瘀系列；《黄帝内经》更启示了后代多少医家！

　　作者几十年在主讲《黄帝内经》及同期的心血管病临床实践中，深入地把理论和临床实践相结合进行升华提炼，从而完成了这本专著。其中主要内容曾给本单位博士生、硕士生、在职研究生以及在美国国际医药大学博士生院与纽约、华盛顿、洛杉矶针灸执照医师公会讲授，评价均很高。本章把讲稿整理出来让广大医生及人民共享。

　　《黄帝内经》有全面的心脏病论述。其中，《黄帝内经》对各种心血管病、脑血管病都有全面阐述，包括冠心病、心绞痛、心肌梗死、心力衰竭，虽然《黄帝内经》并未明确提出各种心脑血管病的名称，但所提出的心痛、心痹、五种厥心痛、心悸、怔忡、脑晕、头晕、头痛及痰饮、喘咳、水肿等症状，已几乎涵盖了当今各种心脏病，包括冠心病、心肌梗死、心律失常、肺心病、风心病、高血压及心衰、心肌炎等，不但提出了典型症状，还提出了病机及各种心脏病的针灸治疗。

所以《黄帝内经》堪称较早的心脏病大著。

本章详细地论述了中医治疗心脑血管病的情况。作者把自己 50 年的临床经验和 38 年针对硕博士研究生的《黄帝内经》教学相结合，提出了大量独到见解。对中医心脑血管病的临床治疗有很大的启示。本篇还提出运气与心脑血管病、体质与心脑血管病、象数与心脑血管病三大重要理论，从而把中医心脑血管病的治疗升华到了一个崭新的境界，不仅对广大医生有很大的帮助，对广大读者防治心脑血管病也有很好的启迪。

《黄帝内经》与冠心病

一、《黄帝内经》首先提出心脉为"血府"

"脉者，血之府也……涩则心痛。"(《素问·脉要精微论》)这对王清任创立伟大的血府逐瘀汤产生了深刻的影响，使血府逐瘀汤成为治疗冠心病、心肌梗死的主方。

血府逐瘀汤：桃仁 12 克　红花 10 克　当归 10 克　生地 10 克　川芎 6 克　赤芍 10 克牛膝 10 克　桔梗 10 克　柴胡 6 克　枳壳 10 克　甘草 6 克

治法：活血祛瘀，行气止痛。

主证：胸闷，痛如针刺而有定处，舌质暗红，舌边有瘀斑，或有两目暗黑，唇暗，脉涩。

主治：心绞痛，心肌梗死。

二、《黄帝内经》首先提出心绞痛的典型症状

"心病者，胸中痛，胁支满，胁下痛，膺背肩胛间痛，两臂内痛。"(《素问·脏气法时论》)这一症状的描述奠定了后世对心绞痛典型症状的认识。冠状动脉示意图见图 2-1。

第一，疼痛部位与心经循行路线一致。这一症状很经典，它包含了心绞痛的一般规律。胸膺痛、胁下痛及两臂内痛的症状符合手少阴心经的走向。

第二，疼痛部位为心前区。

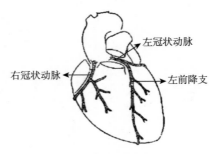

图 2-1　冠状动脉示意图

第三，冠心病的高发为左前降支。胸痛、膺背痛是冠心病左前降支阻塞的信号，冠状血管分为左右两支，左支分为前降支（主要供血左心室）及左旋支（主要供血左心房），右支主要供血右心房及右心室。冠心病、心梗示意图见图 2-2。

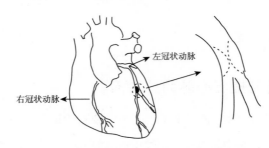

图 2-2　冠心病、心梗示意图

张仲景"瓜蒌薤白系列"是对《黄帝内经》"心痹者，脉不通"的发展，为痰浊型冠心病的治疗提供新的方法。

瓜蒌薤白系列包括以下几种。

（1）瓜蒌薤白桂枝汤。

瓜蒌 15 克　薤白 10 克　桂枝 10 克　枳实 10 克　厚朴 10 克

主证：胸痹，胸痛，喘咳，舌苔白腻，脉弦滑或紧。

效用：通阳宣痹，祛痰开结（尤其胸痹、脉结甚者）。

（2）瓜蒌薤白半夏汤。

瓜蒌 15 克　薤白 10 克　半夏 10 克　白酒适量

主证：胸闷，痰浊多，脉弦滑。

效用：通阳宣痹，宽胸祛痰（尤其治胸痹痰浊甚者）。

（3）瓜蒌薤白白酒汤。

瓜蒌 15 克　薤白 10 克　白酒适量

主证：胸痹，胸闷，胸痛彻背，苔白腻，脉紧。

效用：通阳宣痹，祛痰行气（尤其胸痹夹寒者）。

三、《黄帝内经》较早指出了心痛的病机

《黄帝内经》较早指出心绞痛的病机是"脉不通"。如曰："心痹者，脉不通。"说明脉道不利是冠心病引发心绞痛的主要原因，"不通则痛"。

《黄帝内经》认为导致血脉不通的主要原因是痰浊壅阻，由嗜食肥甘厚味产生过多的痰浊浸淫脉道所致，从而提出告诫。如曰："食气入胃，浊气归心，淫精于脉。"（《灵枢·经脉别论》）这一观点与导致当代人冠心病高发的原因是肥胖、高血脂的观点十分接近。此病以中年人为多见，他们大多体胖肚肥，血脂高，其冠心病多为痰湿型。

临床表现：体型肥胖，肚大，面油光，胸闷、胸痛，以胸闷为主，舌腻，脉滑。血脂高，尤其甘油三酯高，有的有脂肪肝。

胸痛特点：以胸闷为主。

检查：心电图正常，年龄在 40~50 之间。冠脉血管中 1 支或多支阻塞 50% 以上。

辨证：痰浊壅阻。

治法：化痰通络。

杨力验方：半夏白术天麻汤合瓜蒌薤白汤加味。半夏 10 克、白术 10 克、天麻 10 克、陈皮 10 克、茯苓 10 克、瓜蒌 10 克、薤白 10 克、丹参 15 克、红花 10 克。

加减：

（1）血糖高、血脂高者，加泽泻汤（泽泻 10 克、白术 10 克）。

（2）血压高者，加钩藤、生牡蛎、石决明。

（3）脾虚见舌苔腻、腹胀、便时稀者，加苍术、白术、薏苡仁健脾运湿。

1. 胆固醇高

（1）可选择抑制胆固醇合成的中药：泽泻、首乌。

（2）减少血脂吸收的中药：决明子、大黄。

（3）降血脂中药：山楂、红花、荷叶、竹叶、丹参。

（4）调节血脂、促进血脂排出的中药：茵陈、竹茹、荷叶、槐花、竹叶。

（5）降血脂饮食：绿茶、绿豆、洋葱、大蒜、蘑菇、大豆、海带、蜂胶。

2. 血脂高

（1）降血脂中成药：防风通圣散。

（2）能降血稠的饮食：白开水、淡茶、蔬菜、水果、粗粮、黑木耳。

（3）饮水降血稠法：①第一杯水，天亮起床后（卯时）饮；②第二杯水，中午起床后（未时）饮；③第三杯水，晚饭前半小时（酉时）饮；④第四杯水，睡前 1 小时（戌时）饮。

（4）降血脂代茶饮：决明子 5 克、山楂 5 克、何首乌 5 克、泽泻 5 克、荷叶 5 克、竹茹 5 克，

以上药物任选 2~3 种泡水饮交替服用。

四、《黄帝内经》对冠心病的启示

(一)《黄帝内经》"心痹者，脉不通"启示之一

痰浊型冠心病——瓜蒌薤白系列。

瓜蒌薤白半夏汤：瓜蒌、薤白、半夏、白酒。

瓜蒌薤白桂枝汤：瓜蒌、薤白、桂枝、枳实、厚朴、白酒。

瓜蒌薤白白酒汤：瓜蒌、薤白、白酒。

上述三个方子都是有宽胸、理气、化痰的作用，是治冠心病的良方，但往往与导痰汤或涤痰汤、温胆汤加减合用。

导痰汤：二陈汤（茯苓、法半夏、陈皮、甘草），胆南星、枳实、姜、枣。

涤痰汤：半夏、胆星、枳实、茯苓、人参、菖蒲、竹茹、甘草、姜、枣。

温胆汤：二陈汤，枳实、竹茹。

杨力验方：

瓜蒌 15 克　薤白 10 克　法半夏 10 克　竹茹 10 克　泽泻 10 克　丹参 15 克　山楂 10 克　何首乌 20 克　荷叶 10 克　甘草 6 克

便秘者，加决明子 10 克。

(二)《黄帝内经》"心痹者，脉不通"启示之二

瘀血型冠心病——血府逐瘀系列。

（1）瘀血型冠心病多为痰浊型的进一步发展，年龄多在 50 岁以上。

疼痛特点：闷痛加刺痛，痛有定处，舌边可有瘀斑，脉略显涩。

主方：血府逐瘀汤（当归、生地、桃仁、红花、枳壳、赤芍、柴胡、桔梗、川芎、牛膝、甘草）。

（2）临证多为痰瘀交阻。

主证：体胖，苔腻痰多，口黏；胸常刺痛。

有效的组方（杨氏三联方）：瓜蒌薤白半夏汤、导痰汤、血府逐瘀汤。

杨力验方：

瓜蒌 15 克　薤白 10 克　半夏 10 克　胆南星 10 克　当归 10 克　川芎 10 克　丹参 15 克　红花 6 克　泽泻 10 克　竹茹 10 克　甘草 6 克

刺痛明显者，加生三七粉 3 克（冲服）。

杨力经验：

（1）痛甚。

可加蒲黄 10 克、五灵脂 10 克或丹檀饮（丹参 15 克、檀香 6 克）。

主证：心痛多放射至胸膺痛、两臂内痛，脉沉，舌质偏暗。

主方：瓜蒌薤白桂枝汤加通络药。

瓜蒌 15 克　薤白 10 克　桂枝 10 克　桑枝 10 克　秦艽 10 克　络石藤 15 克　苏木 10 克 黄芪 20 克　甘草 6 克

偏阳虚寒证者，加制附子 10~15 克（先煎）。

（2）必要时用虫药。

1）痛剧绞痛甚至伴咽阻：加全蝎、蜈蚣。

2）伴头痛：可加全蝎、僵蚕。

3）瘀阻明显（痛点固定不移）：可用鳖甲、三棱软坚。

4）瘀痛明显（痛如针刺）：可加水蛭、生三七。

（3）芳香开窍的应用。

1）急救时可先用冠心苏合丸或速效救心丸。

2）胸闷重可加丹檀饮（丹参 20 克、檀香 6 克）或降香 6 克。

3）暑湿天，伴头重胸闷、苔腻恶心：可加藿香、佩兰。

（4）伴胃痛。

可加香附、木香。

（5）心阳虚型。

主证：心悸，怔忡，乏力。

加人参、肉桂，或人参、黄芪、肉桂。

（6）心肾阳虚型。

1）多表现为神惫乏力，畏寒肢冷，尿多，可用巴戟天、仙灵脾、仙茅。

2）畏寒肢冷甚，加附子、干姜。

3）神惫乏力甚，用参、附，或用桂枝能温心阳。

4）水肿，阳虚水泛，可用附子、桂枝、茯苓、防己，或真武汤（茯苓、干姜、附子、白芍）。

5）水肿心悸、水气凌心，可用苓桂术甘汤。

6）命火衰败、畏寒神惫，可用鹿茸粉 3 克（冲服），或紫河车 3 克（冲服），或鹿角胶 10 克（兑服）。

（7）气虚型。

即气虚血瘀。气为血之师，气行则血行。

主证：年龄偏大，乏力，脉相对较弱。

加黄芪 15 克、党参 15 克。

（8）肝阳型。

即冠心病兼高血压，非常多见。

主证：眩晕，头痛，胸痛，面偏赤，脉弦滑。

主方：半夏白术天麻汤加味。

杨力验方：

半夏 10 克　白术 12 克　天麻 10 克　葛根 15 克　钩藤 10 克　生牡蛎 15 克　牛膝 10 克　泽泻 10 克　竹茹 10 克　丹参 15 克　红花 5 克　甘草 6 克

（9）气阴两虚型，兼糖尿病型。

主证：口干渴，夜尿多，乏力，胸闷，舌偏红，脉滑数。

主方：导痰汤合血府逐瘀汤加生脉饮化裁。

杨力验方：

沙参 15 克　黄芪 15 克　麦冬 15 克　葛根 20 克　石斛 10 克　川芎 10 克　地龙 10 克　胆南星 10 克　天竺黄 10 克　丹参 15 克　瓜蒌 15 克　红花 10 克　甘草 6 克

（10）心肾阴虚型。

主证：胸痛，心慌，舌红，口干，舌质偏红，脉细数。

主方：瓜蒌薤白汤合生脉饮或天王补心丹化裁。

杨力验方：

瓜蒌 1.5 克　薤白 10 克　西洋参 5 克（冲服）　麦冬 15 克　生地 15 克　山萸肉 10 克　川芎 10 克　丹参 15 克　红花 5 克　甘草 6 克

（11）心肾阳虚型。

冠心病兼心肾阳虚。

主证：心悸，胸痛，面色㿠白，畏寒肢冷，神惫乏力，脉沉滑。

主方：瓜蒌薤白桂枝汤加附子、人参。

杨力验方：

瓜蒌 15 克　薤白 10 克　桂枝 10 克　制附子 10 克（先煎）　人参 10 克（另煎）　红花 5 克　川芎 10 克　丹参 15 克　甘草 6 克

（12）更年期型（心肾阴虚型）。

多为 45 岁左右女性、55 岁左右男性。

主证：胸闷，胸痛，心悸，潮热出汗，脉滑数，舌质偏红。

主方：瓜蒌薤白半夏汤合血府逐瘀汤、杞菊地黄汤加二仙二至化裁。

杨力验方：

瓜蒌15克　薤白10克　半夏10克　当归10克　川芎10克　红花10克　丹参15克　枸杞20克　菊花5克　生地20克　丹皮10克　泽泻10克　甘草6克　仙茅10克　仙灵脾10克　女贞子10克　旱莲草10克

（13）心胆虚型。

相当于心脏神经症，多发生于女性。

主证：心悸，胸痛，坐卧不安，善惊易恐，多疑猜忌，舌质偏红，脉滑数。

主方：安神定志丸合瓜蒌薤白、柴胡疏肝汤化裁（茯苓、茯神、远志、菖蒲、龙齿、人参）或逍遥丸。

杨力验方：

当归10克　白芍10克　柴胡10克　瓜蒌15克　薤白10克　茯苓10克　远志10克　石菖蒲10克　枣仁15克　甘草6克　党参15克

（14）暑湿型。

主证：头蒙，胸闷心痛，心悸，苔腻，脉滑。

主方：瓜蒌薤白半夏汤合藿香三仁汤化裁。

杨力验方：

瓜蒌15克　薤白10克　半夏10克　藿香10克　佩兰10克　生姜10克　薏苡仁15克　蔻仁10克　杏仁10克　薄荷3克　丹参15克　西洋参5克（单剪兑服）　甘草6克

（三）《黄帝内经》"心痹者，脉不通"启示之三

"脉不通"导致心痹的一个重要原因是受寒，冬天或寒冷地区或体虚偏寒者最为常见。

主证：胸痛憋气，受寒加重，得热则减，身寒肢冷，脉沉紧。

治法：温通心脉。

主方：瓜蒌薤白桂枝汤或瓜蒌薤白白酒汤。

杨力经验：

（1）当归四逆汤合瓜蒌薤白白酒汤。

出现胸闷胸痛，寒则加重，手足凉、舌白、脉沉紧。

瓜蒌15克　薤白10克　桂枝10克　细辛3克　当归10克　甘草6克

（2）麻辛附子汤。

心绞痛较重，出现典型寒象，如面白、舌淡、脉沉紧、身寒肢冷、胸痛彻背、背痛彻心。

制附子汤 10~15 克（先煎）　麻黄 6 克　细辛 3 克　桂枝 10 克

（3）乌头赤石脂方。

出现阴寒盛极，见舌淡、苔白滑、脉沉紧、面白、身寒肢冷重者用此方。

炙川乌 10 克（先煎）　炙草乌 10 克（先煎）　赤石脂 10 克　桂枝 10 克

（四）《黄帝内经》"心痹者，脉不通"启示之四

情志因素也可致心绞痛。《黄帝内经》十分重视情志与冠心病的关系，如曰："忧思则心系急，心系急则气道约，约则不利。"（《灵枢·口问》）强调七情气郁、气滞、悲伤、恼怒对冠心病的影响。

在当代由精神性压力、紧张、忧虑所引发的冠心病、心肌梗死的情况很多。有许多急性心肌梗死并非冠脉全部梗阻，而是因为生气或抑郁导致冠状血管痉挛，在这种情况下急用冠心苏合丸急救或麝香救心丸芳香开窍十分重要。汤药可用丹檀饮（丹参 15 克、檀香 5 克）加扩冠类药如川芎、红花。必要时可用全蝎、地龙解痉。

主证：心情郁闷，胸痛、胁肋不舒、心悸、舌质偏暗、面色偏晦、脉沉弦。

主方：柴胡疏肝汤合血府逐瘀汤化裁。

杨力验方：

柴胡 10 克　白芍 10 克　郁金 10 克　当归 10 克　川芎 10 克　丹参 15 克　红花 5 克
瓜蒌 15 克　薤白 10 克　麦冬 10 克　枳壳 10 克　甘草 6 克

（五）《黄帝内经》"心痹者，脉不通"启示之五

心络与心脉有所区别，心脉是指冠状血管，心络指手少阴心经。《黄帝内经》有典型的手少阴心经阻滞引发疼痛的记载，提示为冠心病心绞痛的心经疼痛型。如"心痛者，胸中痛，胁支满，胁下痛，膺背肩胛间痛，两臂内痛。"（《素问·脏气法时论》）其治疗同冠心病，如属血瘀阻络，用血府逐瘀汤；如属寒客经脉，用当归四逆汤，证重用桂枝附子汤。本型治疗针灸效果更好，如针刺通里、灵道、郄门、膻中等穴。

（六）《黄帝内经》"心痹者，脉不通"启示之六

湿热型心痛高发于中年人，因喜食肥甘酒肉，体内湿热，湿热灼津，阻于脉络，治疗当清利湿热。

主证：口黏气臭，舌苔黄腻，大便黏滞，腹部肥大脉滑数，胸闷胸痛，头昏心悸。

主方：黄连温胆汤化裁。

杨力验方：

黄连 4 克　茯苓 10 克　法半夏 10 克　陈皮 10 克　枳实 10 克　竹茹 10 克　胆南星 10 克
天竺黄 10 克　瓜蒌 15 克　川芎 10 克　丹参 15 克　甘草 6 克

杨力经验：

（1）冠心病的主要病机是冠脉瘀阻，所以清瘀是主要治疗原则，化瘀药物以红花、丹参为主。血府逐瘀汤是主方，而瓜蒌薤白汤系列主要是扩张冠状血管，所以必须配合化瘀方药。扩张冠状血管是治标，通瘀才是治本。

（2）杨力最常用的是瓜蒌薤白系列方、导痰汤合血府逐瘀汤三联方，临床应用联方比单方效果更好。

（3）冠心病往往与高血压、高血脂甚至是高血糖合病，所以症状往往是"复合证"，处方也应是"复合方"。

（4）冠心病往往以情绪为诱因，所以常用疏肝理气药如柴胡、白芍舒缓冠脉。

（5）冠心病是由寒邪引发的，应用桂枝、细辛，甚至附子等温通散寒。

（6）心绞痛的发作部位与受阻的冠状动脉有关，中国人的左前降支瘀阻较多，所以疼痛部位多在胸骨柄下。

（7）痰浊型冠心病的胸痛多为闷痛、憋痛，瘀血型冠心病多为刺痛。中国人以出现闷痛居多，所以往往被忽视。

第二节

《黄帝内经》与心肌梗死

一、心肌梗死是心脏病危重证

心肌梗死是供给心脏营养的冠状动脉中的一支或几支阻塞，血流突然中断，导致心脏相应部位缺氧、缺血引起剧痛，甚至会发生心源性休克的危重证。

心肌梗死抢救必须及时，一小时内为黄金抢救时间，超过一小时则导致心肌坏死。

二、《黄帝内经》对心肌梗死的贡献及启示

《黄帝内经》首次提出心肌梗死典型症状及危重性

（1）《黄帝内经》首次把心肌梗死称为"真心痛"，并形容了它的典型症状是："心痛彻背，背痛彻心""手足青至节"。

（2）指出真心痛极高危："旦发夕死，夕发旦死"。

（3）指出"心痛引喉，身热，死不治"，即心肌梗死出现喉室、发热的症状，则预后不良。

三、《黄帝内经》指出真心痛的病因病机

（一）真心痛与真寒痛的鉴别诊断

《黄帝内经》十分重视因寒致心痛。

"寒气积于胸中而不泻，不泻则温气去，寒独留则血凝泣，凝则脉不通。"（《素问·逆调论》）就是说，寒气入血凝，导致血脉不通，指出寒邪是引发真心痛的重要诱因。《黄帝内经》并进一步指出寒凝引发突然作痛的病因病机，如："寒气入经而稽迟，泣而不行……客

于脉中则气不通，故卒然而痛。"（《素问·举痛论》）病因病机为因寒致心痛。

主要症状为遇寒则痛，得热则减，脉紧，苔白，面白。

（二）真心痛治疗

1. 轻证

主证：心痛。

治法：温经散寒，宣阳通脉。

主方：当归四逆汤。

当归 12 克　桂枝 10 克　芍药 10 克　细辛 3 克　甘草 6 克　通草 3 克　大枣 10 克

2. 气虚重证

主证：心痛，乏力，肢麻。

主方：黄芪桂枝五物汤。

黄芪 30 克　桂枝 10 克　芍药 10 克　生姜 10 克　大枣 10 克

杨力验方：

黄芪 30 克　党参 15 克　桂枝 10 克　芍药 10 克　生姜 10 克　大枣 10 克　川芎 10 克
瓜蒌 15 克

3. 阳虚重证

主证：面色苍白或发青，四肢厥冷。

主方：桂枝附子汤。

桂枝 10 克　附子 10 克

杨力验方：

桂枝 10 克　制附子 10 克（先煎）　丹参 15 克　细辛 3 克　甘草 10 克　党参 15 克

4. 寒重型

主证：面青，肢冷，舌质青苔白，得热则痛减，脉沉紧。

主方：乌头赤石脂丸。

制川乌 10 克（先煎）　川椒 3 克　干姜 10 克　制附子 10 克（先煎）　赤石脂 10 克

（三）与主动脉夹层破裂鉴别

主证：疼痛剧烈，面色苍白或青灰，四肢厥冷，疼痛位置偏胸骨，得热不减，脉微欲绝，
迅速转入休克（脱厥证）。

治法：参附汤。

处理：转胸外科。

（四）与急性胰腺炎鉴别

主证：疼痛剧烈，后背扯左腹痛，得热加剧。

处理：转消化科急救。

四、《黄帝内经》对心肌梗死治则的启示——"通"

《黄帝内经》的"心痹者，脉不通"启示了心肌梗死的总治则是通心脉，按中医"急则治其标，缓则治其本"的原则，心肌梗死的情况紧急，应以"通"为主，当然在气虚、阳虚、阴虚时也要配合补，但自始至终以"通"为总原则。

（一）痰浊闭塞型

主证：此型以中年人多见，多为体胖、肚大、血脂高、血稠、口黏、痰多、苔腻、脉滑。疼痛特点为从频发胸闷痛转变为突发的压榨性心前区剧痛。患者感到恐惧，甚至有濒死感。

急救：先服冠心苏合丸或云南白药，或麝香救心丸或速效救心丸。

治法：涤痰通络。

杨力验方：

瓜蒌 15 克　薤白 10 克　半夏 10 克　丹参 15 克　红花 6 克　当归 12 克　川芎 10 克
人参 10 克　胆南星 10 克　蒲黄 10 克　五灵脂 10 克　甘草 6 克　生三七 3 克（冲服）

加减：

（1）气虚乏力、脉无力者，加西洋参 5 克或人参 5 克或党参 15 克、黄芪 15 克。

（2）伴心阳虚出现面白心悸、乏力脉弱者，加参附汤［即人参 10 克、制附子 10 克（先煎）］及肉桂 10 克或桂枝 10 克。

（3）出现气喘短气、大汗淋漓要防竭脱，用参附龙牡救逆汤。

人参 10 克　制附子 10 克（先煎）　龙骨 15 克　牡蛎 15 克　肉桂 10 克　山萸肉 10 克
炙甘草 10 克

（二）痰瘀交阻型（血脉痹闭）

主证：发病年龄偏大，多在 50 岁以上，心痛剧烈，如锥刺，压榨窒息，舌质偏紫暗或有瘀斑，脉弦涩。

治法：活血化瘀，通脉。

杨力验方：血府逐瘀汤合导痰汤、瓜蒌薤白半夏汤化裁。

当归 10 克　川芎 10 克　桃仁 10 克　红花 10 克　枳壳 10 克　瓜蒌 15 克　薤白 10 克

丹参 15 克　蒲黄 10 克　没药 10 克　人参 6 克　生三七粉 3 克（冲服）

加减：

（1）气滞心郁见胸闷胁肋不舒、心情压抑者，加丹檀饮（丹参前方已有，此处只加檀香 6 克）。

（2）气虚乏力欲脱、脉无力者，加黄芪 15~30 克。

（三）宗气虚型（陈旧性心肌梗死）

"宗气者，积于胸中，出于喉咙，以贯心脉而行呼吸焉。"（《灵枢·海论》）

病因病机：由于陈旧性心肌梗死，兼慢性心力衰竭，导致心脏长期缺氧、缺血，终致左心代偿性扩大，发展为慢性心衰，表现为宗气虚、气短、言语无力。

主证：心肺气虚，除胸痛外，还兼见明显的心悸气短、乏力、脉无力、言语无力。

治法：益气化瘀。

杨力验方：生脉饮加血府逐瘀汤加二红饮。

红参 10 克　红花 5 克　麦冬 10 克　当归 10 克　川芎 10 克　枳壳 10 克　桔梗 10 克　瓜蒌 15 克　薤白 15 克　山萸肉 10 克　炙甘草 10 克

本病相当于张锡纯《医学衷中参西录》的大气下陷。大气下陷即宗气下陷，即心肺之气不足，表现为心悸气短、言语无力，张锡纯用升陷汤，并重用山萸肉，可作参考。

（四）心阳衰型

心肌梗死都有不同程度的心气虚，但心阳虚者也很多见。

主证：除胸痛之外，心悸、气短明显，面白肢凉、神惫乏力。

治法：益气扶阳，温振心阳。

杨力验方：参附汤加味。

人参 10 克　制附子 15 克（先煎）　肉桂 10 克　红花 6 克　丹参 15 克　川芎 10 克　瓜蒌 15 克　炙甘草 10 克

加减：心阳虚重者，可加大制附子用量至 30 克（先煎 2 小时）。制附子有明显的回阳急救作用。

（五）心肾阴虚型

病因病机：心肾阴虚，心脉失养。

主证：心前区灼痛，心烦口干，头晕腰酸，舌质红，少苔，脉细数或脉促代。

治法：滋补阴血，活络化瘀。

杨力验方：生脉饮合六味地黄汤化裁。

西洋参 6~10 克（另煎）　沙参 15 克　麦冬 15 克　生地 15 克　山萸肉 10 克　泽泻 10 克　丹参 15 克　红花 5 克　甘草 6 克　生三七粉 3 克（冲服）

（六）心脉闭阻严重，胸痛不减

病因病机：冠脉闭阻严重，血栓难溶。

主证：痛点固定，锥刺痛，压榨性闷痛，引喉欲阻，舌紫暗，瘀斑明显，脉沉涩。

治法：化瘀止痛，行气通络。

杨力验方：血府逐瘀加虫类药。

当归 12 克　川芎 10 克　桃仁 10 克　红花 6 克　枳壳 10 克　瓜蒌 15 克　丹参 10 克　水蛭 6 克　地龙 10 克　甘草 3 克　生三七粉 3~5 克（冲服）

加减：气虚者，加人参 10 克、黄芪 30 克。

（七）心源性休克常发生于心肌梗死

（1）心肌梗死一定要珍惜 1 小时的黄金抢救时间，因为 1 小时后，心肌细胞的死亡恐怕会陷入不可逆。

（2）红花 10 克、红参 10 克，是杨力治心肌梗死验方二红饮的核心药物，目的在于益气通瘀，再配上扩冠的瓜蒌、薤白、当归、川芎、丹参、生三七、炙甘草，或加制附子、桂枝、黄芪，效果不错。

（3）心肌梗死要谨防脱证，一旦出现大汗淋漓、大喘、脉欲绝应立即用大剂量参附汤加山萸肉急救。

（八）心肌梗死防厥脱（心源性休克）

病因病机：心肌梗死属本虚标实，自始至终都要在通瘀治本的情况下顾护心阳，防心力衰竭。所以要把握好"通"与"补"，也即通瘀与益心气的关系。因此，自始至终要注意人参的应用。

1. 出现脱证

主证：胸痛加重，大汗淋漓，短气喘促，脉微欲绝，意识冷漠。

治法：益气固脱。

杨力验方：独参汤。

红参 10~15 克

必要时加肉桂 10 克、山萸肉 15 克、黄芪 15 克。

针灸：百会、心俞、内关、足三里、关元。

2.出现厥证

主证：心肾阳衰见胸痛加剧、冷汗不止、畏寒肢凉、面白或青灰，脉微欲绝。

治法：回阳益气，扶振心肾。

杨力验方：参附汤。

人参10克（另煎） 制附子15克（先煎） 肉桂10克 黄芪15克 炙甘草10克

第三节

《黄帝内经》与心源性休克

一、《黄帝内经》对心源性休克的启示

（一）心源性休克

心源性休克，指心脏功能极度减弱，导致心输出血量显然减少，而引起的心脑及全身供血不足的严重综合征。多发生于心肌梗死、心肌炎、心律失常等情况。

心源性休克的主要症状包括以下几点。

（1）血压下降，收缩压在 90mmHg 以下，即 12kPa 以下。

（2）面色苍白，四肢湿冷，大汗淋漓。

（3）肢末发绀。

（4）脉搏细弱。

（5）全身无力，反应淡漠或烦躁不安。

（6）尿量减少。

（7）重则神志模糊，甚至昏迷。

（二）厥脱证

1.《黄帝内经》提出心源性休克的危重性

《黄帝内经》的厥脱证相当于休克、虚脱、昏厥，包括心源性休克在内。

《黄帝内经》的厥有三个含义：①厥者逆也，指气逆、血逆等；②指厥冷，如四肢厥冷；③指昏倒，又称昏厥。中医的厥证包括气厥、血厥、痰厥、食厥等，而心源性休克主要属于

气虚脱证的范畴。《黄帝内经》除了提出厥、喘、心悸之外，还从脉象反映了这一类病证的危重性，如曰："人一呼脉一动，一吸脉一动曰少气。"（《素问·平人气象论》）

2.《黄帝内经》提出心源性休克的先兆症状

《黄帝内经》认为"面苍苍如死状""手足青至节"那就有可能"旦发夕死，夕发旦死"，这表明微循环已出现衰竭，心源性休克已经出现，可能随时发生死亡。

以上说明《黄帝内经》早已告诫我们当出现面色青、四肢厥冷时，心源性休克可能已经出现。

二、心源性休克的抢救

（一）心肌梗死的症状

1. 心肌梗死先兆——小心肌梗死（小心梗）

在情绪激动、寒冷、饱食或饥饿、上楼、疲劳和缺氧时，胸部有锥刺痛或压榨性疼痛，但时间甚短，含服速效救心丸 10 粒，可迅速缓解，可一日发作数次或数日发作 1 次。

2. 心肌梗死

突然发生前胸扯后背痛，主要为压榨性剧痛，伴发憋气，严重者出现冷汗、恐怖甚至濒死感，少数迅即出现冷汗淋漓、心悸、气短而脱厥。心源性休克多发生在夜间尤以冬季为多。

（二）抢救

抢救原则：回阳救逆，益气固脱。

杨力验方：参附四逆龙牡救逆汤。

人参 15 克（另煎） 制附子 15 克（先煎） 干姜 10 克 煅龙骨 15 克 煅牡蛎 15 克 炙甘草 10 克

此外，心肌梗死的急救措施包括以下几点。

（1）急服冠心苏合丸或麝香救心丸，或速效救心丸或云南白药保险子。

（2）迅速口含人参片或急煎人参 15~20 克。

（3）针或按摩内关、膻中、郄门穴，或加通里、内关穴。

（4）给氧。

（5）注射参附剂、静点川芎制液，可增加冠状动脉血流量。

（6）通心络：配合西医扩冠、溶栓。

三、验案分析

1. 心肌梗死合并心衰病案

周某，女，64岁。2006年12月就诊。入冬以来就常发生心前区痛，近来发作频繁，2小时前疼痛加剧，自服速效救心丸不能缓解，遂来就诊。

主证：面色苍白，出冷汗，四肢厥冷，脉象滑大无力，舌暗，苔白腻。

辨证：心阳欲脱，心脉痹阻。

急救：用上述急救方法配合西医扩冠、溶栓的治疗。

2. 病态窦房结综合征病案

李某，女，70岁。2010年11月就诊。近来出现心跳慢，胸闷，心悸，气短，头昏，怕冷，乏力，疲惫。检查脉率41~42次/分，西医诊断：病态窦房结综合征。

主证：惊慌气短，胸闷乏力，头昏，脉缓无力，舌体胖大，舌质淡，肢冷，神惫乏力，面色暗。

辨证：心肾阳衰，心脉瘀阻。

治法：扶振心肾，温通心脉。

杨力验方：麻辛附子汤加人参、桂枝。

制附子15克（先煎） 炙麻黄6克 细辛3克 桂枝10克 人参10克（单煎兑服）炙甘草10克

10剂后，明显好转。脉率已上升至61~62次/分。

3. 房室传导阻滞病案

王某，男，78岁。2011年12月就诊。感冒好后，逐渐出现头昏心悸、胸闷、下肢水肿、畏寒、乏力。西医诊断：房室传导阻滞并心衰。因不愿安装心脏起搏器而来就诊。

主证：心悸，头昏，面色发暗，肢冷，舌质淡，体胖，脉结代，38~40次/分。

辨证：心肾阳虚，心脉阻滞。

治法：温肾扶阳，强心通脉。

杨力验方：参附麻辛附子汤加味。

红参10克（单煎） 黄芪10克 桂枝10克 制附子10克（先煎） 炙麻黄6克 细辛3克鹿茸3克（冲服）

10剂后明显好转，脉率50~52次/分，守方再服10剂，脉率58~60次/分。

4. 心房颤动病案

杨某，女，40岁。2008年7月就诊。半年来常因生气、情绪激动即心悸、气短、胸闷、憋气。西医诊断：心房颤动。服西药后好转，近日因发怒又致发作。

主证：大便较干，尿稍黄，舌质偏红，舌苔黄，脉促而乱。

辨证：心火痰浊。

治法：清火宁心，化痰止颤。

杨力验方：三参止颤汤加味。

太子参 15 克、丹参 15 克　苦参 10 克　黄连 5 克　珍珠母 30 克　枣仁 15 克　茯苓 10 克　红花 10 克　甘草 6 克　生三七粉 3 克（冲服）

服 3 剂即明显好转。

5. 心房颤动病案

周姓，男，78 岁。2009 年确诊患心房颤动、冠心病。

主证：心悸，胸闷，乏力，苔白，舌质淡，脉数无力。

治法：益心气，止颤。

杨力验方：生脉饮合瓜蒌薤白半夏汤、血府逐瘀汤。

红参 6~10 克（另煎兑服）　麦冬 10 克　五味子 6 克　瓜蒌 15 克　薤白 10 克　半夏 10 克　红花 10 克　丹参 15 克　珍珠母 15 克　枣仁 15 克　甘草 6 克　生三七粉 3 克（冲服）

按：前案心房颤动属热，属实，故采用清法；本案属虚，所以用温肾补阳法。临床须注意辨证，分清虚实寒热。

6. 心房颤动合并心力衰竭

陈某，男，51 岁。2010 年 1 月就诊。素有风湿性心脏病，入冬以来加重，心悸，气短，下肢水肿渐至腹，查有二尖瓣狭窄并关闭不全。

主证：下肢水肿及腹水，舌淡，苔白腻，脉数乱无力。

辨证：心阳衰，心脉瘀阻。

治法：扶振心阳，温化水湿。

杨力验方：苓桂术甘汤加人参、黄芪。

人参 10 克（另煎）　桂枝 10 克　茯苓 15 克　白术 15 克　黄芪 15 克　车前子 10 克　丹参 15 克　桃仁 10 克　大腹皮 10 克　甘草 3 克

服 7 剂后，复诊尿量增多、心悸减轻，酌加猪苓 10 克。守方 7 剂。

第四节

《黄帝内经》与心悸、怔忡

一、《黄帝内经》对心悸、怔忡的启示

《黄帝内经》虽无心悸、怔忡的名词，但都通过心尖搏动（虚里应衣）及经络、脉象等反映心脏的搏动状况。

（一）《黄帝内经》指出"心动则五脏六腑皆摇"的启示

《灵枢·口问》说："心动则五脏六腑皆摇"，指出心脏一旦出现变动，包括心脏的各种病变，都会影响到五脏六腑，当然也包括心脏如果发生激烈跳动，都会对五脏有不良影响。表明《黄帝内经》对心病变的高度重视。

（二）《黄帝内经》的脉象对心悸、怔忡的启示

《黄帝内经》虽然没有心悸、怔忡这两个词，但从脉象却非常深刻地反映了心脏的病变，及其影响。如《素问·平人气象论》说："人一呼脉一动，人一吸脉一动，曰少气……人一呼脉四动以上曰死……乍疏乍数曰死。"就是通过脉象来判断病情的预后。脉动代表心率，当然也包含心悸的症状。

（三）《黄帝内经》通过虚里搏动反映心脏病的心悸、怔忡

《黄帝内经》很重视观察心尖搏动，并把它称为虚里，虚里搏动太激烈，则表示心气大虚，叫"宗气泄"如《素问·平人气象论》说："胃之大络，名曰虚里，其动应衣，宗气泄也。""其动应衣"时，患者即感怔忡。

（四）《黄帝内经》以经络动态描述心悸

《黄帝内经》以"心中憺憺大动"，形象地描述了心包络病变出现的心悸症状。

此外，还通过"心下鼓"形容心悸、怔忡，说明《黄帝内经》对心悸怔忡早有一定的认识。

二、心悸、怔忡辨证施治

（一）非心脏病变的心悸

心悸、心跳都是与心有关的症状，但不一定都是有心脏病，现在区别如下。

1.低血糖出现心悸

低血糖的情况下，往往出现心悸，但这样的心悸往往与出汗头昏、眼发黑晕，尤其与饥饿感同时存在，只要含一块糖或吃点东西，心悸就可缓解。出现这样的心悸时，应查血糖。属气血虚，可用当归补血（黄芪、当归）汤或人参当归汤之类气血双补。归脾汤或参枣汤也很有效。

2.低血压出现心悸

低血压出现心悸的情况多因在体位改变时，血压下降，致脑供血不足而出现心悸，伴发症状主要有头晕眼黑，治疗应服人参、黄芪之类升压药物，或补中益气丸。

3.甲状腺功能亢进出现心悸

甲状腺功能亢进出现心悸，伴发症状有手抖、激动、出汗、眼突。应检查三碘甲状腺原氨酸（T_3）、血清总甲状腺素（T_4）。

治法：清肝泻火，宁心止跳。

杨力验方：属肝热可服丹栀逍遥加减。

丹皮10克　栀子10克　柴胡10克　白芍10克　茯苓10克　夏枯草15克　生牡蛎15克　钩藤10克

加减：

（1）手颤重者，加生石决明15克。

（2）心火重见舌尖红、心烦者，加黄连5克。

（3）多食善饥者，加生石膏15克。

（4）眼突者，加菊花、枸杞、女贞子。

（5）心悸重者，加珍珠母、麦冬。

（6）出汗多者，加浮小麦。

4.月经过多出现心悸

主要因失血所致，伴发症状为面色苍白或萎黄、头昏、眼花眩晕。辨证属血虚不荣心，应通过治疗月经过多而止心悸。

年轻女子，辨证属血虚就应补血，血热则当清热；中年女子应注意若更年期出现崩漏，需行妇科检查。

治法：补血养心。

杨力验方：当归补血汤加味。

黄芪 30 克　当归 15 克　柏子仁 15 克　茯苓 10 克

（二）心悸分型论治

1. 心阳虚型心悸

主证：心中发虚，惕惕而动，即怔忡，同时伴有短气、胸闷、面色苍白、形寒肢凉、舌质淡、脉细数无力。

辨证：心阳虚，心脉鼓动无力。

治法：温补心阳，养心定悸。

杨力验方：生脉饮加味。

肉桂 10 克　龙眼肉 10 克　柏子仁 15 克　珍珠母 15 克　人参 10 克　麦冬 15 克
五味子 6 克

加减：

（1）虚汗多者，加煅龙牡、山萸肉。

（2）心悸同时出现喘汗、面青唇紫者，则用黑锡丹。

2. 心肾阳虚型心悸

主证：心肾阳俱虚乃心阳虚重证。临证多有怔忡气短，面色㿠白，形寒肢冷，脉微而弱，舌淡胖如白玉。

治法：温振心肾阳气。

杨力验方：四逆汤加味。

制附子 15 克（先煎）　干姜 10 克　甘草 6 克　肉桂 10 克　茯苓 10 克

加减：畏寒重，肢凉、神惫重者，制附子可加重至 30 克。

3. 心阴虚型心悸

病机：心阴虚致心火内生，心失所养。

主证：心悸，伴口干，心烦，梦多失眠，舌质偏红，脉细数。

治法：养心安神。

杨力验方：生脉饮加味。

人参 10 克　麦冬 15 克　五味子 6 克　珍珠母 20 克　柏子仁 15 克　莲子心 10 克

4. 心肾阴虚型心悸

病机：心肾阴虚，阴不敛阳，虚火内生。

主证：心悸，头晕，耳鸣，腰酸，五心烦热，舌质偏红，脉细数。

治法：滋养心肾之阴，宁心敛神。

杨力验方：天王补心丹加味。

生地 15 克　麦冬 10 克　当归 10 克　天冬 10 克　玄参 10 克　丹参 15 克　人参 10 克　茯苓 10 克　五味子 10 克　远志 10 克　桔梗 10 克　柏子仁 15 克　酸枣仁 15 克　珍珠母 20 克　莲子心 3 克　竹茹 10 克

5. 心肾不交型心悸

病机：肾水不足，心火上炎，水火不济。

主证：心悸，心烦失眠，梦多，女子带下，男子遗精，健忘。

治法：滋肾水，敛心火。

杨力验方：孔圣枕中丸加味。

龟甲 15 克　龙骨 15 克　远志 10 克　石菖蒲 10 克　生地 15 克　麦冬 15 克　柏子仁 15 克　枣仁 15 克

6. 肝肾阴虚型心悸

病机：肝肾阴虚，致心阴失养。

主证：心悸，伴眩晕，眼花，腰酸，耳鸣，舌质淡，苔薄白，脉弦滑。

治法：滋肝肾，养心神。

杨力验方：一贯煎加味。

枸杞 15 克　当归 10 克　沙参 15 克　生地 15 克　川楝子 10 克　麦冬 15 克　枣仁 15 克　知母 10 克　柏子仁 15 克

7. 肝郁气滞型心悸

肝气不舒，甚至肝郁的心悸，多为现代医学的神经症。

主证：胁肋不舒，善叹息，头昏乏力，失眠易惊，脉弦，舌质淡，苔薄。

治法：疏肝解郁，疏通气血。

杨力验方：逍遥散加味。

柴胡 10 克　当归 10 克　白芍 10 克　白术 10 克　薄荷 5 克　茯苓 10 克　甘草 6 克　郁金 10 克　石菖蒲 10 克　远志 10 克　枣仁 15 克　柏子仁 15 克　丹参 15 克　太子参 15 克

8. 痰浊型心悸

病机：痰浊壅滞，痰浊扰心致心悸、心神不宁。

主证：心悸，痰多，胸闷，体胖，舌苔腻，质淡或偏红，脉滑。

治法：祛痰化浊，宁心安神。

杨力验方：导痰汤加味。

半夏 10 克　胆南星 10 克　枳实 10 克　茯苓 10 克　橘红 10 克　甘草 6 克　生姜 3 片
柏子仁 15 克

9. 痰热型心悸

病机：痰浊化热，上扰心神。

主证：心悸，胸闷，痰多，胃不和，呕恶，舌质红，苔黄，脉滑数。

杨力验方：温胆汤加味。

茯苓 10 克　法半夏 10 克　陈皮 10 克　竹茹 10 克　枳实 10 克　甘草 6 克　生姜 3 片
黄连 3~10 克

10. 血瘀阻络型心悸

病机：心脉瘀阻，心失所养。

主证：心悸气短，胸痛时作，舌质紫暗或有瘀斑，脉偏涩。

杨力验方：血府逐瘀汤。

桃仁 10 克　红花 10 克　当归 10 克　川芎 10 克　丹参 15 克　牛膝 15 克　桔梗 10 克
柴胡 10 克　枳壳 10 克　甘草 6 克

11. 饮犯心下型怔忡

病机：水饮内停，上凌于心。

主证：心悸怔忡，恶心吐涎，舌质淡，舌苔白滑，脉弦滑。

治法：温振心阳，行气化水。

杨力验方：人参苓桂术甘汤。

茯苓 10 克　桂枝 10 克　白术 10 克　甘草 6 克　人参 10 克

杨力经验：

（1）心悸、怔忡皆为心病，但心悸多属胆，怔忡多属肾。其中，心悸与胆虚密切相关，临证如心胆虚心悸不安，可选用酸枣仁汤、安神定志丸等。怔忡多属心肾虚，特点是心中空虚、惕惕而动、畏寒肢冷、乏力神惫、脉沉无力、舌质淡，应以四逆人参加龙牡补心肾之阳。

（2）水饮内停，上凌于心，可出现心悸、怔忡，临证多有尿少、下肢水肿，应用人参苓桂术甘汤。

《黄帝内经》与肺心病

一、《黄帝内经》对肺心病的重要启示

（一）《黄帝内经》提出"饮积""喘咳""肺胀""水胀"

《黄帝内经》虽无痰饮之名，但已提出"饮积"之说，为后世"痰饮"开了先河。如《素问·至真要大论》曰："岁太阴在泉，湿淫所胜……民病饮积心痛。"并为肺心病痰饮心痛心肺相关给予了启示。《素问·平人气象论》说："颈脉动，喘疾咳曰水。"同样启示了肺心病与水肿喘咳的关系。而《灵枢·胀论》说："肺胀者，虚满而喘咳。"则首先提出肺气肿、肺心病前期的典型症状，《灵枢·水胀》说："水与肤胀……其颈脉动，时咳……腹乃大，其水已成矣。"皆对肺心病心衰水肿有很大的启迪意义。《黄帝内经》尤其提出了"开鬼门（宣肺）、洁净府（利水）、去菀陈莝（利水豁痰祛瘀）"的治法理论，对肺心病、心力衰竭、水肿的治疗都有重大启示。

（二）《黄帝内经》首先提出"心咳"

《素问·咳论》曰："心咳之状，咳则心痛……"表明咳嗽不仅与肺的关系密切，而且与心密切相关，表明心肺密切相关。也指出了肺心病的病机。

（三）《黄帝内经》首先提出"心胀"

《素问·胀论》曰："夫心胀者，烦心短气，卧不安。"提示了肺心病心衰的典型症状。不管是心脏本身的病或是肺心病，一旦发展为心力衰竭，都会出现虚喘、短气等心肺功能不

全的症状。

（四）《黄帝内经》首先提出肺心病心衰的表现

《素问·咳论》："久咳不已，则三焦受之，三焦咳状，咳而腹满，不欲食饮，此皆聚于胃，关于肺，使人多涕唾，而面浮肿气逆也。"由于久咳，而导致腹满、面肿、气逆，是肺心病慢性心衰的表现。

《黄帝内经》还提出了肺心病心衰较重的表现，如《素问·平人气象论》说："胃之大络，名曰虚里，贯膈络肺，出左乳下，其下应衣，脉宗气也。"宗气的作用是"贯心脉而行呼吸"（《灵枢·邪客》）。宗气代表心肺之气，所以心气虚，是肺心病心衰的主要因素。也说明了《黄帝内经》高度强调肺心病与心衰之间的恶性循环的关系。

二、肺心病辨证论治

（一）痰壅气阻型

主证：咳喘心悸，胸满气阻，舌淡苔腻，脉滑数。

治法：强心益肺，化痰降逆。

杨力验方：参麦涤痰汤化裁。

人参10克　沙参20克　麦冬10克　茯苓10克　法半夏10克　陈皮10克　胆南星10克　天竺黄10克　苏子10克　杏仁10克　厚朴10克　甘草6克

杨力经验：

（1）痰壅气阻是肺心病的主要证型，心肺气虚是本，痰阻气壅是标。标本兼顾十分重要。尤其不能忘记补益心气，以推动肺气。补心肺之气与化痰兼顾。

（2）肺气虚重者，可用三参饮加味即人参、沙参、太子参加味。

（3）痰阻严重者，可加葶苈子、莱菔子、白芥子，或三子养亲汤，但葶苈子破气，为防气脱可加人参。

（二）痰瘀交阻型

主证：喘咳，心悸，主要特点是憋气、胸闷痛。

治法：益心气，豁痰利肺。

杨力验方：生脉饮合涤痰汤。

（三）肾不纳气型

主证：心悸、气喘，呼多吸少，动则尤甚，四肢厥冷，舌淡，苔白润，脉细数无力。

治法：温肾纳气。

杨力验方：四逆人参汤加蛤蚧麻杏陈汤。

制附子 15 克（先煎）　人参 10 克　蛤蚧粉 3 克（冲服）　炙麻黄 6 克　杏仁 10 克　麦冬 10 克　射干 10 克　前胡 10 克　桔梗 10 克　茯苓 10 克　陈皮 10 克　甘草 6 克

或用麻辛附子汤加人参、蛤蚧。

杨力经验：

（1）肺心病日久必有肺肾两虚，如出现肾阳虚症状就须用附子。

（2）如果肾阳虚症状不明显，可用人参蛤蚧散加胡芦巴、菟丝子、仙茅、仙灵脾等以补肾气。

（3）神惫乏力、生机不振者，加紫河车 10 克、鹿茸 3 克（冲服）。

三、肺心病兼表证

（一）肺心病兼表虚证

主证：感受风寒，出现心悸气喘，发热恶寒，出汗乏力，舌质淡，苔薄白，脉浮紧。

治法：温肺散寒，解表平喘。

杨力验方：参苏饮化裁。

人参 10 克（或党参、沙参）　苏叶 10 克　麻黄 6 克　茯苓 10 克　法半夏 10 克　陈皮 10 克　杏仁 10 克　甘草 6 克

（二）肺心病兼表寒证

主证：恶寒无汗，喘咳心悸，舌淡苔白，脉浮紧。

治法：解表散寒，补益心肺。

杨力验方：参附麻辛附子汤加味。

人参 10 克　制附子 15 克（先煎）　麻黄 6 克　细辛 3 克　杏仁 10 克　射干 10 克　厚朴 10 克　甘草 6 克

（三）肺心病兼表热证

主证：发热，咳喘，心悸，乏力神惫，痰稠气壅，舌质红，苔黄，脉浮数无力。

治法：清热解表，益心肺。

杨力验方：参麦麻杏石甘汤。

西洋参 10 克　麦冬 10 克　麻黄 6 克　杏仁 10 克　生石膏 15 克　甘草 6 克

杨力经验：

（1）虽感受风热而出现发热痰稠，但阳虚乏力、肢冷重者，可加制附子 10~15 克，以扶阳散寒。

（2）心气虚者，可加人参。

（3）心气不虚者，可用越婢加半夏厚朴汤。

（4）如表寒内饮，证见恶寒发热、心悸喘咳痰多清稀，或痰多白沫、恶心呕吐、苔白滑、脉浮数，可用小青龙人参汤。

四、肺心病合并心衰

（一）阳虚水泛型（慢性心衰，以右心衰竭为主）

病机：心肺肾俱虚，阳虚水泛。

主证：咳喘心悸，下肢水肿，腹肿，食少，尿少，舌淡，苔白滑，脉沉微。合并心衰的三大征兆：颈静脉怒张、唇发绀、足跗肿。

治法：强心扶肾，益肺化饮。

杨力验方：真武汤酌加五苓散。

制附子 15~30 克（先煎 2 小时）　桂枝 10 克　干姜 10 克　白芍 10 克　茯苓 10 克　泽泻 10 克　猪苓 10 克　甘草 3 克

（二）水饮射肺型（急性心衰，以左心衰竭为主）

主证：突然喘不过气来，心慌气急，张口抬肩，甚至唇绀面紫，舌质青，苔腻，脉象急促。患者随时有生命危险，需要立即急救。

治法：补肺强心，豁痰利气。

杨力验方：人参合葶苈大枣二陈汤、三子养亲汤加减。

人参 10~15 克（另煎）　黄芪 30 克　葶苈子 10 克　紫苏子 10 克　杏仁 10 克　法半夏 10 克

茯苓 10 克　厚朴 10 克

　　加减：肢冷畏寒者，加制附子 15 克（先煎）、白芥子 10 克。

（三）阳虚脱证（急性肺心病合并休克）

　　主证：大喘气急，大汗淋漓，张口抬肩，心悸，气喘欲脱。

　　主方：参附龙牡救逆汤。

　　人参 10 克（另煎）　制附子 15 克（先煎）　煅龙骨 15 克　煅牡蛎 15 克　甘草 6 克

肉桂 6 克　沉香 6 克

（四）阳脱阴竭（晕厥）

　　主证：心悸气喘，突然晕厥。

　　治法：扶阳救脱。

　　杨力验方：参附汤。

　　人参 15 克　制附子 15 克（先煎）

杨力经验：

　　（1）可酌加肉桂 6 克、石菖蒲 10 克回阳醒脑。

　　（2）生机低下时可加鹿茸粉 3 克以启振生机。

　　（3）肺心病并心衰往往兼表证，以强心利尿、豁痰利肺为治则，主要选用参附小青龙、参附麻辛附、参附麻杏石甘汤、人参真武汤等。

五、肺心病兼血瘀证

　　主证：心悸憋气，咳喘痰阻，舌质青紫，唇绀，脉数偏涩。

　　治法：豁痰通气，化瘀行滞。

　　杨力验方：人参导痰汤或涤痰汤。

　　人参 10 克（单煎兑服）　沙参 30 克　丹参 15 克　桃仁 10 克　茯苓 10 克　法半夏 10 克

陈皮 10 克　胆南星 10 克　竹沥汁 10 克　杏仁 10 克　厚朴 10 克　甘草 6 克

杨力经验：

　　（1）阳虚者，加制附子 10~15 克（先煎）。

　　（2）气虚痰阻者，加黄芪 20~30 克、葶苈子 10 克。

　　（3）此型多见于慢性阻塞性肺病致肺动脉高压，出现气急、心悸严重、发绀，所以务必注意开补，即既补益肺气，又豁痰通窍，可加重人参及葶苈子用量。

六、肺心病合并头昏（肺性脑病）

主证：肺心病引起脑供血不良，轻则经常头昏、迷糊，重则嗜睡、神志模糊，并伴有咳喘心悸。

治法：补肺益气，通窍醒脑。

杨力验方：涤痰汤合人参、黄芪——轻证；麻辛附子合人参、葶苈子、菖蒲、竹沥汁、胆南星——重证。

加减：神志昏迷者，加苏合香丸。

七、肺心病合并冠心病

主证：除心悸气短之外，还兼发胸闷憋气，甚至胸痛。常见于中老年人。

治法：强心豁痰，宽胸益气。

杨力验方：瓜蒌薤白半夏汤合导痰汤。

加减：

（1）心气虚者，加人参、沙参。

（2）肾阳虚见畏寒肢冷、神惫乏力者，加附子；或用参附蒌杏汤加地龙、枳壳。

八、肺心病合并高血压

主证：除喘咳、心悸之外，还兼头晕。常见于老年人。

治法：滋肝肾之阴，平肝阳，化痰平喘。

杨力验方：半夏白术天麻汤合导痰汤。

加减：头涨者，加钩藤、生牡蛎。

九、肺心病兼宗气虚

主证：除喘咳、心悸之外，还有"虚里动，宗气泄"。常见于老年人。

治法：补益心气，豁痰利肺。

杨力验方：双参麦冬饮加三子姜辛汤。

人参10克　沙参30克　麦冬15克　苏子10克　杏子10克　葶苈子10克　甘草6克

十、急性肺心病（急性肺动脉栓塞）

病机：肺动脉突然被下肢或心脏内形成的血栓卡住。引起肺动脉急剧高压，导致右心急性衰竭而死亡。

主证：忽然呼吸困难，大喘不止，甚而昏厥，面唇紫，舌苔白腻，脉沉迟。

治法：化瘀去痰，通肺开窍。

杨力验方：苏合香丸或通瘀汤合涤痰汤鼻饲。

红花 10 克　桃仁 10 克　丹参 15 克　胆南星 10 克　竹沥 30 克（冲服）　生姜 10 克　石菖蒲 10 克　半夏 10 克　陈皮 10 克　生三七 3 克（冲服）

杨力经验：

（1）肺心病要注意兼表证，表寒证用麻辛附子汤，表热证用麻杏石甘汤，外寒内饮用小青龙汤，化热用小青龙加石膏汤。

（2）有感染一定要注意加强化痰，解决痰阻的问题，可用人参葶苈子加抗感染及宣肺化痰药。

（3）肺心病自始至终都要注意宗气的问题，宗气是心肺之气，所以要注意用生脉饮或黄芪、山萸肉。

（4）要注意肾不纳气的问题，因为肺主呼气，肾主纳气。慢性肺心病一定要注意益肺肾之气，如人参蛤蚧散。

（5）肺心病急性期要注意痰阻合并心衰的情况，可人参、葶苈子兼顾使用。

（6）急性肺心病还须注意急性心衰引起的厥脱，一旦出现张口抬肩的喘，或冷汗淋漓，或脉微软脱，都应立即用大剂量参附汤送服参蛤散。

（7）兼表证者，有心肺气虚的情况，就应加参、附，如参附小青龙汤，麻辛附子汤加人参，或麻杏石甘汤加人参、黄芪。

第六节
《黄帝内经》与风湿性心脏病

一、《黄帝内经》对风心病的启示

（一）《黄帝内经》提出风心病的起因是感受外邪

《素问·痹论》说："脉痹不已，复感于邪，内舍于心。"首先指出风湿性心脏病（风心病）是感受外邪，损伤了心脏血脉而引起的。这样的观点，与现代医学认为风心病感受溶血性链球菌的病因不谋而合。

《黄帝内经》的这一观点，对后世防治风心病着重于祛邪的理念产生了很大的影响。尤其对活动期风心病，治疗多采用清湿热的方法。

（二）《黄帝内经》总结了风心病心衰的特点

《黄帝内经》指出"喘"是心衰主证。《素问·痹论》说："心痹者，脉不通，烦则心下鼓，暴上气而喘，嗌干善噫，厥气上则恐。"风心病大多为二尖瓣狭窄，或闭锁不合，日久累及心脏，极易导致左心衰竭，引起肺动脉高压，而出现"暴上气而喘"。

二、风心病的辨证论治

（一）邪客期

属风湿热邪客表的活动期风心病。

病机：风湿犯体化热、内舍于心。

主证：发热，关节痛，胸闷，心悸，舌红，苔黄，脉滑数。

治法：清热化湿宣痹，益心气。

杨力验方：

（1）虚证（气弱，脉弱，心悸）：生脉银翘汤加味。

西洋参 6 克（或太子参 20 克）　麦冬 10 克　金银花 15 克　连翘 15 克　蒲公英 10 克
桑枝 10 克　牛膝 10 克　甘草 6 克

（2）实证（高热，脉不弱）：银翘白虎汤。

金银花 15 克　连翘 15 克　防风 10 克　生石膏 30 克　知母 10 克　甘草 6 克

（3）偏风寒（发热恶寒，关节痛）：桂枝白虎汤。

桂枝 10 克　生石膏 15 克　知母 10 克　防风 10 克　甘草 6 克

（二）心痹期

痹者，闭也。"心痹者，脉不通"。此期属心脏瓣膜受损、破坏，发生粘连，导致狭窄或闭锁不全而出现心膈瘀阻。

主证：心慌，胸闷，唇绀，面暗，脉涩。

治法：益心气，通心痹。

杨力验方：参桂桃红四物汤。

人参 10 克（或党参 30 克）　桂枝 10 克　桃仁 10 克　红花 10 克　赤芍 10 克　熟地 15 克
加减：瘀重者，加丹参 15 克、苏木 10 克。

（三）心衰期

1. 慢性心衰

病机：心痹日久损伤心肌，发展为心衰。

主证：心悸，气喘，乏力，下肢水肿，脉促无力。

治法：强心，通瘀，利水。

杨力验方：真武汤。

制附子 15 克（先煎）　白术 10 克　白芍 10 克　生姜 10 克　甘草 6 克

加减：

（1）水肿重者加车前子、防己，或猪苓、泽泻。

（2）心悸者，加人参、桂枝。

（3）膝关节痛者，加怀牛膝 10 克、桂枝 10 克、秦艽 10 克。

2. 急性心衰

（1）急性心衰致急喘（肺动脉高压）。

病机：水饮射肺。

主证：暴喘，痰涌，端坐呼吸，张口抬肩，心悸，全身水肿，颜面青灰，口唇发绀，舌质紫暗，脉数。

治法：强心利水，益气通肺。

杨力验方：参附苓桂术甘汤加味。

茯苓 10 克　桂枝 10 克　白术 10 克　甘草 6 克　人参 10 克　附子 15 克（先煎）

加减：

1）肺饮重、咳喘痰壅者，加葶苈子 10 克、杏仁 10 克、苏子 10 克。

2）下肢水肿者，加泽泻、茯苓、车前子。

3）腹肿者，加茯苓、猪苓、泽泻。

（2）脱证。

病机：心阳大衰，心力不足。

主证：心悸，气喘，大汗淋漓，兼水肿，唇绀面白，脉细欲竭。

治法：强心回阳救逆。

杨力验方：参附汤加味。

人参 10 克　附子 15 克（先煎）

加减：汗多者，加煅龙骨 15 克、煅牡蛎 15 克，或山萸肉 10 克。

3. 戴阳证

病机：肾阳虚衰，元阳上越。

主证：面赤如妆，下元厥冷。

治法：补元阳，引火归元。

杨力验方：人参四逆加肉桂。

4. 厥脱证

病机：心阳暴衰，宗气外泄，出现昏迷厥脱。

主证：神志模糊，或昏迷，气喘心悸，水肿，脉结代或脉细如丝。

治法：强心回阳，救逆固脱。

杨力验方：参附汤。

人参 15 克　附子 15 克（先煎）

5. 风心病并房颤

病机：风心病出现怔忡，往往并房颤，要高度注意血栓脱落引起脑栓塞而猝死。

主证：怔忡，气短，脉促。

治法：益气宁心，化瘀通脉。

杨力验方：生脉饮加减。

人参 10 克　麦冬 15 克　五味子 6 克　珍珠母 20 克　莲子心 3 克　黄连 3 克
生三七 3 克（冲服）　丹参 15 克　山萸肉 10 克　甘草 6 克

杨力经验：

（1）风湿性心脏病的病因与感染密切相关，尤其是溶血性链球菌，每一次风热毒邪入侵都易引起心悸怔忡、关节痛，而加重瓣膜病变。《黄帝内经》也高度强调外邪与风心病的关系，如"脉痹不已，复感于邪，内舍于心"，所以急性期可用麻黄连翘赤小豆汤加苏木、秦艽、仙灵脾、牛膝。

（2）心悸、怔忡的患者，用生脉饮合桂枝苏木饮。

（3）舌质紫暗、两颧紫红者，应用生脉饮加苏木、红花益气化瘀。

（4）风心病合并心衰，出现心慌气短，如《黄帝内经》所说："心痹者，脉不通，烦则心下鼓，暴上气而喘"，表明心衰欲脱，应急以人参桂枝龙牡救逆汤固脱。

（5）风心病关节肿痛明显者，可用桂芍知母汤加制附子或制川、草乌（各6~10克，先煎），可有效消肿止痛。

第七节

《黄帝内经》与高血压

一、《黄帝内经》对高血压的启示

《黄帝内经》首先指出高血压与肝风的关系最密切，如《素问·至真要大论》曰："诸风掉眩，皆属于肝。"掉眩，就是因风"招致"眩晕，眩晕是高血压的主要症状。高血压与五脏的"肝"关系最为密切，而其中"风"的诱因又往往是引发高血压的前提。不管是肝的"内风"还是"外风"，都表明"肝风"与高血压的关系，从而在治疗学上也就有了"镇肝熄风"的重要理论。

二、《黄帝内经》提出了高血压与情绪密切相关

《素问·生气通天论》说："大怒则形气绝，而血菀于上使人薄厥"，说明情绪激动是诱发高血压的一个重要因素。因此，后世涌现出了许多调肝气降压的方子，如逍遥散、柴胡疏肝汤与天麻钩藤饮的合方等。

三、《黄帝内经》首先指出运气对高血压的影响

《素问·六元正纪大论》说："木郁发之……甚则耳鸣眩晕。"《素问·五常政大论》曰："木太过曰发生……其动掉眩巅疾。"表明木气太过或木郁气变为发气，都能成为外风，内应于人体的肝气，引动肝气上泛。

如壬年，木运太过，风气大行，肝病如高血压甚行。如"岁木太过，风气流行……甚则忽忽善怒，眩冒巅疾。"从而提示了治高血压一定要考虑五运六气。

杨力经验：

凡运气太过，如风气太过的眩晕、血压高，属外风引动内风，可用桑菊饮合天麻钩藤饮。

桑叶 10 克　菊花 6 克　葛根 20 克　天麻 10 克　白芍 15 克　钩藤 10 克　牛膝 15 克　生牡蛎 20 克　甘草 6 克

注意：用桑、菊平肝疏风，重用白芍柔肝，是两个主要原则。

四、《黄帝内经》强调肾与高血压关系密切

《灵枢·海论》曰："髓海不足，则脑转耳鸣，胫酸眩晕。"表明肾虚与眩晕、血压有关。由于肝肾之间的重要联系，提示了水不滋木这一重要的最常见的高血压病因。如此，后世提出了许多从肾治高血压的方子，如杞菊地黄汤，都是出自《黄帝内经》的启示。

五、《黄帝内经》提出"上虚"是高血压的又一重要因素

"上虚则眩"这是《灵枢·海论》提出的重要观点。"上虚"的范围很广，包括气虚、血虚、脾弱中虚等，致气血不能上荣，或清阳不升，浊阴不降，《黄帝内经》的这一理论为后世治疗高血压打开了广阔的思路。

杨力经验：

（1）偏肾阴虚见腰酸、耳鸣、手足心热者，可加二至丸（女贞子、旱莲草）。此方尤适于更年期。

（2）偏肾阳虚者见乏力神惫、足软者，可加巴戟天、菟丝子、胡芦巴等。

（3）老年人多肾阴阳两虚，既有头晕、腰酸、耳鸣，又有畏寒、肢冷，可用金匮肾气汤（制附子、肉桂），治高血压最好用肉桂，不要用桂枝。

第八节

《黄帝内经》与眩晕

一、《黄帝内经》首先提出"眩冒"病名及病位

《素问·玉机真脏论》"春脉如弦……太过则令人善忘，忽眩冒而巅疾也。"

眩，即目眩。冒，冒闷。巅疾，头疾。即《黄帝内经》首先提出眩冒，实即眩晕病，并强调其病位主要在头脑部。

二、《黄帝内经》首先提出肝是"眩"的最主要病机

《素问·至真要大论》指出："诸风掉眩，皆属于肝。"即高度强调眩晕的主要病源在于肝。

三、《黄帝内经》提出眩与虚的关系

《灵枢·卫气》提出"上虚则眩。"从而指出眩晕与虚的关系。包括气血虚不能上荣于脑，或中虚升清降浊失职，或肾精髓亏，不能上荣于脑，皆可致眩，如《灵枢·海论》曰："髓海不足，则脑转耳鸣、胫酸、眩冒。"

《黄帝内经》的"上虚则眩"为后世"无虚不作眩"奠定了理论基础。

四、《黄帝内经》提出眩与痰的关系

《素问·通评虚实论》说："凡治消瘅、仆击、偏枯、痿厥、气满发逆，甘肥贵人，则膏粱之疾也。"此文虽未直接说眩晕，但仆击之前多有眩晕在前，表明肥甘痰逆与各种脑血管病有密切的关系，同时也为后世"无痰不作眩"开了先河。

五、《黄帝内经》指出运气与高血压、眩晕的关系

在《素问·运气七篇大论》中高度强调了运气与高血压、眩晕的密切关系。

《黄帝内经》首先提出运气太过与高血压、眩晕的关系。如《黄帝内经》指出风化太过是导致高血压、眩晕高发的原因。如木运太过、风运太过，壬辰、壬戌年，大运为阳干太过，则"其运风……其变振拉摧拔，其病眩掉目瞑。"再如《素问·五常政大论》说："发生之纪（木气太过）……其动掉眩巅疾。"指出木气太过致肝气太盛易导致"掉眩巅疾。"

因木运太过，风气太盛，易导致肝气太盛而引起高血压、眩晕，主要病机是风气太过，风气通于肝，外风引动内风，正如《素问·至真要大论》所说："诸风掉眩，皆属于肝。"其实就是外风引动内风，也就是外六淫（风火湿热寒）太过，则引动内脏的内风、内火、内湿、内寒、内燥从而变成内六淫引起疾病发作。《素问·至真要大论》的病机十九条的内涵其实就是指外六淫太过，引动内脏的内六淫，从而引发疾病，诸如"诸寒收引皆属于肾"，"诸湿肿满皆属于脾"……所以高血压、眩晕都要高度关注气候。

杨力经验：

与运气有关的高血压、眩晕应按运气治则调整药物，如六化太过，气化太盛的，应按六化太过治疗："折其郁气，先资其化源，抑其运气，扶其不胜。"即，其一，抑其太过（胜气）；其二，滋其被抑的郁气（所不胜之气）。

如风木太过，成为胜气，外风引动内风，致风阳上扰的高血压或眩晕，就应疏风清热，平肝降压，可用桑菊天麻钩藤饮加减。

桑叶10克　菊花6克　天麻10克　钩藤10克　生石决明15克　牛膝10克　杜仲10克　白芍10克　生牡蛎15克　甘草6克

如风木不及，成为郁气，致肝气不振的眩晕，舒张压高的情况，应振肝解郁，可用人参逍遥饮。

党参15克　柴胡10克　白芍10克　当归10克　白术10克　茯苓10克　郁金10克　石菖蒲10克　甘草6克

《黄帝内经》论高脂血症

一、《黄帝内经》与高脂血症

高脂血症是引发心脑血管病的元凶,早在 2500 年前的《黄帝内经》就已高度注意到高脂血症与心脑血管病的密切关系。

(一)《黄帝内经》较早强调高脂血症

《黄帝内经》并无高血脂的名称,但却提出"膏人""肥人""膏脂"等,高度重视"肥""脂"对健康的危害。

(二)《黄帝内经》高度强调膏脂与糖尿病、中风等高发病密切相关

《黄帝内经》较早提出甘肥膏脂与中风、糖尿病、胸闷等心脑血管病密切相关。如《素问·通评虚实论》载:"凡治消瘅,仆击,偏枯,痿厥,气满发逆,甘肥贵人,则膏粱之疾也"。

(三)《黄帝内经》首次注意到了痰脂与胸痛、冠心病的关系

《黄帝内经》首先提出"心痹者,脉不通"。认为脉道不通的原因是饮食浊痰淫脉,如《灵枢·经脉别论》说:"食气入胃,浊气归心,淫精于脉"。

(四)《黄帝内经》首次提出脂与糖尿病并发症的密切关系

《黄帝内经》提出"膏粱之变,足生大疔"(《素问·生气通天论》),这说明《黄帝内经》很早就注意到了饮食膏粱肥甘与糖尿病并发症下肢溃疡的关系。

（五）《黄帝内经》注意到眩晕与痰脂的关系

《黄帝内经》提出："诸风掉眩，皆属于肝"，这里的风主要是指五运六气的风气太过，但也包括与肝和肥甘密切相关的风痰。

二、高脂血症的辨证论治

高脂血症主要指血清中的胆固醇及甘油三酯（三酰甘油）含量增高，其中危害最大的是低密度脂蛋白及胆固醇增高，它可以破坏血管内膜，导致动脉粥样硬化，继之形成斑块，日久可致血栓形成而致心、脑、肾、肢体的血脉壅闭。本病分为胆固醇偏高和甘油三酯偏高两大类。

（一）病因

（1）遗传因素。本病与家族史、肥胖史、高血压史、糖尿病病史密切相关。
（2）饮食肥甘油腻，进食肉食过多。
（3）甲状腺功能减退及肾病是形成高血脂的重要因素。
（4）代谢综合征，对脂、糖代谢不足。

（二）高脂血症外兆

（1）头昏犯困，多发生在午后未时小肠经值令时，因小肠吸收了大量血脂进入血液，导致血脂增高。
（2）面部黄褐色素瘤，多发生在颜面，眼周及手足部。
（3）眼睛短暂模糊。
（4）健忘、指麻。

（三）中医六大降血脂法

1. 化瘀降脂法

本法主要用于舌暗、舌偏紫、脉偏涩的人，可以有效地降血脂稀释血液，防止血管血栓形成。

代表药物：红花、桃仁、水蛭、生三七、丹参、当归。

对药：①水蛭、生三七，各3克（冲服，早晚两次），可有效化瘀，防血管瘀栓形成；②桃仁、红花粉各10克。是化瘀的有效对药（煎服）；③丹参、三七，已合成为片剂即方便使用的丹七片；④丹参、当归，一为血中气药，一为气中血药，是活血化瘀的又一对药，二者各 15 克化瘀效果也很好。

代表食物：红色食物如山楂、红心桃子、红草莓、红心西瓜、西红柿等。

代表方剂：血府逐瘀汤。这是著名的活血化瘀方子，对保护血管非常好，历代受到中医们的万般垂爱。对预防心肌梗死、脑梗死都很好，现在有血府逐瘀胶囊很方便使用，深受患者欢迎。

2. 化痰降脂法

本法主要用于体肥、痰多、苔腻、脉滑的人。

代表药物：半夏、胆南星、天竺黄、竹沥、竹茹、陈皮。

对药：①半夏、胆南星，各 10 克，是有效的化痰降脂药；②天竺黄 5 克、竹沥 30 克，是化痰很有效的对药，适于血脂高、热重的患者；③竹茹 10 克、陈皮 10 克，也是化痰降浊较好的药，可配于任何方子中。

代表食物：萝卜，尤其是红心萝卜。

代表方剂：二陈汤。药物组成为茯苓 10 克，法半夏 10 克，陈皮 10 克，甘草 6 克。这是最普通也是用的很早、很平和的化痰方，可以配入任何化痰方中增强疗效。

3. 化脂法

代表药物：山楂、泽泻、首乌、荷叶、茵陈、槐花。这些药物能直接抑制血脂的合成，是当前最常用的直接降脂药，可配合于降血压方中合用。

对药：①山楂、泽泻，各 15 克；②首乌、荷叶，各 10 克；③茵陈、竹茹，各 10 克或槐花、竹茹，各 10 克。上述三对药也可各用 5 克泡水代茶饮。

代表保健药：蜂胶。

4. 泻脂法

本法机制是促进肠蠕动减少血脂吸收。

代表药物：大黄、决明子。

对药：山楂、决明子，各 10 克，用于便秘轻者；生大黄 3~5 克泡水，可治便秘、降血脂，适于便秘重者。

针灸取穴：天枢穴（肚脐两旁各开 1.5 寸）。

5. 健脾降脂法

本法适于脾虚不能正常运化，致血脂失调者以及有家族病史或有代谢综合征病史者。

代表药物：白术 15 克，山药 15 克，灵芝 15 克，薏苡仁 15 克，扁豆 10 克，人参 5~10 克。

代表方剂：四君子汤加薏苡仁、荷叶。

人参 6 克　白术 10 克　茯苓 10 克　陈皮 10 克　薏苡仁 15 克　荷叶 10 克

代表食物：山药、灵芝。

6. 利湿化浊降脂法

本法适于脾虚不适、水湿内停、腹大体虚者。

代表药物：茯苓、泽泻、白术、薏苡仁、茵陈、竹叶。

代表方剂：六君子汤（党参、茯苓、白术、半夏、陈皮、甘草）。

对药：①茯苓、白术，是健脾利湿化浊的有效对药；②山药、泽泻，是健脾利湿的有效对药；③薏苡仁、茵陈，是利湿清脂的有效对药。

代表食物：绿茶、冬瓜、薏苡仁。

中成药：防风通圣散。

（四）降血脂的食物、药物

1. 食物

（1）粗粮：玉米、小米、荞麦、燕麦、高粱。

（2）葱类：洋葱、大葱、大蒜。

（3）海产品：海带。

（4）蘑菇类、魔芋类。

（5）绿茶。

（6）绿豆。

（7）醋类。

（8）蔬菜。

（9）多饮水。

（10）灵芝。

（11）蜂胶。

2. 中药

降脂丸

何首乌180克　山楂180克　泽泻120克　决明子120克　荷叶60克　菊花60克 红花60克　胆南星40克

上述药碎研末，水泛为丸，如绿豆大小，每次5克，早晚两次，连服2~3剂为一疗程，查血脂，休息一个月后再用第二个疗程。

3. 西药

（1）贝特类。适用于甘油三酯偏高的。如非诺贝特（力平脂），100mg/d，每日1次；苯扎贝特（必降脂），200mg/d，每日1~3次。

（2）他汀类。适用于胆固醇偏高的。如辛伐他汀，10mg/d，每日10~40mg。

（3）辅助类。

1）亚油酸。如复方三维亚油酸胶丸（脉通胶囊）。

2）血脂康。2粒／日，每日1~2次。

3）烟酸（维生素PP）。主要用于甘油三酯高者。100mg/d，每日1~3次。但副作用是：潮红、胃溃疡加重。

4）维生素E。1~2粒／日，每日1~3次。

5）谷维素。100毫克／日，每日1~3次。

6）深海鱼油软胶囊。1~2粒／日。

杨力经验：

（1）体肥、头晕、苔腻的，属痰浊重，用温胆汤效果较好。

（2）虚胖、面萎黄、便稀、苔腻的，属脾湿不运，用胃苓汤健脾利湿效果最好。

（3）降脂三联方：温胆汤（茯苓、法半夏、陈皮、枳实、竹茹、甘草）、泽泻汤（泽泻、白术）合山荷饮（山楂、荷叶），酌加丹参、薏苡仁。

（4）体实、善饮、便秘、脉象有力者属胃热型，可用生大黄、决明子10克通腑降脂。

（5）肾阴虚型，头晕、腰酸、眼花者可用首乌、菊花、枸杞、泽泻、丹皮。

（6）代茶饮方：山楂、荷叶、泽泻、陈皮各5克或竹茹、山楂、决明子各5克，泡水饮。

（7）血脂居高不降，方药无效者，可服白金丸，每次6克，每日2次，2周为1个疗程，一般不超过3个疗程。

（8）灵芝、山楂、丹参、泽泻、茵陈等分为末，每次10克，每日1~2次，两周一个疗程，不超过三个疗程。

（9）生三七粉每日2~3克，10天1个疗程。

（10）何首乌、泽泻、山楂、丹参煮水饮。

（11）防风通圣丸、当归、龙荟丸、复方丹参片（三七、丹参）皆可选用。

（12）蜂胶也是不错的调血脂剂。

（13）降血稠方：三七30克、水蛭30克、丹参100克、太子参80克共研为粉，一次5克，每日2次，每月一个疗程，或装胶囊，每日1~2次，每次1~2粒。

《黄帝内经》与糖尿病

高血脂、高血压、高血糖是破坏血管的三大元凶。其中高血脂破坏血管的内膜，让血管壅堵；高血压破坏血管的弹性纤维，让血管丧失弹性；而高血糖则破坏血管的基底膜，让血管壁变厚。这样，"三高元凶"便自内到外、自外到内让血管逐渐变硬、变狭窄，甚至壅堵闭塞，从而引发各种心脑血管病。

一、《黄帝内经》对糖尿病的论述

（一）《黄帝内经》有大量有关糖尿病的论述

《黄帝内经》把糖尿病命名为"消渴"，如"肥者令人内热，甘者令人中满，故其气上溢，转为消渴。"（《素问·奇病论》）。"消瘅"：如"热则消肌肤，故为消瘅。"（《灵枢·五变》）。"肺消"：如"肺消者，饮一溲二。"（《素问·气厥论》）。

（二）《黄帝内经》首先提出糖尿病对血管的损坏

《黄帝内经》首先提出糖尿病对血管的损坏，认为糖尿病能导致血管变硬变小，终致无治。如："消瘅……脉悬小坚，病久不可治。"（《素问·通评虚实论》）。

（三）《黄帝内经》较早指出了糖尿病的病机

1.《黄帝内经》较早指出消渴的病机是饮食因素

《黄帝内经》指出肥甘美味是消渴的主要病因，如："此人必数食甘美而多肥也。肥者令人内热，甘者令人中满，故其气上溢，转为消渴"（《素问·奇病论》），说明糖尿病的原因，不仅与吃甜食有关，更与食高热类食物、肥胖密切相关。

2.《黄帝内经》很早就对糖尿病进行分类

《黄帝内经》很早就把糖尿病分为上消、中消及下消，如上消："心移热于肺，传为膈消"（《素问·气厥论》），中消："胃中热则消谷，令人悬心善饥，脐以上皮热"（《灵枢·师传》），下消："肾病则善病消瘅"（《灵枢·本脏》）。

二、《黄帝内经》对糖尿病辨证论治的启示

（一）《黄帝内经》提出了上消宜清肺热的治疗原则

《黄帝内经》说："肺消者，饮一溲二"（《素问·气厥论》），及"肥者令人内热，甘者令人中满，故其气上溢，转为消渴"（《素问·奇病论》）。即指出了内热气上溢与消渴病机的关系。《素问·气厥论》也说："心移热于肺，转为膈消"，从而为上消治疗（清心肺热）奠定了依据。

主要症状：心烦，口渴，饮一溲二，舌尖红，苔薄黄，脉数。

病机：心肺燥热，心移热于肺。

杨力验方：二黄汤合人参白虎汤加减。

黄连5克　黄芩10克　西洋参10克（另煎兑服）　生石膏30克　知母10克　麦冬10克　粳米30克　甘草6克

加减：气不虚者，西洋参易沙参15克，口渴甚，酌加葛根、天花粉，心烦尿少加竹叶。

（二）《黄帝内经》启示了治中消宜泻胃火的治疗原则

《黄帝内经》强调中消的主要病机是胃结热有实火，如："二阳结（胃及大肠），谓之消（消谷善饥）"（《素问·阴阳别论》），及"大肠移热于胃，善食而瘦""胃中热则消谷。令人悬心善饥"（《灵枢·师传》）。

主要症状：消谷善饥，大便秘结，苔黄燥，脉实有力。

病机：肠胃热积。

杨力验方：调胃承气汤合玉液汤加减。

大黄6~10克　芒硝6~10克　甘草6克　葛根15克　天花粉10克　知母10克

加减：气虚者加黄芪15~30克，心烦热重加黄连。

（三）《黄帝内经》启示了下消宜从肾治的原则

《黄帝内经》说："肾脆则善病消瘅"（《灵枢·邪气脏腑病形》）。久病及肾，消渴病也

不例外，下消多发展为肾阴虚，肝肾阴虚及肾精不足，甚至肾阴阳两虚。肾为五脏之根、先天之本，所以糖尿病晚期不光是肾虚，而且往往累及五脏，正如《黄帝内经》所说："五脏皆柔弱者，善病消瘅"（《灵枢·五变》），治疗又当兼顾五脏。

主要症状：夜尿多，腰酸乏力，舌红少苔，脉细数。

病机：肾阴虚，肾精不足，肾虚不摄。

杨力验方：杞菊地黄汤合玉液汤加减。

枸杞 20 克　菊花 5 克　生熟地各 10 克　山萸肉 10 克　茯苓 10 克　泽泻 10 克　山药 20 克 葛根 15 克　生黄芪 15 克　太子参 15 克　石斛 10 克

加减：

（1）夹瘀：脉沉涩、面暗、舌质有齿痕者加丹参 15 克。

（2）夹痰：体肥、脉滑、苔腻者，去人参、黄芪，加半夏、白术、天麻。

（3）阴阳俱虚：畏寒肢冷，神怠乏力者，用金匮肾气汤加味。

（4）肾精亏虚：尿如脂膏，加桑螵蛸、覆盆子，重用山萸肉。

（5）兼气虚者：重用人参、黄芪。

第十一节

《黄帝内经》与心律失常

一、《黄帝内经》对心律失常的启示

《黄帝内经》虽无心律失常的名词，但已对心律失常的征兆、病因、预后及脉象等有明确的论述，对后世有很大的启示。

（一）《黄帝内经》指出心律失常与气虚的关系

《素问·平人气象论》云："人一呼脉一动，一吸脉一动，曰少气。"即指出气虚是引起心律失常的重要因素。

（二）《黄帝内经》指出心律失常在脉象上的反映

《黄帝内经》首先指出脉象可以反映心律失常的危害性。如《素问·平人气象论》说："人，一呼脉四动以上曰死，乍疏乍数者死。"

二、心律失常的中医辨证

（一）快速型心律失常中医辨证

1. 期前收缩——中医辨证多属气阴两亏

病机：多由劳累、劳心、失眠或疾病等原因导致心气虚，日久气阴两虚。

特点：以心悸为主，劳累加重，舌质淡，脉数结代。

治法：益心气，养心阴。

杨力验方：炙甘草汤合生脉饮化裁。

党参 15 克　太子参 15 克　麦冬 10 克　丹参 15 克　玄参 10 克　肉桂 10 克　茯苓 10 克　炙甘草 10 克　生姜 3 片

加减：气虚重者人参易党参；心烦者加黄连 3 克或竹茹 10 克；阴虚明显者加生地 15 克、丹皮 10 克。

2. 房颤——中医辨证多属气虚血瘀

病机：常由心肌老化、心肌炎、心脏瓣膜病、高血压、糖尿病等疾病原因导致，主要是发生异位心律，多因劳累、感染、疾病等加重，易产生晕厥和心房血栓，导致脑梗死等严重后果，中医多属气虚血瘀。

特点：心跳又快又乱，有明显的心悸、怔忡表现，舌白边暗，脉数急而促。

治法：益心气，化瘀滞。

杨力验方：生脉饮合三参三七汤。

人参 10 克　麦冬 10 克　五味子 5 克　苦参 10 克　丹参 15 克　沙参 10 克　生三七粉 3 克（冲服）甘草 6 克

加减：瘀象明显者加红花 10 克；阳虚肢冷脉沉加制附子 10 克（先煎）；阴虚口干手心热者加生地 15 克、丹皮 10 克。

3. 阵发性心动过速——中医辨证多属气阴两亏，痰火上扰

病机：主要指室上性阵发性心动过速，属异位心律，常有器质性心脏病，如冠心病、心肌病等，少数无器质性心脏病。中医辨证多属心阴亏虚，痰火上扰。

特点：心悸心烦，乏力身困，口干，舌红，苔黄腻，脉滑数。

治法：益气养阴，化痰清火。

杨力验方：参麦饮合黄连温胆汤化裁。

太子参 15 克　麦冬 10 克　黄连 6 克　胆南星 10 克　茯苓 10 克　陈皮 10 克　竹茹 10 克　酸枣仁 15 克　甘草 6 克

加减：兼胆虚心怯者加珍珠母 15 克、白芍 10 克；有肝肾阴虚者加枸杞 15 克。

（二）缓慢型心律失常中医辨证

1. 心动过缓——中医辨证多属心气虚、心阳衰

病机：心律每分钟少于 60 次，常低于 50 次，严重的可低于 40 次甚至发生晕厥，多有心肌炎后遗症、甲状腺功能减退等病因。中医多属心气虚、心阳衰。

特点：心律慢，但律齐。常伴心悸、怔忡，乏力少气，脉象沉迟。

治法：益气养心。

杨力验方：参麦饮合保元汤加减。

人参 10 克　麦冬 10 克　桂枝 10 克　黄芪 30 克　龙眼肉 10 克　炙甘草 10 克

2. 病态窦房结综合征——中医辨证多属心阳不足，气虚血滞

病机：属窦房结传导失常，多因心肌炎、冠心病、心肌梗死所致。中医多属心阳不足，气虚血滞。

特点：心律慢，律齐，每分钟常少于 50 次。心悸，乏力，舌胖质暗，苔白，脉沉迟。

治法：温心阳，益气化瘀。

杨力验方：参麦麻辛附子汤加减。

人参 10 克　麦冬 10 克　制附子 10 克（先煎）　炙麻黄 5 克　细辛 3 克　丹参 15 克　炙甘草 10 克

加减：乏力肢冷者加黄芪 30 克、桂枝 10 克；瘀象明显加红花 10 克、生三七粉 3 克（冲服）；肾阳虚腰酸畏寒乏力明显加鹿茸 2 克（冲服）。

3. 房室传导阻滞——中医辨证多属心阳虚，气滞血瘀

病机：房室传导阻滞属严重心律失常，多为风湿性心脏瓣膜病、心肌炎、心肌梗死等原因导致心脏传导失常。中医辨证多属心阳虚、气滞血瘀。

特点：心律极慢，每分钟常少于 40 次。有较重的心悸、怔忡及乏力唇绀症状，易发生晕厥。舌淡胖，苔白，脉迟缓结代。

治法：益气强心，活血化瘀。

杨力验方：人参麻辛附子汤合保元汤化裁。

人参 10 克　制附子 10 克（先煎）　桂枝 10 克　黄芪 30 克　炙麻黄 5 克　细辛 3 克　鹿茸 2 克（冲服）　生三七粉 3 克（冲服）

加减：出现晕厥者宜用参附汤加煅龙骨、煅牡蛎急救。

《黄帝内经》与心力衰竭

一、《黄帝内经》对心力衰竭的启示

《黄帝内经》虽无心力衰竭的名词，但对心力衰竭的征兆、症状及治疗原则已有明确的论述，对后世有很大启发。

（一）提出了心力衰竭的典型症状

《黄帝内经》提出"心咳""心胀""心痹""水气"等症状，如"心咳之状，咳则心痛"（《素问·咳论》），"心胀者，烦心短气，卧不安"（灵枢·胀论），"心痹者，脉不通，烦则心下鼓，暴上气而喘"（《素问·痹论》），相当于现代的肺心病、风心病合并心力衰竭。《黄帝内经》还提出了心衰的水肿症状，如《素问·逆调论》云："夫不得卧，卧则喘者，是水气之咳也。"以上都表明心悸、喘、水肿是心衰的主要征兆，对后世心功能不良的辨别有很大启示。

（二）《黄帝内经》提出了心力衰竭的治疗总则

《素问·汤液醪醴论》提出："开鬼门，洁净府，去菀陈莝"，对心力衰竭有重大指导意义。其中"开鬼门"指宣肺化痰，尤其适合于肺心病合并心衰的痰阻气闭之证；"洁净府"指利水，最适合于心衰之水肿；而"去菀陈莝"则指化瘀祛积，特别适合于心衰的血瘀水积。

二、心力衰竭的中医辨证

（一）左心衰竭的中医辨治

病机：左心衰竭多为急性，衰竭原因多为心源性。如冠心病、高血压、心肌炎、心脏瓣膜病等导致左心负荷加重，日久而衰弱，遇劳累或感染则易发展为急性左心衰竭。中医病机为心阳虚衰，痰瘀阻肺，或兼表证。

特征：心悸，气喘抬肩，端坐呼吸，唇绀，痰涎上涌，吐粉红色泡沫痰，舌质紫暗，舌苔白腻，脉滑数无力。

治法：益心气，泻肺豁痰利水。

杨力验方：人参葶苈饮合麻辛附二陈化裁。

人参 10 克　葶苈子 10 克　制附子 10 克（先煎）　炙麻黄 5 克　细辛 3 克　茯苓 10 克　法半夏 10 克　陈皮 10 克　黄芪 30 克　瓜蒌 15 克　杏仁 10 克　甘草 6 克

慢性左心衰竭多属心肺气虚，痰饮不化，可用人参葶苈饮合黄芪二陈汤化裁。

人参 10 克　葶苈子 10 克　黄芪 30 克　炙麻黄 5 克　杏仁 10 克　茯苓 10 克　半夏 10 克　甘草 6 克

（二）右心衰竭的中医辨证

病机：右心衰竭多属慢性，多为肺源性心衰，即因肺部长期病变如喘咳、肺气肿、肺纤维化、肺心病等，导致肺循环阻闭，引起右心静脉血输出受阻，从而加重了右心的负荷，日久发生心衰，导致全身静脉血瘀水积而出现水肿。中医属阳虚水泛。

特征：全身水肿，下肢为甚，心悸怔忡，面白唇绀，舌淡胖，苔白滑，脉沉细无力。

治法：益气补心肾，温阳行水。

杨力验方：人参真武合防己黄芪化裁。

人参 10 克　制附子 10 克（先煎）　白术 10 克　茯苓 10 克　黄芪 30 克　防己 10 克　甘草 6 克　生姜 3 片

加减：心悸、水肿较重者加桂枝 10 克、猪苓 10 克。

（三）心源性休克的中医辨证

病机：心衰遇劳累、感染等情况下易发生心源性休克，即心阳大虚脱证。

特征：出现喘促、虚汗、脉微欲绝、唇绀四大凶兆。

治法：益气救心，回阳固脱。

杨力验方：参附龙牡加山萸肉、肉桂。

人参 10 克　制附子 10 克（先煎）　煅龙骨、煅牡蛎各 15 克　山萸肉 10 克　肉桂 10 克

加减：脉仍微弱者，加黄芪 30 克。

《黄帝内经》宗气虚与心脏病

一、宗气与心肺

（一）宗气与元气

1. 宗气来源

《灵枢·邪客》曰："五谷入于胃也，其糟粕，津液，宗气分为三隧。"《素问·平人气象论》亦曰："胃之大络，名曰虚里，贯膈络肺，出于左乳下，其动应衣，脉宗气也。"说明宗气主要是水谷之气，由脾胃而生。水谷之气和吸入的清气相结合称为宗气，宗气积于胸中，是脉气的动力。

2. 宗气、元气与气海

《灵枢·五味》说："其大气之抟而不行者，积于胸中，命曰气海"。

大气指的就是"积于胸中"的宗气，也是水谷之气与吸入的外界空气（清气）的合气，主要来源于后天脾胃的运化及外界清气。气海又称为"上气海"，乃膻中之海，与"下气海"丹田之气不同的是下气海主要来自肾命门，是自下而上的先天元气，而上气海则主要为后天脾胃的水谷之气与清气。总之上气海是宗气之源，自上而下，气海足则宗气足，宗气足则动力足，便可司呼吸，贯心脉，主言语，听声音，及嗅气味等。

（二）宗气与心肺

1. 贯心脉

《灵枢·邪客》说："宗气积于胸中，出于喉咙，以贯心脉而行呼吸焉"，指出宗气积于胸中，有贯行心脉、营养心脏的作用。如果宗气虚就会影响到心脏的供应。

2. 行呼吸

上述《灵枢·邪客》原文已说到宗气"积于胸中，出于喉咙……而行呼吸焉"，指出宗气对呼吸的重大作用，一旦宗气虚，呼吸受到影响，那么肺气不利，也必然由肺影响及心。

二、宗气虚与心脏疾病

（一）宗气虚与心肺虚

宗气虚，既不能走息道以行呼吸，也不能贯心脉以行气血，所以表现为心肺气虚。

特征：心慌气短，脉软无力，动则加重。

治法：益心肺，强宗气。

杨力验方：参芪生脉饮。

人参 6 克　黄芪 30 克　麦冬 10 克　五味子 10 克　瓜蒌 15 克　沙参 15 克　陈皮 10 克

针灸穴位：太渊、百会、心俞、关元、肺俞。

（二）宗气虚与心气虚衰

宗气虚较重，则易导致慢性心气衰弱。

特征：气微脉弱，心慌气短，脉软乏力。

治法：补心气，强宗海。

杨力验方：生脉饮加黄芪桂枝。

人参 10 克　麦冬 10 克　五味子 10 克　黄芪 30 克　桂枝 10 克　甘草 6 克

针灸穴位：心俞、脾俞、膻中、心搏穴（左乳头上 2 寸）。

（三）宗气虚与心脉闭阻

由于宗气虚心脉无力，导致心脉瘀阻。

特征：体胖，脉滑无力，胸闷，肢软乏力。

治法：益气通脉，涤痰化瘀。

杨力验方：瓜蒌薤白半夏汤加黄芪、人参、生三七。

瓜蒌 15 克　薤白 10 克　半夏 10 克　人参 10 克　黄芪 30 克　丹参 15 克　川芎 10 克
生三七 3 克　石菖蒲 10 克　甘草 6 克

针灸穴位：膻中、百会、关元、命门、心搏穴（左乳头上 2 寸）。

（四）宗气下陷与心气欲脱

宗气大虚致宗气下陷，易致心气欲脱，如原文："胃之大络，名曰虚里，贯膈络肺，出于左乳下，其动应衣，脉宗气也。盛喘数绝者，则在病中……乳之下，其动应衣，宗气泄也"（《素问·平人气象论》）。

特征：喘息欲绝，虚里动甚，脉迟无力或细弱。

治法：益气固脱回元。

杨力验方：参芪汤加山萸肉。

人参 10 克　黄芪 30 克　山萸肉 15 克　炙甘草 10 克

加减：畏寒肢冷加制附子 10 克（先煎）

针灸穴位：膻中、百会、内关、关元、肾俞、心俞。

第十四节

《黄帝内经》厥心痛与心绞痛

一、《黄帝内经》指出五种心绞痛与五脏的关系

《灵枢·厥病》首先提出心绞痛与五脏密切相关，目的在于强调心绞痛不是心脏的独立疾病，而是与五脏密切相关。如原文提出了肾心痛、胃心痛、脾心痛、肝心痛、肺心痛五种心绞痛类型，并指出了五种心痛的特点及针刺穴位，对心痛辨证论治的丰富和发展有重大意义。

二、五种厥心痛的辨证论治

（一）肾心痛

原文："厥心痛，与背相控，善瘛，如从后触其心，伛偻者，肾心痛也，先取京骨、昆仑，发狂不已，取然谷。"

特征：心痛牵引背部作痛，就好像从背后触到心脏一样。特点是抽掣性的，并且痛到弯腰曲背。

辨证分析：心为火脏，肾属水脏，心肾水火相济，如肾阴虚，水不济火，或肾阳虚不能蒸水上交，皆可致心肾水火不济，心脉失濡而致心痛，临证需辨肾阴亏虚或肾阳不足。

治法：肾阴亏虚者，多有腰酸背痛、手心热、咽干、乏力，宜滋肾阴通利心脉。肾阳不足者，可见腰冷背凉、畏寒肢冷、神惫乏力，宜温肾通脉。

杨力验方：

属肾阴亏虚者，用瓜蒌薤白白酒汤合六味地黄汤、丹参饮化裁。

瓜蒌 15 克　薤白 10 克　当归 10 克　川芎 10 克　丹参 15 克　熟地 15 克　山萸肉 10 克

茯苓 10 克　泽泻 10 克　山药 10 克　甘草 6 克

属肾阳亏者，宜瓜蒌薤白桂枝汤合丹参饮，畏寒肢冷、神惫乏力重者可酌加附子。

瓜蒌 15 克　薤白 10 克　桂枝 10 克　丹参 15 克　川芎 10 克　当归 10 克　巴戟天 10 克
仙茅 10 克　檀香 5 克　党参 15 克　甘草 6 克　制附子 10 克（先煎）。

针灸：京骨、昆仑、然谷、心俞、郄门、内关。

（二）胃心痛

原文："厥心痛，腹胀胸满，心尤痛甚，胃心痛也，取之大都、太白。"

特征：腹胀胸满，心痛尤甚。

辨证分析：心与胃相邻，关系极为密切，如胃气不舒、胀满气逆，很容易导致心脉失濡
而引起心痛，多在饱餐后引发心痛部位偏于胃部。

治法：心胃同治。原则是宽胸和胃。

杨力验方：瓜蒌薤白半夏汤合丹檀饮。

瓜蒌 15 克　薤白 10 克　半夏 10 克　丹参 15 克　檀香 6 克　砂仁 10 克　川芎 10 克
甘草 6 克

加减：舌红、苔黄有热象者加黄连。

针灸：取大都、太白，不已取心俞、郄门。

（三）脾心痛

原文："厥心痛，痛如以锥刺其心。心痛甚者，脾心痛也。取之然谷、太溪。"

特征：痛如锥针刺心。

辨证分析：心脾相通，脾经有支脉与心相通。"其支者，复从胃别上膈，注心中"，所以
脾胃失调则易气逆阻心络，致心脉不利，不通则痛。

治法：和脾胃，通心脉。

杨力验方：瓜蒌薤白白酒汤合丹檀饮，加白术、党参、川芎。

瓜蒌 15 克　薤白 10 克　丹参 15 克　檀香 6 克　砂仁 10 克　川芎 10 克　白术 10 克
党参 15 克　枳壳 10 克　甘草 6 克（加白酒适量）。

针灸：然谷、太溪、太白、脾俞、心俞、内关、郄门。

（四）肝心痛

原文："厥心痛，色苍苍如死状，终日不得太息，肝心痛也，取之行间、太冲。"

特征：心痛得面色发白如死状，不能出长气。

辨证分析：肝主疏泄，肝气不舒，易气滞心胸，轻者心脉不利，重者诱发气滞血瘀，心脉闭阻，从而出现"色苍苍如死状"的危重证。

治法：气滞心胸较轻者，以疏肝理气为主；气滞心胸较重者必理气化瘀。

杨力验方：

气滞心胸者，柴胡疏肝汤和瓜蒌薤白白酒汤、丹檀饮化裁。

柴胡 10 克　白芍 10 克　川芎 10 克　郁金 10 克　瓜蒌 15 克　薤白 10 克　丹参 15 克 檀香 6 克　甘草 6 克（加白酒适量）

气滞血瘀者，柴胡疏肝汤合血府逐瘀汤加减。

柴胡 10 克　白芍 10 克　川芎 10 克　郁金 10 克　瓜蒌 15 克　红花 6 克　丹参 15 克 檀香 6 克　生三七粉 3 克（兑服）。

针灸：取之行间、太冲，可加心俞、肝俞、内关、郄门或膻中。

（五）肺心痛

原文："厥心痛，卧若徒居，心痛间，动作，痛益甚，色不变，肺心痛也，取之鱼际、太渊。"

特征：休息则缓解，动则加重，面色不变。

辨证分析：心肺共处胸腔，经脉相近，"手太阴肺经……行少阴心主之前""手少阴心经……其直着，复从心系却上肺"，且肺主气，心主血，气为血帅，气行则血行，气逆则血阻，所以肺气虚，肺气不利皆可引发心脉不舒而致心痛。

治法：益肺气，助心脉或宣肺气，通心络。

杨力验方：

属肺气不利，气逆脉阻者拟用参七饮合瓜蒌薤白半夏汤。

人参 6~10 克（单煎，分两次兑服）　生三七 3 克（兑服）　瓜蒌 15 克　薤白 10 克　川芎 10 克 丹参 15 克　厚朴 10 克　甘草 6 克

属肺气虚，无力帅血致心脉虚而作痛者，拟用生脉饮合瓜蒌薤白白酒汤、丹檀饮加减化裁。

人参 6~10 克（单煎，分两次兑服）　麦冬 10 克　瓜蒌 15 克　薤白 10 克　丹参 15 克 川芎 10 克　檀香 6 克　甘草 6 克

针灸：鱼际、太渊、肺俞、心俞。

杨力经验：

（1）《黄帝内经》厥心痛属心绞痛，非指后世所言的九种胃痛。

（2）《黄帝内经》提示五脏不调皆可诱发心绞痛，非独心也，所以辨证论治要多调五脏

以治本。

（3）《黄帝内经》提示的针灸穴位，可以配合其他穴位进行针药合治，效果更好。

附：

一、颈动脉狭窄症

1. 特点

颈动脉狭窄多由颈动脉粥样硬化斑块形成。斑块可导致颈动脉狭窄，使大脑供血不良，严重则斑块脱落导致脑梗死。

2. 病因

高血脂、高胆固醇、低密度脂蛋白高、甘油三酯高都会导致颈动脉血管内壁被破坏，形成动脉粥样硬化，形成斑块，日久则导致血管阻塞。

3. 危害

易形成中风、脑梗。

4. 早期先兆

（1）一侧手指发麻，进而出现短暂无力。

（2）一过性视力模糊。

（3）一过性行走无力。

（4）短暂舌不利索。

5. 中医治疗方法

（1）活血化瘀，宜血府逐瘀汤。

（2）降血脂，宜瓜蒌薤白半夏汤合涤痰汤类。

（3）理气化瘀，宜导痰汤和柴胡疏肝汤类。

6. 西医治疗方法

（1）手术剥离斑块。

（2）溶栓治疗。

（3）降血脂治疗。

二、H 型高血压

现代医学认为中国人的高血压大部分属于 H 型高血压，主要指血液中同型半胱氨酸增高，易患脑卒中。

治疗对策：西医建议用叶酸治疗，每日补充 0.5~0.8 毫克叶酸即可，亦可食用菠菜、黄豆、猕猴桃等。

第十五节

《黄帝内经》与脑血管病

一、《黄帝内经》极为重视脑血管病

《黄帝内经》不仅高度强调心血管病，而且十分重视脑血管病，尤其对脑卒中的论述极为精湛，不仅对脑中风的病因病机作了精辟的阐述，对后世的治疗产生了深刻的影响，而且提示了五运六气对脑中风的影响，从而把脑中风的防治上升到了一个新的高度。

二、《黄帝内经》对脑卒中的临床启示

（一）《黄帝内经》指出五运六气对脑卒中的影响

1. 运气同化、气化偏胜，易影响到脑血管发生卒中

（1）三火相逢的太乙天符年易发生脑卒中。三火相逢，即大运与司天之气、岁支之气皆属火，如戊午年（如图2-3），则三火相逢，火热之气大胜，易发生出血性脑卒中。

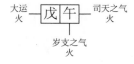

图 2-3　戊午年气运

（2）两寒相逢的岁会年。两水相逢，即大运与在泉之气皆为寒水，如丙子年（如图2-4）。两寒相遇，寒上加寒，脑血管易因寒凝泣，则易发生缺血性脑卒中。

图 2-4　丙子年气运

（3）两风相叠加的客主加临，易诱发脑卒中。两风相逢，风气偏胜，易致肝气犯脑而诱发脑卒中，如乙未年初之气为风主令，又逢乙亥厥阴风木加临，两风相加，风气偏胜，易诱发高血压脑卒中（多为出血性脑卒中）。

2. 胜复郁发对脑卒中的影响

胜复郁发对脑卒中有很大影响，如壬年，风气大胜，风气通于肝，肝阳上亢者易引发出血性脑卒中。正如《灵枢·九宫八风》所说："有三虚而偏于邪风，则为击仆偏枯。"此指的就是虚邪贼风引动内风。

（二）《黄帝内经》提出了脑卒中的病因病机及临床启示

1.《黄帝内经》指出"阴虚阳亢"是脑卒中的主要病机

脑卒中尤其是出血性脑卒中与肝的关系十分密切，肝属木，肝木靠肾水滋养，肝肾阴虚、水不涵木，极易导致阴虚阳亢而引发脑卒中。《黄帝内经》称此病机为"煎厥"，如《素问·生气通天论》说："阳气者，烦劳则张（亢），精绝，辟积于夏，使人煎厥。"

临床启示：

煎厥——阴虚阳亢

治疗原则：滋养肝肾，平肝熄风。

杨力验方：杞菊地黄汤合建瓴汤化裁。

枸杞 15 克　菊花 6 克　生地 10 克　山茱萸 10 克　丹皮 10 克　泽泻 10 克　茯苓 10 克　桑椹 15 克　生牡蛎 15 克　天麻 10 克　白芍 10 克　牛膝 10 克　甘草 3 克

2.《黄帝内经》指出"气血逆乱"是脑卒中的主要病机

《黄帝内经》认为引起气血逆乱、气血上冲的重要原因是暴怒，暴怒可导致脑血管破裂，如《素问·生气通天论》说："阳气者，大怒则形气绝，而血菀于上，使人薄厥。"

《黄帝内经》并提示其预后凶险，如曰："血之与气，并走于上，则为暴厥，厥则暴死。"（《素问·调经论》）

临床启示：

薄厥——气血逆乱

治疗原则：平肝熄风，引血下行。

杨力验方：镇肝熄风汤合羚角钩藤汤。

生赭石 20 克　羚羊角 1~3 克（另煎分冲）　钩藤 15 克　白芍 15 克　生地 15 克　生牡蛎 30 克
牛膝 15 克　丹皮 10 克　天麻 15 克　甘草 3 克

3.《黄帝内经》指出"膏粱肥甘"是脑卒中的重要原因

《素问·通评虚实论》："凡治消瘅，仆击，偏枯，痿厥，气满发逆，甘肥贵人，则膏粱之疾也。"指出肥胖、饮食肥甘，与脑卒中关系极为密切，对后世防治中风脑动脉硬化产生了极深刻的影响。

临床启示：

仆击偏枯——肥甘膏粱

治疗原则：化痰降浊。

杨力验方：黄连温胆汤合半夏白术天麻汤化裁。

黄连 5 克　竹茹 10 克　天竺黄 10 克　法半夏 10 克　白术 10 克　天麻 10 克　茯苓 15 克
陈皮 10 克　生姜 3 片

第十六节

心血管病的针灸治疗

一、针灸对心脑血管病有独特优势

有几千年历史的中医针灸对各种心脑血管病都有很好的治疗效果。中医几千年积累下来的配穴方法及针刺的手法都有着丰富的经验，尤其许多特定穴如五输穴、募俞穴、原络穴等都有卓越的效用。万千的成功案例都证实了针药配合的独特优势。针灸对急性发作的心脑血管病有重要的急救作用，如心绞痛、心衰、脱证（心源性休克）等在针药配合治疗后皆可起死回生，所以中医针灸是中医治疗心脑血管病的重要手段，必须弘扬传承。

二、针灸治疗各种心脑血管病

（一）针灸配穴治各种心血管病

1. 针灸调治三高

高血压：取穴风池、太冲、行间、合谷。肾阴虚阳亢加太溪、肾俞、三阴交、降压穴（内踝下 2 寸）。

高血脂：取穴膈俞、三焦俞、丰隆。

高血糖：取穴脾俞、三阴交、太溪、然谷、胰俞（第八胸椎下）、地机、降糖奇穴（①腕肘内面直线下 1/3 处，②小腿内侧阴陵泉与内踝连线的下 1/3 处，③肚脐左右处上斜 2 寸）。

2. 针灸治心律失常

（1）快律型。包括心动过速、期前收缩、房颤，常取内关、心俞、神门、三阴交、通里等穴位。

（2）慢律型。包括心动过缓、病态窦房结综合征、房室传导阻滞，常取心俞、关元、气海、膻中。

3. 针灸治心绞痛、心肌梗死

（1）心绞痛。取穴内关、通里、神门、鸠尾、郄门、膻中。

（2）心肌梗死。取穴膻中、神门、内关、通里。

（3）并发室性期前收缩。取穴内关、神门、三阴交。

4. 针灸治疗心搏骤停

取穴心搏穴（乳头上3寸）、膻中、郄门、百会、人中。

5. 针灸治疗风湿性心脏瓣膜病

取穴配方：心俞、血海、气海、少府。

（二）原、俞、募、络、郄穴配

1. 原俞配

治疗各种心脏病、肺心病。

指本经原俞配或与他经俞穴配，简要列举如下。

神门（心经原穴）配心俞（心经俞穴）。

神门（心经原穴）配厥阳俞（心包经俞穴）。

神门（心经原穴）配肺俞（肺经俞穴）。

神门（心经原穴）配肾俞（肾经俞穴）。

2. 原络配

治疗各种心脏病、肺心病。

原络配包括本经原络配及与相表里经的原穴配或与其他经的络脉配。简要列举如下。

神门（心经原穴）配通里（心经络穴）。

神门（心经原穴）配内关（心包经络穴）。

神门（心经原穴）配鸠尾（任脉络穴）。

3. 俞募配

治各种心脏病。

指背部俞穴与本经或他经胸腹部的募穴相配。简要列举如下。

心俞（心经背俞穴）配巨阙（心经募穴）。

心俞（心经背俞穴）配膻中（心包经募穴）。

心俞（心经背俞穴）配太渊（肺经募穴）。

4. 原郄配

用于心脏病急救。

神门（心经原穴）配阴郄（心经郄穴）。

神门（心经原穴）配郄门（心包经郄穴）。

神门（心经原穴）配孔最（肺经郄穴）。

（三）重要透穴治心脏病

1. 腹部穴透

膻中透鸠尾或膻中透巨阙。

2. 背部穴透

厥阴俞透心俞。

3. 手腕部

内关透大陵。

4. 足踝部

三阴交透复溜。

第十七节

心脑血管病的效方

一、生脉饮

主药：人参、麦冬、五味子。

主效：强心气，养心阴。

主治：气阴两虚的各种心脏病，尤其适用于有汗出的情况，因为"汗为心之液"。大凡心律失常、心动过缓、心衰、心绞痛、肺心病属虚型的，皆可选用生脉饮。

二、炙甘草汤

主药：炙甘草、生姜、人参、生地、桂枝、阿胶、麦冬、麻仁、大枣。

主效：益气养阴，补血复脉。

主治：心悸。如《伤寒论》曰："脉结代，心动悸，炙甘草汤主之。"

三、参附汤

主药：人参、附子。

主效：强心救逆。

主治：急慢性心衰、亡心阳、脱证，包括心源性休克。

四、四逆汤

主药：附子、干姜、甘草。

主效：回阳救逆。

主治：亡心阳、亡心肾之阳者。主要包括各种心脏病、急性心衰、心源性休克、脱证等。

五、麻辛附子汤

主药：麻黄、附子、细辛。

主效：扶阳、温通经络。

主治：心动过缓、病态窦房结综合征，常加人参或黄芪或桂枝。为避免汗多，麻黄用炙麻黄。

对肺心病心肺阳虚兼表寒证，无汗恶寒，痰多而白的，可用麻辛附子汤配合生脉二陈汤，可扶阳温经散表寒。

六、麻杏石甘汤

主药：麻黄、杏仁、生石膏、甘草。

主效：辛凉宣肺平喘。

主治：加人参、附子，可以有效控制肺心病合并表热证。

七、越婢加半夏汤

主药：麻黄、杏仁、生石膏、半夏、生姜、五味子、甘草。

主效：清肺化痰，降逆平喘。

主治：肺心病。痰热壅肺者，可加瓜蒌、射干、黄芩；心肺气虚者，可与参麦饮合用（加人参、麦冬）。

八、生脉饮

主药：人参、麦冬、五味子。

主效：益气养阴。

主治：多用于心肺气阴两虚如肺心病、冠心病等。

九、保元汤

主药：人参、黄芪、肉桂、甘草。

主效：补气温阳。

主治：心气虚、心力不足，如心动过缓、慢性心衰等证。

十、真武汤

主药：附子、白术、茯苓、芍药、生姜。

主效：温阳利水。

主治：急、慢性心衰，有水肿、心气虚重者可加人参、桂枝。

十一、苓桂术甘汤

主药：茯苓、桂枝、白术、甘草。

主效：健脾利水。

主治：慢性心衰、水肿，可加人参。

十二、瓜蒌薤白系列方

1. 瓜蒌薤白半夏汤

主药：瓜蒌、薤白、半夏、白酒。

主效：宽胸理气，通阳化痰。

主治：冠心病，偏痰浊型。

2. 瓜蒌薤白白酒汤

主药：瓜蒌、薤白、白酒。

主效：通阳散结。

主治：冠心病，心绞痛。

3. 瓜蒌薤白桂枝汤

主药：瓜蒌、薤白、桂枝。

主效：温经通阳。

主治：冠心病、心绞痛偏寒重者。

十三、血府逐瘀汤

主药：桃仁、红花、当归、川芎、生地、赤芍、牛膝、桔梗、柴胡、枳壳、甘草。

主效：活血化瘀。

主治：冠心病、心绞痛、心梗，可加生三七3克（冲），气虚加人参3~10克。

十四、通窍活血汤

主药：赤芍、川芎、桃仁、红花、老葱、红枣、麝香、黄酒。

主效：化瘀通窍。

主治：瘀阻脑络之健忘、肢体麻木、脑梗死。

十五、身痛逐瘀汤

主药：秦艽、川芎、桃仁、红花、甘草、羌活、没药、五灵脂、香附、牛膝、地龙。

主效：活血通经。

主治：风心病，可加苍术。

十六、补阳还五汤

主药：黄芪、当归、赤芍、地龙、川芎、红花、桃仁。

主效：益气通络。

主治：中风偏瘫。黄芪须重用至 30~60 克，但血压高者要注意量不宜大。

十七、活络效灵丹

主药：当归、丹参、乳香、没药。

主效：化瘀止痛。

主治：心绞痛、脑梗。

十八、桃红四物汤

主药：桃仁、红花、当归、川芎、白芍、熟地。

主效：活血化瘀。

主治：冠心病、心绞痛、心梗、脑梗。

十九、丹参饮

主药：丹参、檀香、砂仁。

主效：行气止痛。

主治：胸痛、憋气、胸闷（轻型心绞痛）。

二十、导痰汤

主药：半夏、天南星、枳实、茯苓、橘红、生姜、甘草。

主效：化痰开结。

主治：冠心病痰湿阻络型，可与血府逐瘀化裁。

二十一、涤痰汤

主药：半夏、天南星、枳实、茯苓、橘红、人参、石菖蒲、竹茹、甘草。

主效：涤痰开窍。

主治：中风、痰迷壅阻脑络。

二十二、半夏白术天麻汤

主药：半夏、白术、天麻、茯苓、橘红、甘草。

主效：化痰平肝。

主治：高血压、眩晕属痰浊型者。

二十三、天麻钩藤饮

主药：天麻、钩藤、石决明、山栀、黄芩、川牛膝、杜仲、益母草、桑寄生、夜交藤、朱茯神。

主效：清热平肝。

主治：肝热、肝阳偏亢型的高血压、眩晕。

二十四、镇肝熄风汤

主药：怀牛膝、生赭石、生龙骨、生牡蛎、生龟甲、生白芍、玄参、天冬、川楝子、生麦芽、茵陈、甘草。

主效：养阴平肝。

主治：肝肾阴虚型高血压。

二十五、羚角钩藤汤

主药：羚羊角片、钩藤、桑叶、生地、川贝母、菊花、茯神木、白芍、竹茹、甘草。

主效：凉肝熄风。

主治：肝热动风型高血压、眩晕。

二十六、一贯煎

主药：沙参、枸杞、当归、生地、麦冬、川楝子、甘草。

主效：滋养肝阴。

主治：肝阴虚型高血压、眩晕。

二十七、建瓴汤

主药：怀山药、牛膝、生地、白芍、生牡蛎、生龙骨、生赭石、柏子仁。

主效：滋肝肾，平肝阳。

主治：肝肾阴虚型高血压。

二十八、天王补心丹

主药：柏子仁、天冬、麦冬、当归、生地、玄参、茯苓、远志、桔梗、五味子、枣仁。

主效：滋养心阴。

主治：心阴虚、心血虚型心悸。

二十九、杞菊地黄汤

主药：枸杞、菊花、生地、丹皮、麦皮、茯苓、泽泻、甘草。

主效：滋肝胃之阴。

主治：治肝肾阴虚、水不涵木型高血压。

三十、白通汤

主药：葱白、干姜、附子。

主效：通阳破阴。

主治：心阳虚、阴寒盛的心绞痛，加桂枝温通心脉效果更好。

三十一、通脉四逆汤

主药：甘草、附子、干姜。

主效：破阴回脉。

主治：亡阳阴寒型心阳虚衰，如心源性休克，加人参、桂枝回阳复脉效更佳。如出现戴阳，可加猪胆汁 10 毫升。

三十二、参蛤散

主药：人参、蛤蚧

主效：温肾纳气。

主治：肺肾虚、喘咳。

第十八节

心脑血管病常用中药对药

一、瓜蒌、薤白

瓜蒌宽胸理气，化痰散结，薤白有很好的通阳散结，二者皆入肺经，一寒一温，一开一降，是治冠心病通阳开痹的绝配。《黄帝内经》早已有薤白治心痛的记载，如："胸痹不得卧，心痛彻背者，栝蒌薤白半夏汤主之。"说明薤白治心痛已有 2500 年以上的历史。因而成为张仲景治胸痹著名的瓜蒌薤白系列的主药，对冠心病、胸闷、胸痛皆有良好疗效。

常规用量：瓜蒌 15~20 克、薤白 6~10 克。

二、桃仁、红花

二者皆有较强的活血化瘀作用，所以被王清任用作血府逐瘀系列的主药，也被《医宗金鉴》作为桃红四物的君药。历来医家皆将二药作为绝配，用于治疗冠心病、心梗、脑梗、中风等。

用药剂量：桃仁、红花皆为 6~10 克。

三、丹参、三七

丹参、三七都是活血化瘀要药，二者相配，相得益彰，常用于冠心病、心绞痛、心梗、脑梗，其特点是药性虽然比较平和，但化瘀的效果却很好。现代制成的中成药丹七片被广泛应用于治疗心脑血管病以通血脉、防血栓，既方便又有效。二者常配伍于各种心脑血管病方药中，如：血府逐瘀汤、桃红四物汤。

剂量：三七粉 3~6 克，早晚 2 次冲服，丹参 10~15 克。

四、丹参、檀香

檀香辛温芳香，对冠状血管可以解痉，配丹参的活血化瘀，对心绞痛有很好的缓解作用，常配伍于血府逐瘀、桃红四物、瓜蒌薤白的系列方剂中。

剂量：丹参 10~15 克、檀香 3~6 克（后下）。

五、人参、三七

人参是大补元气的要药，三七是活血化瘀的要药，二者合用是治气虚血瘀的绝配。此配伍被广泛用于气虚型冠心病、心梗、中风。二者常配伍于血府逐瘀汤、瓜蒌薤白系列及补阳还五汤。

剂量：人参：3~10 克（单煎兑服），三七 3~6 克（研末冲服）。

六、人参、附子

人参、附子是益心气、回心阳的绝配，二者相伍临床上称为参附汤，对心气虚、心阳虚、心衰、心阳暴脱都有显著的治疗及急救作用。

剂量：人参 3~10 克、附子 10~30 克（先煎）。

七、人参、麦冬

人参大补元气，麦冬补心阴，临床上对气阴两亏的冠心病、心律不齐都有很好的疗效。二者加五味子则称为生脉饮，对心衰、心源性休克、心律不齐、冠心病、糖尿病性心脏病、肺心病等都有很好的强心效果。

剂量：人参 3~10 克，麦冬 10 克。

八、蒲黄、五灵脂

蒲黄甘平，归肝、心包经。五灵脂苦、甘、温，归肝经。二者合用，化瘀止痛又止血，对冠心病、心绞痛有很强的化瘀止痛作用。蒲黄、五灵脂合用又称失笑散，可治冠心病、心绞痛；再加延胡索、没药、草果称手拈散，化瘀止痛效果极好。

剂量：蒲黄 6~10 克、五灵脂 6~10 克（皆布包煨）。

九、当归、桂枝

当归甘辛温，归肝、心、脾经，有补血活血作用。桂枝辛甘温，归心、脾、膀胱经，有温经通心阳作用。当归、桂枝常与瓜蒌、薤白合用治胸痛、心悸、脉结代，有奇效；与炙甘草合用可治心动悸、脉结代,尤其有表寒的心悸、胸痛;加细辛,名四逆散,用之可温经散寒通心阳,对因受寒引起的冠心病心痛效果尤佳。

十、附子、干姜

附子辛热,归心、肾、脾经,属大温补元阳之品。干姜辛热,归脾、胃、心、肺经。二者合用是温振心阳的绝配,尤其在亡心阳、心力衰竭的情况下,附子、干姜的合用是起死回生的猛将。

剂量:附子 6~30 克、干姜 6~10 克。

注意:附子有毒,必须单独先煎。10 克以上先煎半小时,15 克以上先煎 1 小时,30 克以上先煎 2 小时。

十一、附子、肉桂

附子辛温,温补心肾之阳。肉桂辛、甘、热,归肾、脾、心、肝经。二者合用,温命火,扶心肾之阳,对心肾阳虚、命门火衰有很强的温补作用。

剂量:附子 6~30 克、肉桂 3~10 克。

十二、附子、桂枝

附子辛温,可温心阳。桂枝辛、甘、温,归心、肺、膀胱经。二者合用,有极强的温通作用,对冠心病、心绞痛属寒性者有极佳的温通效果。著名的当归四逆汤(当归、桂枝、芍药、细辛、甘草、通草、大枣)再加附子,就是很强的温经散寒、养血通脉的药,常用于寒凝经脉的心绞痛。

十三、人参、黄芪

黄芪甘、微温,归脾、肺经。人参甘、微温、苦,归脾、肺经。二者合用,是补气升阳的绝配,对心力衰竭、气虚型冠心病、心梗都有良效。

剂量:人参 5~10 克、黄芪 10~30 克。

十四、川芎、白芍

川芎辛温,归肝、胆、心包经,可活血行气。白芍苦、酸、微寒,归肝、脾经,可柔肝止痛。二者合用,宽胸柔肝,对紧张型高血压、心绞痛都有良效。常配合于天麻钩藤饮、瓜蒌薤白汤。

十五、葛根、丹参

葛根甘、辛、凉，归脾、胃经，可解肌扩冠。丹参苦、微寒，归心、心包、肝经，可活血祛瘀。二者合用，化瘀、扩冠、降压，是治心绞痛、高血压的良好绝配。

十六、天麻、钩藤

天麻甘平，归肝经，可平肝潜阳。钩藤甘、微寒，归肝、心包经，可熄风止痉。二者合用是天麻钩藤饮的主药，对肝阳上亢的高血压有很好的作用，也用于半夏白术天麻汤或其他降压方内。

剂量：天麻3~10克、钩藤10~15克。

十七、牡蛎、石决明

生牡蛎咸、微寒，归肝、肾经，可平肝潜阳。石决明咸、寒，归肝经，可平肝潜阳。二者合用，对肝肾阴虚、肝阳上亢有奇效。

剂量：牡蛎15~30克、石决明15~30克。

十八、羚羊角、钩藤

羚羊角咸、寒，归肝、心经，可凉肝熄风。钩藤肝、微寒，归肝、心包经，可熄风止痉。二药合用，对肝热、肝阳上亢型高血压效果极佳，常用于羚羊钩藤汤。

剂量：羚羊角1~3克、钩藤10~15克。

十九、杜仲、牛膝

杜仲甘温，归肝、肾经，可滋补肝肾。牛膝苦、酸、平，归肝、肾经，可补肝肾，活血引血下行。二者合用，可降血压。降血压多用怀牛膝。

剂量：杜仲10~15克、牛膝6~15克。

第十九节

《黄帝内经》五运六气与心血管病

一、运气对心脑血管病的影响

胜、复、郁、发、太过不及，无论异常气候及极端气候对心脑血管病都有很大影响。

二、运气五郁对心脑血管病的影响

五郁指运气气化不及对心脑血管病的影响。

（一）火郁——心郁

气化特点：岁水太过，寒气流行，心火受邪。

气候特点：夏应热不热，或应热反寒，寒气早至。

气化病机："邪害心火"。

原文：《素问·气交变大论》曰："岁水太过，寒气流行，邪害心火，民病……阴厥，上中下寒，心痛……"此心痛为阴寒性心痛，可见于冠心病、肺心病。

治法：火郁发之，包括培土制水、温振心火。

主方：苓桂术甘汤加人参。

（二）水郁——肾郁

气化特点：岁土太过，雨湿流行，肾水受邪。

气候特点：冬应寒不寒，应藏不藏，泉涌河衍，风雨大至。

原文：《素问·气交变大论》曰："岁土太过，雨湿流行，肾水受邪，民病腹痛，清厥，意不乐，体重烦冤，上应镇星。甚则肌肉痿，足萎不收，行善瘛，脚下痛，饮发中满，食减，四肢不举。"此时易加重心衰。

治法：承制脾土，温振肾水。

主方：四逆汤、真武汤。

（三）金郁——肺郁

气化特点：岁火大过，炎暑流行，肺金受邪。

气候特点：应燥不燥，秋应凉反热，凉燥成燥火。

原文："岁火太过，炎暑流行，肺金受邪。民病疟，少气咳喘，血溢血泄注下，嗌燥耳聋，中热，肩背热，上应荧惑星。甚则胸中痛。胁支满胁痛，膺背肩胛间痛，两臂内痛。"

三、运气气化太过

（一）火化太过

火化太过，火成为胜气，火气通于心，邪害心脏。

气化分析：火运太过之年，如戊辰、戊戌年，大运及客运的初运皆为火。天符年，如戊寅、戊子（二火相逢），大运及司天之气皆为火，上半年火化太盛。太乙天符年，如戊午年（三火相逢），大运及司天之气、岁支之气皆火，全年火化太过。同天符年，如戊午年。同岁会年如癸巳年，两火相逢，下半年火盛，或夏季加临的气化是火气则火上加油，心脏受邪。

病机病候：火化太过，热气盛行，火气通于心，致心火太亢，诱发火热疾病及心病、脑病。

治法：养心阴，清心火。

临床用药：可酌加竹叶、黄连清心火，麦冬养心阴。

（二）寒化太过

寒化太过，水成为胜气，水性寒，寒气通于肾，邪害肾脏，加重心衰、水肿。

气化分析：水运太过之年，如丙辰、丙戌年，大运及客运初运皆属寒水，又属天符年，两寒相逢，或冬季加临寒水，皆致寒化过胜而侵害肾脏。

病机病候：寒化太过，寒气盛行，寒气通于肾，邪害肾脏。寒盛太过易引发真心痛（心肌梗死），寒性冠心病及肺心病、风心病。

治法：温肾扶阳。

临床用药：酌加附子、桂枝。

四、气化反常与心脑血管病

气化反常对心脑血管病的影响主要有以下五种情况。当其令则顺，非其时则逆，反其时则凶。

（一）热上加热（火上添油）

夏季本火热，如有火气加临，气化热上加热，如少阳相火或少阴君火光临三之气（小满至大暑之间），火热过盛，会导致心脑不适，引发中风、高血压或冠心病，如戊寅年、戊申年。

（二）寒上加寒（雪上加霜）

冬季本寒冷，如有寒水加临，则寒上加寒，如终之气（小雪到大寒之间）有太阳寒水加临则气化过寒，易发生心绞痛、心梗、脑梗等心脏病。

（三）应热反寒（反其时）

夏季应热，如有寒水加临，则气化应热反寒，易出现心火郁滞，易引发冠心病、高血压、眩晕等病。

（四）应寒反热（反其时）

冬季应寒，如有君火加临，则气化应寒反热，易引发肺心病致痰壅、气阻等。

（五）应温反热（反其时）

春天气候尚冷，如加临君火，气候由凉反热，易引发高血压眩晕等。

中医治疗心血管病十大优势

一、治本防"三高"

中医可以通过调五脏气血而达到治本软化血管的目的。中医辨证论治在降血压、降血脂、降血糖方面都有很好的效果。

（一）中医中药降血脂治本法

中医降脂法包括化瘀降脂法、化痰降脂法、直接化脂法、泻脂法、健脾化脂法、利湿化浊降脂法、通腑降脂法等，可以有效地调整五脏气血痰湿的运化而达到降血脂治本的目的；尤其有不少中药有直接的降血脂作用，在保护血管方面有很大的优势。

（二）调五脏降血压治本法

中医对高血压的辨证论治有十分丰富的经验，并能成功的通过调五脏而起到稳定血压的作用。

中医降压法（见本书第三章第七节）主要包括平肝泻火法（主要用于肝火亢盛）、育阴潜阳法（即滋水涵木法）、镇肝熄风法（主要用于肝阳风动）、祛痰化湿法（主要用于痰湿壅盛）、滋肝肾之阴法（主要用于肝肾阴亏）、滋阴补阳法（主要用于阴阳两虚）。总之，中医通过辨证论治调五脏对降低各种高血压都有很好的效果。

（三）降三消治本法

中医辨证论治三消能达到糖尿病治本的作用。

上消：心肺燥热，心移热于肺，应以清心肺热为主。

中消：胃腑热积，二阳（胃及大肠）热结，大肠移热于胃，治宜清泻肠胃积热。

下消：肾阴虚及阳，致肾阴亏、肾精不足、肾虚不摄，治宜滋肾阴益肾气。肾阴阳两亏则宜补肾阳、益肾阴合治。

总之，中医中药治糖尿病有很大的优势，完全可以调五脏治本而稳定血糖。

二、心绞痛治本法

中医中药治疗心绞痛自古就有很大的优势，既可急救又能治本（见本书第三章第十四节）。心绞痛心血瘀阻则宜宽胸理气，化瘀通脉；痰浊闭阻则宜豁痰通阳，宽胸宣痹；寒凝心脉则宜散寒通脉，温经止痛；心气虚闭则宜补心益元，宣痹通脉；心肾阳虚则宜扶阳祛寒，温经止痛；心肾阴虚则宜滋阴补血，宣痹通脉；属气滞心脉则宜行气通脉。

三、心肌梗死急救优势

心肌梗死属血瘀闭塞者，宜活血化瘀，通脉救心；属痰浊闭阻者，当豁痰化浊，通脉开痹；属气滞血瘀者，当行气化瘀，宣痹止痛；属痰瘀阻脉者，则需涤痰化瘀通脉；属气虚阳虚者，当益气温阳，活络止痛；阴血亏虚者，当滋阴补血，活络止痛。尤其出现心源性虚脱的，当益气回阳，固脱救急。

总之，中医辨证论治对心肌梗死的抢救同样有优势。

四、治心衰的优势

慢性心衰，属阳虚水泛者，宜温阳利水；水气凌心者，则益心气利水；气阳两虚者则宜益气养阴；心阳虚脱的危症则宜回阳救逆，益气固脱。

急性心衰，水饮射肺者，则益气温阳，豁痰泻肺逐水。

上述方法都说明中医治各种心衰都有相应的方子，都有一定的治疗优势。

五、心律失常从调五脏治本

治心动过速，心虚胆怯者，则养心安神，宁心定志；心阴虚有火者，当滋阴清火，养心安神；心阳虚者，则温补心阳，安神定悸；气血虚者，当益气补血，养心安神；属痰火扰心者，则清热化痰，宁心安神；心脉有瘀者，当活血化瘀，通脉宁神；水饮凌心者，则宜振奋心阳，化气行水宁心。

治期前收缩，属气阴两虚者，则宜养阴益心；有痰火扰心者，当清火祛痰；心肾阴虚者，又当滋补心肾之阴。

治心动过缓属心气不足、血脉运行无力者，治当益气通脉；属阳虚心动迟缓者，则宜温振心阳，益气通脉；而心动无力、心气欲脱者，当益元回阳，固脱救心。

凡此种种，皆说明中医中药辨证论治对心律失常有着广泛的前景和治疗优势。

六、治风湿性心脏病的优势

风湿性心脏病多为寒湿伤络夹瘀，致血瘀水阻、心力衰竭。

血瘀水阻者，宜益气化瘀，通络行水。气滞心胸者，宜宽胸化瘀，理气活血。瘀血痹阻者，宜祛湿化瘀，宣痹通脉。

总之，中医治风心病不但有优势，而且前景广阔。

七、治肺心病的优势

中医认为肺心病早期以治肺为主，后期则须治肾，肺气虚时又当心肺同治。

针对肺心病兼表，中医办法很多，无论表寒、表热，都有很多对策，尤其用伤寒六经辨证效果极好。表寒夹饮，则温肺散寒，涤痰化饮，而表热往往兼痰壅，则清肺表化痰，因兼表证往往夹痰壅气阻，所以中医治肺心病痰壅气阻有许多涤痰、化痰、降气的名方和名药。

针对肺心病气虚，中医多采用补肺益气、养心平喘的方法，可以有效缓解症状，对肺心病有很大好处。

肺肾两虚是肺心病后期的常规发展，中医的补肾纳气名方名药皆能发挥很好的作用。

痰壅阻肺是肺心病最常见的病证，中医同样有许多涤痰开窍降逆平喘的方法。

至于肺气虚脱，中医也有强有力的益气固脱的方药，无论是对急性呼衰还是对慢性呼衰都很有效。

总之，中医对肺心病，无论治痰瘀、喘、脱都很有优势。

八、治病毒性心肌炎的优势

中医中药辨治病毒性心肌炎效果极好。病毒性心肌炎属热毒袭心逆传心包，所以按照温病的卫气营血辨证会有很好的效果，并且对心肌炎后遗症的治疗效果也很有优势。

九、治中风及后遗症

中医中药在中风（脑梗死、脑出血）辨治方面也有很多优势。中风主要有阴虚阳亢、风痰上扰、痰瘀阻络、肝阳化火及脑络空虚、风邪入中等几种情况，治疗有平肝熄风、祛痰化瘀、顺气宁心、调和营卫、平衡阴阳等方法，且在临床效果不错。在中风中脏腑出现闭证或脱证时，中医亦有相应的救治方法。尤其是针对中风后遗症的言语不利、半身不遂，中医有著名的验方、针药，效果都很好。

足见中医中药在中风救治方面同样有很好的效果和独特的优势。

十、针灸治疗心血管病的优势

中医针灸对心血管病的治疗有很大的优势，对高血压、心律失常、心力衰竭、心绞痛、心肌梗死、肺心病、风心病、中风等都有较明显的治疗效果。

上述足见中医治疗心血管病自古以来就有着独特的优势，尤其中医有辨证论治、伤寒六经辨治、温病卫气营血辨治等手段，又有久经考验的中药及神奇的针灸治疗，所以中医中药对心血管病的治疗发挥着重要作用，不仅几千年来治好了千千万万的心血管患者，而且对广大人民的健康做出了杰出的贡献，中医中药治疗心血管病有着广阔的前景。

第三章 《黄帝内经》脉象医学

导 言

博大精深的中医学是一门象数科学。东方的《易经》开创了伟大的象数世界观，这是一种观象取义、以象测藏、取象比类的世界观，是一种高度重视象，以显象探幽藏的方法。这个以象测藏的法宝，是东方科学的特色。中医学的经典巨著《黄帝内经》对《易经》的象数科学做了光辉的发展，使中医学成为东方象数科学的杰出代表。

中医学的理论方法都十分重视"象"，包括藏象、气象、经络象、脉象等，在诊断学中尤其重视以象测藏，从而开创了脉象、面象、舌象、耳象、手相、足象等。象，成为中医学的宝藏，而脉象则是象中之象、宝中之宝。

几千年来，中医诊病都是以脉象为主。诊脉也是中医诊病的特征。

《黄帝内经》集中医诊脉的大成，这部伟大的巨著奠定了中医诊脉的核心内容，确立了脉诊在中医诊法宝库中宝中之宝的地位。内容包括气口诊脉、三部九候及脉象的平、病、死脉、四时五脏脉、胃气脉、平旦脉以及以脉象决死生等法宝，从而为中医脉学的发展做出了巨大的贡献。

为了弘扬中医的伟大脉诊，我集五十年从医的脉诊经验，诊了千千万万的脉象，又参阅了大量的中医脉诊书籍，尤其在中国中医科学院研究生院为硕博研究生讲授《黄帝内经》三十八年，对脉象做了认真研究，有了大量的感悟。现在出版这本书，就是为了向广大医学研究者、医学生、医生和广大人民弘扬和传播中医脉诊的精华和秘诀，才不负我几十年夜灯下的呕心沥血。

第一节

《黄帝内经》对脉学的伟大贡献

一、《黄帝内经》三部九候的意义

《黄帝内经》把人体分为头部、手部、足部，称为三部，每一部又分天、地、人三处，配以九脉而为九候，合之曰三部九候。

原文："人有三部，部有三候，以决死生，以处百病，以调虚实，而除邪疾。帝曰：何谓三部？岐伯曰：有下部，有中部，有上部。部各有三候，三候者，有天，有地，有人也。必指而导之，乃以为真。上部天，两额之动脉；上部地，两颊之动脉；上部人，耳前之动脉。中部天，手太阴也；中部地，手阳明也；中部人，手少阴也。下部天，足厥阴也；下部地，足少阴也；下部人，足太阴也。故下部之天以候肝；地以候肾；人以候脾胃之气。帝曰：中部之候奈何？岐伯曰：亦有天，亦有地，亦有人，天以候肺；地以候胸中之气；人以候心。帝曰：上部以何候之？岐伯曰：亦有天，亦有地，亦有人。天以候头角之气；地以候口齿之气；人以候耳目之气。三部者各有天，各有地，各有人，三而成天，三而成地，三而成人，三而三之，合则为九"。(《素问·三部九候论》)

上部（头部）
- 天——两额动脉——两侧太阳穴——候头角
- 地——两颊动脉——地仓、人迎——候口齿
- 人——两耳前动脉——丝竹空、耳门穴——候耳目

中部（心肺）
- 天——手太阳——两手气口部——候肺
- 地——手阳明——两手合谷穴——候胸中
- 人——手少阴——两手神门穴——候心

天——足厥阴——两手五里穴，女子取太冲穴——候肝

下部（肝肾）　地——足少阴——两足太溪穴——候肾

　　　　　　　人——足太阴——两足冲阳穴——候脾胃

《黄帝内经》三部九候属全身遍诊法（如图3-1），危急时应全身合参，尤其人迎及趺阳脉应合诊。《黄帝内经》全身三部九候对《难经》创立寸口三部九候产生了重要影响。

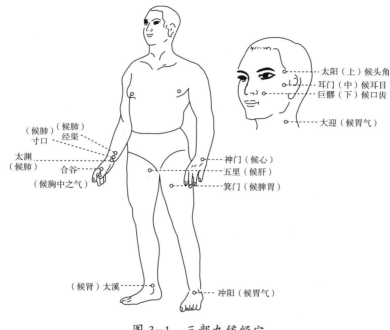

图 3-1　三部九候经穴

二、《黄帝内经》"脉主寸口"的影响

寸口，与气口、脉口所指相同。

为何诊脉要重点诊寸口脉？正如《黄帝内经》所说："气口何以独为五脏主？"

第一，气口是手太阴肺经的原穴太渊所在部位。因为气口是手太阴肺的原穴太渊所在部位，而原穴是经气的源头，正如《黄帝内经》所说："气口亦太阴也"，所以气口最能反映肺气的盛衰。

第二，气口是胃气汇聚之处。胃气决定脉气，所以气口最能反映脉气的状况。正如《黄帝内经》所说："气口何以独为五脏主？……胃者水谷之海，六腑之大源也。五味入口藏于胃，以养五脏气，气口亦太阴也，是以五脏六腑之气味皆出于胃，变见于气口。"（《素问·五脏别论》）

第三，寸口为脉之大会。寸口是手太阴的动脉，为脉之大会，正如《黄帝内经》所说："肺主气""肺朝百脉"，即百脉皆会于肺，所以寸口也最能反映五脏六腑之气。五脏之气的盛衰皆反映于此，故诊气口可决死生。《难经》也说："寸口者，脉之大会，手太阴之动脉也……

五脏六腑之所终始，故取法于寸口也。"

寸口独取只是相对而言，其实临床上不仅应四诊合参，而且应三部九候合参，所以必要时人迎、趺阳脉要合参，尤其诊治危重患者时或急救时。

但《黄帝内经》诊脉从三部遍诊到独取寸口脉（如图3-2）的发展是诊脉从定位到定性的飞跃，所以独取寸口是《黄帝内经》诊脉的伟大贡献。

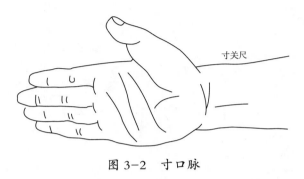

寸关尺

图 3-2　寸口脉

三、脉象是反映疾病虚实寒热的主要依据

脉虚虚证：一般虚证脉多细，并且往往是细而无力，可发生在泻痢、气虚、失血、饮食不入等情况，严重时出现五脏衰弱，如果五脏皆虚则为死证，如《黄帝内经》说："脉细，皮寒，气少，泄利前后，饮食不入，此为五虚"（《素问·玉机真脏论》），提示心、肝、脾、肺、肾五脏皆虚，故为死证，这是以脉细、心气虚为主的五虚证。

脉实实证：脉象实盛，如发生在皮热、腹胀、前后不通、闷瞀，则提示邪入五脏，五脏皆病重，主凶，甚至主死，如《黄帝内经》中说："脉盛，皮热，腹胀，前后不通，此谓五实"（《素问·玉机真脏论》），提示心肝脾肺肾皆受邪而实，所谓五实，即是以脉盛为代表表现的邪气盛的五脏实证。

四、《黄帝内经》强调"胃气脉"的重要作用

（一）何谓胃气

胃气维持人体生命活动，是脉气的主要来源。胃气的多少决定着脉的平、病、死三种状况。

胃气一词出自《黄帝内经》，"平人之常气秉于胃，胃者，平人之常气也。人无胃气曰逆，逆者死。"可见，胃气即人之常气，也是正常的脉气的来源。

什么样的脉是有胃气的脉呢？《黄帝内经》做了很好的回答："脉弱以滑，是有胃气"（《素问·玉机真脏论》），这里的"弱"，并非虚弱的弱，而是柔软徐和之意。

所以有胃气的脉是不实不虚，不浮不沉，不疾不徐，徐和从容之象，正如《黄帝内经》所说："邪气来也紧而疾，谷气来也徐而和"（《灵枢·终始》）。

（二）胃气与四时五脏脉象的关系

1. 有胃脉　"有胃气则生，无胃气则死"。何谓胃气，胃气源于胃。胃指脾胃，脾胃之气，又称中气，为后天之本，水谷之源。脉有了胃气，就有了生机，从而也就有了从容之象。所以有胃气的脉象和缓从容，不徐不疾，不浮不沉，快慢均匀。正如《黄帝内经》所说："谷气来也徐而和""邪气来也紧而疾"。《黄帝内经》说："脉弱以滑，是有胃气。"就是指脉柔中有刚，刚中有柔，刚柔相济的脉是有胃气的脉。

所以只要脉来从容和缓，柔中有刚的便是有胃之脉。

2. 有神脉　心藏神，心主脉。有神的脉象是节律整齐不乱，柔和有力，表明心神平和，气血充盛，临证只要脉来有条不紊、柔和有力的便是有神之脉。

3. 有根脉　肾为生机之根，五脏先天之本，肾气足则沉取有力，尺脉不绝，因为尺以候肾，沉以候肾。所以，只要沉取有力，尺脉不虚，便是有根之脉。

五、《黄帝内经》强调"平旦脉"

《黄帝内经》强调诊脉"常以平旦"。平旦，指天刚亮，太阳尚未升起之时。《黄帝内经》指出平旦时"阴气未动，阳气未乱，饮食未进，经脉调匀，气血未乱"（《素问·脉要精微论》），所以平旦是诊脉的最佳时辰，故"乃可诊有过之脉"。

在医院诊脉不可能在平旦，但需要患者情绪不激动，饮食不过饱，也不宜在激烈运动之后，医生应尽量在患者阴阳相对调和、气血不乱的时候诊脉。

六、《黄帝内经》"五脏平、病、死"脉要诀

（一）心脉

1. 平心脉

原文："夫平心脉来，累累如连珠，如循琅玕曰心平。"

累累如连珠：脉行流畅如连珠。

如循琅玕：应指滑利；琅玕，玉珠。

特点：正常的心脉，应指流利圆滑，提示脉气盛，心气足。

主病：正常无病。

按：正常心脉流利圆滑微钩，是有胃气的心脉。

2. 病心脉

原文："病心脉来，喘喘连属，其中微曲曰心病。"

喘喘连属：脉行急促。

其中微曲：指钩多胃少；钩多胃少，指胃气少，脉来缺少徐和之象。

特点：按之急速，微曲而少柔和。

主病：主心病，如心气虚，心脉瘀阻。

按：病心脉的特点是急促失和，钩多胃少之脉。

3. 死心脉

原文："死心脉来，前曲后居，如操带钩曰心死。"

前曲：轻取即感脉体坚硬；后居：重按更觉脉体牢、实，着居不动。

如操带钩：如触按皮革的钩，坚实无柔和，意即脉在指下坚硬如按皮革，带钩，毫无徐缓柔和之象，表示胃气全失。

特点：轻取坚硬不柔，重按实而不动，全失柔和之象。

主病：主心死，心气全无，如心梗、心衰。

按：死心脉但钩无胃，如按皮革，主心死。

（二）肺脉

1. 平肺脉

原文："平肺脉来，厌厌聂聂，如落榆荚，曰肺平。"

厌厌聂聂：禾苗轻飘状。

特点：正常肺脉如触齐秀的禾苗，如榆荚飘落，轻柔和缓。

主病：主无病。

按：正常脉象，轻柔和缓，是有胃气的征象。胃气足，所以无病。厌厌聂聂，如落榆荚，是形容正常脉象的柔和从容。

2. 病肺脉

原文："病肺脉来，不上不下，如循鸡羽，曰肺病。"

不上不下：指往来滞涩状。

如循鸡羽：有浮虚状。

特点：有病的肺脉往来滞涩不流利，并且如触摸鸡的羽毛一样虚浮无根。

主病：主肺病，如肺气肿、肺癌、肺炎。

按：病肺脉的主要特点是偏于虚浮而少胃气。

3. 死肺脉

原文："死肺脉来，如物之浮，如风吹毛，曰肺死。"

特点：死肺脉来飘浮空虚，如风吹毛散乱无绪。

主病：主肺元气大虚，宗气虚。

按：死肺脉的特点是但毛无胃，属无根之脉，主宗气大虚。宗气者，心肺之气，宗气行于胸中，贯心肺，主呼吸言语。宗气虚则心悸气短，言语难接。

（三）肝脉

1. 平肝脉

原文："平肝脉来，软弱招招，如揭长竿末梢，曰肝平。"

招招：迢迢。

揭：高举。

特点：正常的肝脉行来，如触按高举的长竿，末梢柔软而梢长，柔中有刚。

主病：主无病。

按：肝脉的平脉，特点是软弱而有一定的弹性，也即有胃之脉。

2. 病肝脉

原文："病肝脉来，盈实而滑，如循长竿，曰肝病。"

盈实而滑：指脉弦滑。

如循长竿：有硬无软。

特点：病肝脉来弦硬如触长竿，无柔软弹性。

主病：主肝气盛，如肝阳上亢等病。

按：病肝脉的特点是脉来弦硬不柔和，是但弦少胃之脉，提示肝气亢盛。

3. 死肝脉

原文："死肝脉来，急益劲，如新张弓弦，曰肝死。"

急益劲：弦硬坚实。

如新张弓弦：如刚拉开的弓弦，毫无柔性。

特点：死肝脉来，如按弦硬坚实的弓弦一样，毫无柔和之象。

主病：主肝实证、绝证。

按：死肝脉是但弦无胃之脉，临床上见于肝硬化、肝癌等病。

（四）脾脉

1. 平脾脉

原文："平脾脉来，和柔相离，如鸡践地，曰脾平。"

和柔相离：相离，均匀。

特点：正常脾脉雍容均匀，如鸡行步从容轻缓。

主病：主脾无病。

按：从容和缓是正常脾脉的特点，主有胃气。

2. 病脾脉

原文："病脾脉来，实而盈数，如鸡举足，曰脾病。"

实而盈数：坚硬而疾快。

如鸡举足：如同鸡举步不和缓。

特点：有病的脾脉，如鸡行步一样，坚硬不从容。

主病：主脾实病，如腹胀、肠结。

按：脾有病的脉，指下坚硬不柔和，如鸡举足爪行步，是缺柔和、少胃气之脉。

3. 脾死脉

原文："死脾脉来，锐坚如鸟之喙，如鸟之距，如屋之漏，如水之流，曰脾死。"

鸟喙：鸟嘴。

鸟距：鸟足。

特点：死脾脉来，就像触鸟的嘴、鸟的足一样坚硬，又如同屋漏、水流一样漂流无根。

主病：主脾绝症，如久泻。

按：死脾脉坚硬无根，是脾绝胃气尽失的脉，主凶。

（五）肾脉

1. 平肾脉

原文："平肾脉来，喘喘累累如钩，按之而坚，曰肾平。"

喘喘累累如钩：形容平肾脉来，连续相接不断，代表肾气充足。

特点：无病的肾脉连续相接，有一定的硬度。

主病：无病。

按：肾脉微石，主有胃气。

2. 病肾脉

原文："病肾脉来，如引葛，按之益坚，曰肾病。"

引葛：指脉来坚硬牵连。

特点：病肾脉来，按之坚硬牵连，愈按愈硬，是石多胃少之象。

主病：主肾实证，如水肿。

按：病肾脉的特点是石多胃少，即坚搏牵连而少柔性的肾脉，主肾的精气已亏乏。

3. 肾死脉

原文："死肾脉来，发如夺索，辟辟如弹石，曰肾死。"

发如夺索：脉行如争夺绳索，可知强劲之甚。

辟辟如弹石：坚搏如转石。

特点：死肾脉来，坚搏如夺索，强硬如弹石，预示肾气将绝的挣扎。

主病：主肾气将绝。

按：死肾脉坚搏如绳，如石，可知是肾气将绝的但石无胃脉，主大凶。

七、《黄帝内经》"真脏脉"与"死脉"

（一）何谓真脏脉

无胃气的脉象就叫真脏脉，是五脏真气败露的脉象，也是全无胃气的脉象。

（二）真脏脉产生的机制

关于真脏脉产生的机制，《黄帝内经》指出是由于脏气虚，无力与胃气一起到达手太阴，导致脏腑之气失去冲和而独见于寸口。正如原文所说："病甚者，胃气不能与之（五脏之气）俱至于手太阴，故真脏之气独见，独见者，病胜脏也，故曰死。"说明真脏脉败露的原因是脏气大虚。

（三）《黄帝内经》对五脏真脏脉形象的论述

1. 真肝脉

原文："真肝脉至，中外急，如循刀刃责责然，如按琴瑟弦，色青白不泽，毛折，乃死。"

脉："中外急""如循刀刃""如按琴瑟弦"，皆形容真肝脉属于一种非常坚硬尖锐的弦细脉。说明真肝脉非常弦硬，毫无胃气，全失冲和之象，属死脉。正如《素问·平人气象论》所说："死肝脉来，急益劲，如新张弓弦，曰肝死。"如新张弓弦，可见真肝死脉的坚硬之极。

色：不仅脉象变化，而且面色也呈青白色，因青色属肝，白色属肺，青白相兼是金克木之色，同样为败色。

形：出现"毛折"。肺主皮毛，毛折表示肺卫之气也发生了衰败。

可见，脉、色、形都发生了败绝之象，肝病多重危。

2. 真心脉

原文："真心脉至，坚而搏，如循薏苡子累累然，色赤黑不泽，毛折，乃死。"

脉：指真心脉来坚硬而短劲（"坚而搏"）就像摸短实的薏苡一样硬劲，说明毫无胃气。正如《素问·平人气象论》所说："死心脉来，前曲后居，如操带钩，曰心死。"轻取坚硬，重按牢实，如持皮革之钩，僵死不移，哪里还有冲和之象。

色：面色赤黑无光泽，无光泽指枯色，是水克火的败色。

形：毛折乃死，指行于皮毛的卫气将竭。

上述脉、色、形皆为毫无胃气的败露之象，故曰心死脉。

3. 真肺脉

原文："真肺脉至，大而虚，如以毛羽中人肤，色白赤不泽，毛折，乃死。"

脉：肺真脏脉来，大而软（"大而虚"）如同毛羽飘在皮肤上一样。正如《素问·平人气象论》说："死肺脉来，如物之浮，如风吹毛，曰肺死。"形容脉飘浮散乱之极。

色：面色白赤不泽，指面色呈火克金的败色。

形：毛折乃死，指卫气败绝而死。

真肺脉的脉、色、形都呈现败露之象，故曰死脉。

4. 真肾脉

原文："真肾脉至，搏而绝，如指弹石辟辟然，色黑赤不泽，毛折，乃死。"

脉：真肾脉至，硬如弹石，胃气冲和之象尽失，正如《素问·平人气象论》说："死肾脉来，发如夺索，辟辟如弹石，曰肾死。"指肾的死脉硬实如绷紧的绳索，也如坚硬的石头，毫无冲和之象，所以是死脉。

色：呈现的是面色黑赤不泽，是水克火的败色。

形：毛折乃死，指卫气将竭。

真肾脉的脉、色、形皆毫无胃气，故为败露之死象。

5. 真脾脉

原文："真脾脉至，弱而乍数乍疏，色黄青不泽，至折，乃死。"

脉：真脾脉既弱且忽快忽慢，尽失胃气之冲和，正如《素问·平人气象论》说："死脾脉来，如鸟之喙，如鸟之距，如屋之漏，如水之流，曰脾死。"死脾脉坚硬得如同鸟的嘴、雄鸡的足跟，又像屋漏雨一样缓慢无序，也像水流走了一样漂流无定。

色：面色呈黄青无泽，是木克土之败象。

形：毛折乃死，是卫气已绝之兆。

以上脉、色、形，皆表示真脾脉已毫无胃气，故曰死脉。

（四）《黄帝内经》关于死脉的论述

1. 脉过速者死

原文："人一呼脉四动以上曰死。"

脉一息八至以上为危候。一息包括一呼一吸，那就是说一呼四至以上，一呼一吸八至以上，属于危候。

脉一息八至以上，即为疾脉、促脉。临证多见于心房颤动、心动过速等。脉又快又乱，提示心阳虚衰欲脱或气脱阳亡等，须急救之。

过速脉发展严重即为沸釜死脉，即脉跳如锅釜煮沸。《素问·脉要精微论》所说："浑浑革至如涌泉"，都是危脉。

2. 脉忽快忽慢者死

原文："脉乍疏乍数曰死。"

脉忽快忽慢，多属危候。

脉忽快忽慢，节律紊乱，而脉微弱者都表明心气大虚，大都出现阴竭阳亡之状。心脏病患者则提示心力衰竭，无力鼓动脉搏。

脉率紊乱，也出现于脾死的情况，如："真脾脉至，弱而乍数乍疏，色黄青不泽，毛折，乃死。"

惊吓也可出现脉乍数乍疏，区别是，脾的真脏死脉是"弱而乍数乍疏"，惊吓的脉不弱而仅脉率紊乱。

3. 脉极绵弱者死

原文："绵绵其去如弦绝，死。"

绵弱，即脉来去极微弱，细微者提示心阳将竭，所以是死脉。

八、《黄帝内经》特别关注的六个要脉

脉虽有多种，而《黄帝内经》却特别关注缓、急、小、大、滑、涩六种脉象，并认为这六种脉象与五脏关系很密切。《灵枢·邪气脏腑病形》说："五脏之所生，变化之病形，何如？……调其脉之缓、急、小、大、滑、涩而病变定矣。"

1. 缓脉

特点：所谓缓脉，指脉来浮慢。

《黄帝内经》认为缓脉主热，如《灵枢·邪气脏腑病形》说："缓者多热。"

其实脉缓主要为徐缓，是脉有胃气的特点，主要是脉来从容和缓，不疾不徐。而脉行迟缓则属病脉。其中，迟缓无力属阳虚，迟缓有力则属阴寒阻滞或主湿、热。

按：缓脉属热的情况则多为缓而有力，多属湿热为患，临床上多见于感受湿热的疾患，如痿证。

与迟脉鉴别如下。

缓脉：一息四至，来去和缓，脉偏软，60~65 次 / 分，主脾胃气虚，也主正常脾脉。

迟脉：一息三至，来去迟缓。60 次 / 分，下主心肾阳虚。

2. 急脉

特点：所谓急脉，指脉来紧急，故而有弦紧之状，多出现在肝阳上亢或寒气来袭之时，故《灵枢·邪气脏腑病形》说："诸急者多寒。"

按：临床上，紧脉、弦脉皆属于急脉，除主肝阳上亢，还主寒证、痛证。

与促脉鉴别如下。

急脉：脉来急数，一息七八至。无歇止，主肝阳上亢、寒证、痛证。

促脉："促脉来去数，时一止复来"，即数时一止，止无定律，主心气虚。

3. 大脉

特点：脉来洪大，主阳盛气实。又因来盛去衰，故属气实血虚，正如《灵枢·邪气脏腑病形》所说："大者多气少血之义。"

按：大脉洪大，但来盛去衰，故多属气多血少，临证多属气实证，属阳气有余，而阴气不足之证，如气盛血虚之病。

与洪脉鉴别如下。

大脉：实大而粗，主邪气亢盛。

洪脉：脉洪而大，来盛走衰，主邪实热盛。

4. 小脉

特点：小脉，脉形小。

按：多代表气血虚，正如《黄帝内经》所说："小者气血皆少。"

与细脉鉴别如下。

小脉：脉形小，主气血亏。

细脉：脉小而细，主气虚血弱。

5. 滑脉

特点：往来流利如珠走盘，主气血盛，如滑而有力，则主阳热盛。

《灵枢·邪气脏腑病形》说："滑者，阳气盛，微有热。"

按：滑脉也主痰盛。

与洪脉鉴别如下。

滑脉：脉来圆滑流利，主痰，主孕，主气血有余。

洪脉：脉大而有力，主邪盛病实。

6. 涩脉

特点：如轻刀刮竹，脉来迟缓而细短，往来艰涩不利。主气滞血少，或有寒。正如《黄帝内经》所说："涩者多血少气，微有寒。"

按：涩脉脉行不畅，不流利。提示气滞血瘀之象，临证多主血瘀。

与细脉鉴别如下。

涩脉：脉细而迟，往来艰涩，主血瘀。

细脉：脉细而急，往来流通，主气血虚。

杨力经验：

（1）《黄帝内经》六脉的论述，开创了脉象的常与变，提示了各种脉象的主病并非固定不变。

（2）强调了脉象与五脏病变的必然关系，从而突出了中医诊脉在诊病中的重要性。

九、《黄帝内经》孕脉秘诀

1. "妇人手少阴脉动甚者，妊子也"

出处：《素问·平人气象论》。

按：手少阴脉，即手少阴心经，张景岳认为是神门穴，王冰认为是："手少阴脉谓掌后陷者中，当小指动而应手者也。"其实是指整个脉象滑而有力，寸脉动至神门穴，尺脉按之不绝，原因在于胞宫有胎孕，冲任之气旺盛之故。

2. "阴搏阳别，谓之有子"

出处：《素问·阴阳别论》

按：所谓阴搏阳别，指尺脉滑利有力，甚至触手的感应超过三寸脉，意在指出尺脉不绝，寸绝动甚是怀孕的标志。

3. "妇人脉数而经断者，为有孕"

出处：王叔和《脉经》。

按：这是指寸口整体脉象数而经断，是孕脉，数代表气血盛，多是数而有力。

4. "尺脉滑利，妊娠可喜"

出处：李时珍《濒湖脉学》。

按：这是强调尺脉滑利为胎孕之象。

杨力经验：

（1）月经不来，整体脉应指滑而有力，尺脉不绝、寸脉动甚即可初诊为孕脉。40天即可判断，2月妊脉最明显。

（2）判断月份可参考王叔和《脉经》。

妊娠初时："寸微小，呼吸五至（寸脉数）"

妊娠三月："脉滑疾，重以手按之散者。"

妊娠五月："脉重以手按之不散，但疾不滑者。"

总之，六部脉数、滑、有力是孕脉之象。

（3）分男女、双胞胎。

男胎：左脉疾。

女胎：右脉疾。

双胞胎：左右皆疾。

十、《黄帝内经》诊妇人脉

（一）《黄帝内经》首载孕脉

《素问·平人气象论》提出："妇人手少阴脉动甚者，妊子也。"

（二）辨男胎、女胎脉

男胞应尺脉更强，因尺脉主肾脉，肾气强是男人的特点。而关脉滑动应为女胎，因关脉主肝脉，肝血盛是女人的特点。因肝属阳，肾为阴，所以从肝脉和肾脉的强弱可区分男胎、女胎。

（三）辨死胎、活胎

《黄帝内经》无死胎和活胎脉的记载，根据"手少阴脉动甚者，妊子也""涩则心痛"可以得出推断，即孕妇脉洪滑为孕子，为活胎。反之，脉出现涩象或沉象，就应考虑胎死腹中。

（四）辨临产脉

《黄帝内经》无临产脉记载，但临床上，脉表现急促者，多为进入临产状态。

（五）月经脉

行经脉：（月经正至）多为关尺较洪大。主要由于肝主血，胞宫系肾的关系。

闭经脉：多呈脉细涩象。因细则血少，涩则血滞的缘故。

十一、《黄帝内经》诊小儿脉

（一）婴儿病热的脉象

《黄帝内经》指出"乳子而病热，脉悬小者何如？岐伯曰：手足温则生，寒则死。"

婴儿发热，脉当浮数，若反见细小，说明正不胜邪，结合形证，手足温则象征阳气尚充，故而主生。反之，手足寒提示患儿邪盛正虚，正气已衰，故主死。

（二）婴儿感风热兼喘鸣的脉象

《黄帝内经》说："乳子中风热，喘鸣肩息者，脉何如？岐伯曰：喘鸣肩息者，脉实大也，缓则生，急则死。"

婴儿感受风热壅肺，出现喘鸣肩息，脉实大，为脉证相符，说明正气尚可，其中脉大和缓，说明脉有胃气，证情不会太重。反之，脉急促，说明病进，脉无胃气，所以死。即病凶险。

（三）小儿脉象特点

《黄帝内经》只有小儿脉象的病脉的论述，无平脉的记载，不过小儿脉象的平、病、死脉与大人一样，同样强调胃、神、根，只不过小儿脉象与大人相比更数，即一息七至，并且不分寸关尺，因为小儿脉象偏短。

第二节

浮脉类秘诀

浮脉类指脉位表浅、轻取即得的脉象，主要包括：浮脉、洪脉、大脉、濡脉、芤脉及革脉。

一、浮脉

（一）特点

浮脉的脉形如羽毛，柔中有刚，轻取可得。正如《素问·玉机真脏论》所说："秋脉如浮，何如而浮？岐伯曰：秋脉者肺也。西方金也，万物之所以收成也。故其气来，轻虚以浮，来急去散，故曰浮。"可见浮脉的特点是"轻虚心浮"，位在浅层，轻取即得。《难经·四难》："浮者阳也。"《医灯续焰》："其脉应于皮毛，轻手可得。"

（二）脉形脉位

浮脉的脉位在浅层（上层），轻取即得。《濒湖脉学》："按之有余，举之不足。"（如图 3-3）

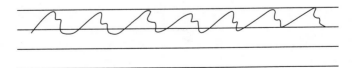

图 3-3　浮脉脉形脉位

（三）鉴别

浮脉：轻按即得，主表主虚，在有力无力中求。

散脉：稍按即散，主阳亡。

濡脉：浮而缓，主湿。

至于浮、芤、洪三者的区别，正如《脉经》所说："浮脉，举之有余，按之不足。芤脉，浮大而软，按之中央空，两边实。洪脉，极大在指下。"

（四）主病

（1）浮脉主表，主虚。《濒湖脉学》中有言："浮脉为阳表病居。"表证多浮紧、浮数，浮紧为表。正如张仲景所说："寸口脉浮为在表。"浮数为表热，浮濡为表虚。

寸浮：多病在上，如心肺气虚，左浮心悸，右浮外感。寸脉浮大无力为表虚。

关浮：常病在中，如肝胃虚。关浮有力应注意肝阳上越。

尺浮：常病在下，如尺浮无力，常为肾阳虚浮越于上。尺脉浮大无力为里虚。

（2）张仲景曰："脉浮为里虚"（《金匮要略·血痹虚劳病脉证并治》），里虚，尺部最忌脉浮，因有虚阳上越之虑。

《金匮要略》还指出："风水，其脉自浮，外证关节疼痛，恶风。"

胖人脉浮多病，瘦人脉浮为常。

总之，浮脉病证非常多，如《三因极一病证方论》所说："浮为在表，为风、为气、为热、为痛、为呕、为胀、为痞、为喘、为厥、为内结、为满不食。"

（五）杨力脉歌

浮脉轻如水漂木，若非表证即阳无。

（六）按语

浮脉主表，也主虚。浮脉在表层，多主表，至于虚实又当从有力无力中求。肺病脉多浮，即病邪在上脉多浮。

临床上，浮脉尤主肺虚。临证浮而无力，多主肺气虚，常伴有乏力、自汗。

应注意浮与芤两者皆位于浮位，但芤脉中空，所以主失血；浮脉中不空，故主表或气虚。《濒湖脉学》又指出："无力而浮是血虚。"

浮脉也可见于里证。浮脉虚证多为：①阳虚脱证，浮而无力喘、汗；②虚阳浮越，浮而无力，尺脉应沉反浮（无根之脉）且浮而无力；③失血亡阳。

《景岳全书》中说："若脉浮而无力空豁者，为阴不足，阴不足则水亏之候，或血不营心，或精不化气，中虚可知也。若以此等为表证，则害莫大焉。"临床上，阴亏阳虚，皆可见浮脉，但皆浮而无力。此外，浮脉在秋季是正常脉，"春弦夏洪秋毛冬石"，而微浮是肺之常脉。

总之，凡脉浮无细弱无力皆属平脉。浮脉与无根脉的区别是按之不空。可见浮脉在表里虚实皆有涉及，寸浮主表是本然，如是尺浮那就肾阳外越无疑。

《三指禅》对浮脉的兼脉应用总结得很好，如曰："浮紧伤寒，浮虚伤暑，浮数伤风，浮迟伤湿。"

二、洪脉

（一）特点

洪脉脉来应指洪大，如洪水滔滔有急数感，故归于数脉类，《濒湖脉学》形容得很形象，"脉来洪盛去还衰，满指滔滔应夏时"。

（二）脉形脉位

满指滔滔，来盛去衰。（如图3-4）

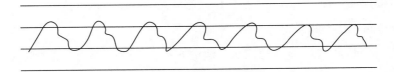

图3-4 洪脉脉形脉位

（三）鉴别

洪脉：来盛去衰，主阳盛热盛。

实脉：举按弦长，主邪气实。

（四）主病

洪脉主阳盛热盛。

但脉洪也分虚实，脉来洪大有力为阳热实证，洪大无力主阴血虚少。

寸洪：主心火上炎，肺热。

关洪：主肝阳上亢，胃热津伤。

尺洪：主肾火。

正如《濒湖脉学》所说："脉洪阳盛血应虚，相火炎炎热病居，胀满胃反须早治，阴虚泻痢可踌躇。"

（五）杨力脉歌

洪脉滔滔似波涛，阳热亢盛炎火招。

（六）按语

洪脉主病阳盛热盛，如甲状腺功能亢进；也主胃热津伤，如白虎汤证，脉洪大；糖尿病中消大渴，脉亦洪大。洪脉具有来盛去衰的脉象特点，还常见于风湿性心脏病、二尖瓣狭窄、二尖瓣关闭不全。

洪脉也常见于夏季赤日炎炎时或酒后。而久病形瘦，体弱者见之，则为元气大虚将竭之危象。

总之，洪大有力，主阳热亢盛，多属白虎汤证；洪大无力则往往提示津伤，多为人参白虎汤证。

三、大脉

（一）特点

大脉的特点是脉形阔大，应指有力，轻取即得，虽中位明显，但脉位偏浮，故归于浮脉类。

（二）脉形脉位

脉形阔大，应指有力。（如图 3-5）

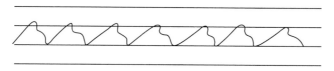

图 3-5　大脉脉形脉位

（三）鉴别

洪脉：与大脉皆脉形阔大，但洪脉汹涌势急。故归于数脉类，主邪盛正不虚。

大脉：脉形阔大，但不急速，脉位偏浮位，故归于浮脉类。

（四）主病

脉大有力，主邪盛病进；脉大无力，主邪盛正虚。大脉除主邪盛病进，还提示正邪交争，大而有力还须注意狂证，大而无力则应注意邪盛正虚的重证。

（五）杨力脉歌

大脉阔阔脉形大，气盛邪盛主病进。

（六）按语

《黄帝内经》说："大则病进"，指出大脉代表邪盛，但又应区分，有力为正盛交争，无力为正虚邪盛，尤其正虚脉大应注意逆证、危重证。

四、濡脉

（一）特点

脉浮而细软无力，是浮、细、弱的复合脉。因脉位在浮位，故归于浮脉类。

（二）脉形脉位

浮而细软，如按绵毡絮。（如图 3-6）

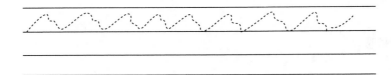

图 3-6　濡脉脉形脉位

（三）鉴别

濡脉：脉浮而细软，主气虚、脾湿及伤精。

弱脉：脉沉弱无力，主气血虚、阳虚。

微脉：脉弱而似有似无，主阳衰气欲脱、心力衰竭。

缓脉：脉行偏缓，主虚证、脾湿。

（四）主病

濡脉多主脾虚夹湿。《濒湖脉学》认为其主亡血阴虚病。

寸濡：主气虚自汗。

关濡：主脾虚中气弱。

尺濡：主失精，阴虚。

（五）杨力脉歌

濡脉浮软细而轻，若非脾虚即湿侵。

（六）按语

濡脉属阴脉，濡脉如水上浮物，重按即无，柔多刚少，故多主脉力不足、主虚、主湿、主脾虚肺弱，常见于病后自汗、失血。

总之，濡脉主湿也主虚，气虚尤其脾气虚多为濡脉，需要注意的是肾虚失精也往往呈现濡脉。

五、芤脉

（一）特点

芤脉，脉大而软，按之中空，《脉经》对芤脉做了最好的形容，即中空外实，其状如葱。

（二）脉形脉位

如按葱管，内空外实。（如图 3-7）

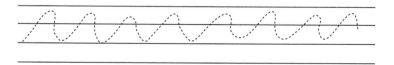

图 3-7　芤脉脉形脉位

（三）鉴别

芤脉：中空外实而偏软，主失血。

革脉：硬而中空，即外弦内空，主寒。

虚脉：浮大而迟软，主气虚。

《濒湖脉学》中对上述几脉的鉴别云："中空旁实乃为芤，浮大而迟虚脉呼。芤更带弦名曰革，芤为失血革血虚。"

（四）主病

芤脉主失血。

寸芤：主失血于胸。

关芤：主肠胃出血、吐血。

尺芤：主下血和漏崩。

（五）杨力脉歌

芤脉浮软空如葱，证见血虚崩漏中。

（六）按语

芤脉的特点是浮大而虚软，中空如葱，是急性失血的常见脉象。脉见芤脉，无论在寸口或何部位，都应急救。

芤脉首载《脉经》："芤脉浮大而软，按之中央空，两边实。"临证出现芤脉，多为危重证。

六、革脉

（一）特点

如按皮革，外弦中空为革脉。

革脉虽硬，但脉位偏浮，即轻按即得，不似牢脉伏脉之重按始见。革脉的最大特点是如按鼓皮。

（二）脉形脉位

如按鼓皮，内空外坚。（如图3-8）

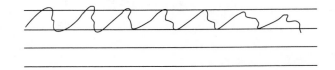

图3-8 革脉脉形脉位

（三）鉴别

革脉：外硬中空，如按皮革。主虚寒，主妇人小产。

芤脉：外软中空，如按葱管。主失血。

牢脉：脉位偏沉，但中不空。主阴寒内实。

（四）主病

革脉主虚寒，也主妇人半产及崩漏。

《濒湖脉学》中说："革脉形如按鼓皮，芤弦相合脉寒虚，女人半产并崩漏，男子营虚或梦遗。"

（五）杨力脉歌

革脉坚空如鼓腔，精气内夺阳越将。

（六）按语

革脉外硬内空。主内夺精血，外实内虚之象。亦主妇人半产崩漏，男子营血内夺。

久病逢之多死，初病得之是好兆。正如《脉经》所说："三部脉革，长病得之死，卒病得之生。"久病得之死的原因是革脉提示"精气内夺，阳越于外"。

革脉主精夺，血脱之兆。所以不仅见于内科重证，还见于妇人半产失血、男子失精家之重证及寒疝、虚痕。

杨力经验：

（1）浮脉类指脉位在浅层，主要有浮脉、洪脉、大脉、濡脉、芤脉及革脉。

（2）浮脉脉位在表，轻按即得。

（3）浮脉主表主虚，其中，浮而有力为表实，如《伤寒论》麻黄汤证；浮而无力为表虚，如《伤寒论》桂枝汤证。

（4）浮而无力也主里虚，如虚脉、弱脉。

（5）浮而无根，重按即无的无根脉，以及稍按即散的散脉则主亡阳。

（6）脉浮而大的脉为洪脉，主阳热盛极。

（7）芤脉浮大中空，如按葱管，主亡血伤阴。

（8）浮而虚，往往为阴盛阳气浮越的重证。

（9）秋天脉偏浮（毛）属四季正常脉。

（10）浮脉与肺关系最大，因肺主收，即入秋后把夏之洪收为秋之毛。

（11）大脉与洪脉区别如下。

洪脉：脉形大而湍急，主阳盛邪实。

大脉：脉形大而有力，主病进，正如《黄帝内经》所说："大则病进。"

（12）濡脉浮细而软缓，主湿，也主虚。

沉脉类秘诀

沉脉类指脉位在里，重按始得的脉象，包括沉脉、牢脉、伏脉。

一、沉脉

（一）特点

沉脉是位于脉的里部，重按乃得的脉象。正如王叔和《脉经》所说："沉脉，重手按至筋骨乃得。"实属"举之有力，按之不足"之象。

（二）脉形脉位

沉位在里，重按乃得。（如图 3-9）

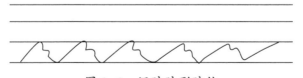

图 3-9 沉脉脉形脉位

（三）鉴别

沉脉：位于里层，主里实。但须知重按有力为实，无力主虚。

弱脉：也位于里层，但主无力，多虚。

牢脉：居沉伏之间，坚实不移。主寒积、痛癥。

伏脉：脉位深而伏，主闭证、厥证及痛证。

（四）主病

沉脉主里病，但应辨虚实，正如《濒湖脉学》所说："沉而无力为里虚，沉而有力主积滞及实寒。"

寸沉：无力为心肺虚，有力为淡喘。

关沉：无力为脾虚，有力为饮积。

尺沉：无力为肾虚，有力为积聚。

总之，沉脉为肾脉，主冬季，寒体水型人脉多偏沉。沉脉主里病、主积寒，根据有力无力定虚实。

冬季，脉偏沉，属四季脉，主正常，胖人脉偏沉亦属正常。

（五）杨力脉歌

沉脉重按乃得兮，有力里实无力虚。

（六）按语

沉脉主里，但也有主表时，正如《脉经》所说："沉虽里脉而也主表，盖寒重者阳气不能外达，脉必先见沉紧，是沉脉不可概言里证也。"可见表寒证，有时也见沉紧脉。另外，表寒证，寒气重时，脉不一定是浮紧而见沉紧。

至于沉脉的兼脉应用，正如《三指禅》所总结："沉迟痼冷，沉数内热，沉滑痰积，沉紧冷痛。"

二、牢脉

（一）特点

《脉经》形容牢脉："实大而长"。

（二）脉形脉位

《濒湖脉学》认为牢脉位居沉伏之间。"牢位常居沉伏间"，即所谓"似沉似伏"。

实大而长，牢伏于里。（如图 3-10）

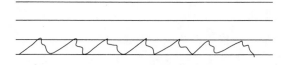

图 3-10　牢脉脉形脉位

（三）鉴别

革脉：外实内空，如按皮革，主阴寒及立血、失精。

牢脉：实大而长，主阴寒痼疾。

伏脉：深伏于里，按至筋骨乃得，主寒极、痛极与厥证。

（四）主病

牢脉主癥瘕痼疾，寒实之病。正如《濒湖脉学》所说："寒则牢坚里有余，腹心寒痛木乘脾，疝颓癥瘕何愁也，失血阴虚却忌之。"

（五）杨力脉歌

牢脉实大伏骨间，阴寒癥瘕痛疝添。

（六）按语

牢脉主深伏的痼疾，非寒即虚，包括阴寒痼疾、癥瘕积聚、心腹冷痛。失血阴虚脉本应芤，出现牢脉，属脉证相逆。

三、伏脉

（一）特点

脉伏于下，重按至骨方得，正如《脉经》所形容的："伏脉，重按着骨，指下才动。"伏脉属极沉的脉象。

（二）脉位

脉位很深，伏在筋下，着骨乃得。（如图 3-11）

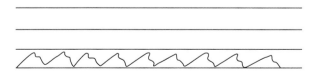

图 3-11　伏脉脉形脉位

（三）鉴别

伏脉：深伏脉底，主积饮老痰等深伏的疾病及积聚肿瘤。

沉脉：重按乃得，主里实邪实，如积饮、蓄痰或寒实证。

（四）主病

伏脉主邪深藏于里的疾病，如积聚、蓄饮、老痰等，正如《濒湖脉学》所言："伏为霍乱吐频频，腹痛多缘宿食停，蓄积老痰成积聚。"

寸伏：主食积胸中。

关伏：主腹痛。

尺伏：主寒疝。

如《濒湖脉学》中所说："食郁胸中双寸伏，欲吐不吐常兀兀（昏沉），当关腹痛困沉沉，关后疝疼还破腹。"

（五）杨力脉歌

伏脉深深伏在骨，饮伏厥痛气闭促。

（六）按语

伏脉主三病。

厥证：如食厥、痰厥、昏仆，脉常深伏。

痛极：如腹痛、痛极气闭时。

寒极：见于阴寒深积于里。

须要强调的是，重病脉伏多危。尤其是心阳不振、肾阳虚衰常出现脉伏，提示脏气衰竭不振，证情十分垂危。

另外，在惊恐、愤怒、压抑等情绪骤变的情况下，也会出现脉骤伏的情况。

杨力经验：

（1）沉脉类脉指脉位在里层，主要包括沉脉、牢脉和伏脉。

（2）沉脉主里病。

（3）沉脉有力为里实，包括积聚、冷积、痰食、水蓄等。

（4）沉而无力主里虚，如沉迟无力为阳虚，尤其是肾阳虚。

（5）弱脉、牢脉、伏脉的区别如下。

弱脉：沉而弱，主里虚、气虚。

牢脉：居沉伏之间，坚牢不移，主积聚、肿瘤、动脉硬化晚期。

伏脉：重按始得，脉伏于筋骨，主邪闭、痛证、厥证。

（6）冬天脉象偏沉（石）为四季正常脉。

（7）沉脉与肾脉关系最大，因肾主藏。

第四节
迟脉类秘诀

迟脉类指一息不足四至，往来迟缓的脉象，主要包括迟脉、缓脉、涩脉、结脉、代脉。

一、迟脉

（一）特点

一息三至，不足四至，比正常脉少一至，来去极为缓慢。正如《脉经》所说："迟脉，一息三至，来去极慢。"

（二）脉位

一息三至，来去皆慢。（如图 3-12）

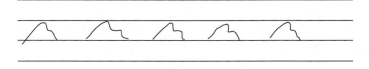

图 3-12　迟脉脉形脉位

（三）鉴别

迟脉：一息三至，小于 60 次 / 分，有力为实，无力为虚，主阳虚。

缓脉：一息四至，60~65 次 / 分，按之软，故主虚，多为气虚。

涩脉：一息四至，偏缓且涩，主气滞血瘀。

（四）主病

迟脉主阳虚寒证，迟而有力为冷痛，迟而无力多虚寒，正如《濒湖脉学》所说："有力而迟为冷痛，迟而无力定虚寒。"迟脉还需分表里，即浮迟是表寒，沉迟主里寒，但都属阳虚寒证，都应治以温阳。正如李时珍所说："但把浮沉分表里，消阴需益火之源。"

张景岳："迟脉……为寒为虚。"寒多指内寒，虚属阳虚。尤其阳虚之迟脉，多迟而无力。

（五）杨力脉歌

迟脉一息只三至，有力实寒无力虚。

（六）按语

迟脉非阳虚即寒盛，阳虚主要为内脏虚寒，脉的特点为迟而无力，五脏虚寒皆可见迟脉，如心气虚衰的心动过缓、房室传导阻滞。正如李时珍《濒湖脉学》所说："迟而无力定虚寒。"当扶正益气温经。迟而有力则主气滞、血瘀、湿阻、积冷等。阳虚迟脉多迟而无力，尤其是肾阳虚脉常沉迟无力，寒盛迟脉多沉紧。

如气滞积聚，脉多迟而有力。如心脉、脑脉瘀阻，脉多迟涩。如高血脂、冠心病，脉多迟滑。

但并非所有的寒状脉皆迟象，寒盛极则往往出现紧脉。一旦出现迟脉多少皆阳虚，这就是寒邪伤阳的道理。

至于迟脉的兼脉应用，正如《三指禅》所归纳的："浮迟表寒，沉迟里寒，有力积寒，无力虚寒。"

二、缓脉

（一）特点

一息四至，不疾不慢。正如《濒湖脉学》所说："欲从脉里求神气，只在从容和缓中。"

（二）脉形脉位

一息四至，从容和缓。（如图 3-13）

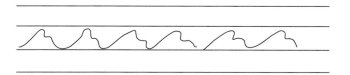

图 3-13　缓脉脉形脉位

（三）鉴别

缓脉：一息四至，主脾气虚或见于平人。

迟脉：一息三至，主肾肾阳不足。

濡脉：浮而细弱，是一种复合脉，主脾肺气虚。

弱脉：沉而细弱，是一种复合脉，主心肾阳虚。

总之，浮缓主表虚，沉缓主里湿，迟缓为阳虚湿重。

（四）主病

缓脉主脾病、湿病，长夏多见。

（五）杨力脉歌

缓脉缓和快于迟，不是脾虚亦脾湿。

（六）按语

土型人气血流速较缓，所以中国人多缓脉。

缓脉多主正常脉象，从容和缓。《三指禅》十分重视缓脉，曰："四时之脉，和缓为宗，缓即为有胃气也。万物皆生于土，久病而稍带一缓字，是为有胃气，其生可预卜耳。"《三指禅》不但强调缓脉是有胃气，还突出缓脉是有神气，曰："无病之脉，不求神而神在，缓即为有神也。"

然并非所有的缓脉都是常脉，缓脉也常提示病脉，如缓脉常见于窦性心动过缓，虽然比迟脉要好得多，但缓而无力仍提示心气虚之象。

缓而有力属正常生理脉，运动员的脉就是柔和舒缓。

缓而无力属气虚或气血不足，即迟缓，脉形缓而散，而湿阻也常见脉缓，尤其脾湿时脉象必缓。《难经·十一难》云："一脏无气者，是肾气先尽。"缓脉常见于冠心病、甲状腺功能减退、病态窦房结综合征、心肌病及各种房室传导阻滞等属心气虚、心力不足的情况，胸闷、心悸、气短、乏力、头昏是常见症状。

三、涩脉

（一）特点

涩脉的特点是往来滞涩，脉细而沉迟。《黄帝内经》曰："涩则心痛"。

总之，涩脉的特点是不流利，指下艰涩。

（二）脉形脉位

脉形偏小，因为脉道瘀阻、血流不畅致脉流充盈小、脉幅小，从而形成短涩艰行之状。往来不利，如钝刀刮竹。（如图 3-14）

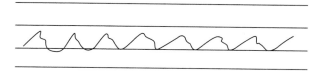

图 3-14　涩脉脉形脉位

（三）鉴别

涩脉：血行不利，但不歇止。

结脉：有歇止，但血流顺畅。

（四）主病

寸涩：主心脉瘀阻。

关涩：主血少。

尺涩：伤精失血。

（五）杨力脉歌

涩脉往来滞涩难，伤精血瘀或血亡。

（六）按语

涩脉主要反映血脉壅阻，血行艰难，最常出现于心脉瘀阻，发生心绞痛的情况，尤其心肌梗死者常呈现涩脉。见于房颤，多为涩散脉，亦常见于脑血栓。

另外，涩脉也可指示伤精少血，尤其久病精亏，或失血多的情况下，涩脉也比较明显。

涩脉可与滑脉并见，叫作涩滑脉，听起来好像很矛盾，其实在临床上并不少见，涩滑脉产生的机制是动脉硬化、痰瘀互结、脉络不通，即高血压、高血脂、高血糖发展为晚期者多见此脉，尤以中老年人居多。

涩脉最多见于血瘀、气滞、痰湿，临床上多见于冠心病、肝硬化、糖尿病、心力衰竭、心动过缓、乳腺增生、肢体麻木和痛证者。常伴胸闷、心悸、头痛、头晕等症状。

涩脉也分虚实，涩而无力为血少，主伤血、伤精；涩而有力为气滞，主癥瘕积聚、宿食。

此外，抑郁症也可出现涩脉，为心情抑郁导致血管收缩而出现的涩脉。

四、结脉

（一）特点

结脉往来缓慢，时有歇止，止而复还。《濒湖脉学》："结脉缓而时一止，浊阴偏盛欲亡阳，浮为气滞沉为积，汗下分明在主张。"

结脉时有歇止，而且间歇无规律。

（二）脉形脉位

脉来缓慢，止无定数。（如图 3-15）

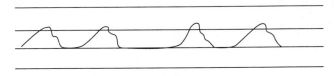

图 3-15　结脉脉形脉位

（三）鉴别

结脉：脉来缓慢，时有一止，止无定数，主阴盛阳亡。

代脉：脉来一止，止而难还，止有定数，主脏气衰微。

迟脉：迟脉虽缓无歇止。

（四）主病

结而有力为实，结而无力多虚。结而无力，提示阳气已衰，如心阳虚衰，脉可现结而无力。结而有力多实，多主气滞、积聚、寒结、痰饮，所以才有"结脉皆因气血凝""代脉都因元气衰"之说。结而无力多虚，常见于阳虚、气虚、血虚和精亏。

代脉为脏气衰，脉运无力的反应。

代脉的特点是停止的时间长，止有定数，并且止而不能自还；结脉同样有歇止，但停止的时间不太长，且止无定数，这就说明代脉所指示的脏气衰弱比结脉所示更严重。

（五）杨力脉歌

结脉缓而时一止，阴盛气结寒瘀滞。

（六）按语

结脉虽然也属间歇脉，也有心脏停搏现象，但止而复还，说明脏气尚未衰极，而代者殆也。代脉的危险在于缓而时止，止而良久才能回还，说明脏气衰弱已极。临床上，出现心脏停搏皆属心阳大虚之象，属急救状况。

促脉也有间歇，但促脉是数而时止，虽止无定数，但尚可自还。提示脏气虽衰但尚未全竭，心血管病中的房颤，脉来虽然急促，且快慢不一，可谓又快又乱，但尚可自己恢复，表明阳气尚未尽竭，还可图救。

代脉与结脉相比较，代脉脏气更衰，气将欲绝。

五、代脉

（一）特点

代脉的特点是脉来歇止，止有定数，良久复来。代脉属于心律失常中的危重脉，正如《黄帝内经》所说："代者气衰"。

（二）脉形脉位

脉行缓慢，止而难还。（如图 3-16）

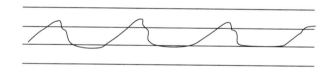

图 3-16　代脉脉形脉位

（三）鉴别

代脉：脉行缓慢，脉常歇止，止有定数，歇止时间长（良久复来）甚至有漏跳，主脏气衰竭。

结脉：脉行缓慢，脉常歇止，止无定数，歇止时间短（止能自还）无漏跳，主阴盛气结。

迟脉：脉行迟缓，但无歇止，主寒，主虚。

涩脉：脉行艰涩不畅，无歇止，主血瘀。

（四）主病

代脉主脏气衰竭，尤其是心气衰竭。

规律是：五十一止一脏竭，四十一止二脏竭，三十一止三脏竭，二十一止四脏竭，十次一止五脏竭。

代脉主病重、病危，如《脉经》曰："代散者死"。

（五）杨力脉歌

代脉迟而时一止，脏衰气结命断知。

（六）按语

代者殆也，代脉主脏腑元气大衰，正如《黄帝内经》所说："代者气衰"。

代脉属危重脉，常出现于心脏病、房室传导阻滞、病态窦房结综合征、心肌梗死、心力衰竭等，须即时抢救。尤其久病出现代脉，常预示将阳亡命绝。

代脉偶见于孕妇怀胎三月气血不足时，象征生机不振。

杨力经验：

（1）迟脉类指脉象偏慢的脉象，即脉率慢于 60 次 / 分，一息不足四至，往来较缓慢，主要包括迟脉、缓脉、涩脉、结脉、代脉。

（2）迟脉主寒，迟而有力为实寒，迟而无力为虚寒。

（3）缓脉比迟脉稍快，一息四至，主脾虚、湿盛。缓脉从容和缓也主长夏之脉，属四季常脉。脉和缓有力多见于土型健康人及运动员。

（4）涩脉：特点是艰缓，而不是和缓，主气血有瘀。

（5）结脉：慢而时止，止无定数，能自复，间歇时间短，主气结痰结。

（6）代脉：慢而时止，止有定数，难以自还，间歇时间长，主脏气衰微。

第五节

数脉类秘诀

数脉类是指脉率一息四至以上的脉象，主要包括数脉、滑脉、紧脉、促脉和疾脉。

一、数脉

（一）特点

数脉偏快，一息五至到六至，正如《脉理求真》所说："数则呼吸定息每见五至六至以上者"。每分钟 90~120 次为数脉。数脉属阳脉，《黄帝内经》称之为躁脉，"人一呼脉三动，一吸脉三动而躁，尺热曰病温"（《素问·平人气象论》）。"一呼脉三动，一吸脉三动"奠定了后世数脉为一息六至这一认识的基础，如《濒湖脉学》曰："数脉息间常六至"。

（二）脉形脉位

一息五至到六至，来去皆快。（如图 3-17）

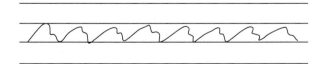

图 3-17　数脉脉形脉位

（三）鉴别

数脉：属心率过快脉，一息六至。主热证，有力实热，无力虚热。

促脉：属心率过快脉，有歇止。主阳盛实热，可见于窦性心动过速、急性病毒性心肌炎。

疾脉：属心律过快脉，一息七八至。主阴阳离决，阳气将脱，每分钟140次以上，心房颤动者可见脉疾而涩。

（四）主病

数脉非热即虚，有力为热，无力多虚。正如《难经》所说："数则为热"。《濒湖脉学》也说："数脉为阳热可知"。

寸数：主上焦心肺有热，如咽肿、咳黄痰为肺热。

关数：主中焦肝胃有热，如胃火、肝火，关脉皆数。

尺数：主下焦肾阴虚相火旺，但沉数无力要注意虚阳浮越。数脉主病也分表里、浮沉，如滑寿《诊家枢要》中说："浮数表有热，沉数里有热"。

水饮凌心，脉数而弱。

数脉也见于寒证，如表寒、虚寒。

（五）杨力脉歌

数脉一息多六至，有力实火无力虚。

（六）按语

数脉主火，正如《三指禅》所说："无病不有火，无火不脉数"。

数脉并非皆主热证，一是要区分虚实寒热。数而有力为热，为实火。

数而无力多虚火，尤其细数无力多主虚热。浮数无力则要注意虚阳上越。

沉数有力多有伏火。正如《濒湖脉学》所说："数脉至热，有力实火，无力虚火，浮数表热，沉数里热。"

另外，阳热体质者及小儿脉偏数，男人比女人脉数皆属正常。

数而浮大无根预示阳危。

数脉主热、主实，正如《难经》所说："数则为热。"但也有里寒者出现脉数的情况，如《伤寒论》说："少阴病，脉细沉数，病为在里，不可发汗。"因邪入于里已成少阴寒化证，所以脉虽数，但却为细沉数。表寒也可见数脉，如《伤寒论》曰："脉浮而数者，可发汗，宜麻黄汤。"但脉多为紧数或浮数。

总之，"数脉唯有儿童作吉看"。

二、滑脉

（一）特点

圆滑流利即往来流利，如珠走盘。

（二）脉形脉位

圆滑流利，如珠走盘。（如图3-18）

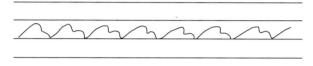

图 3-18　滑脉脉形脉位

（三）鉴别

滑脉：脉圆滑流利，如珠走盘，主痰、主孕。

动脉：脉形偏短，脉动如豆，主痛、主惊。

洪脉：脉来滚滚如波涛，主气分壮热。临床常为白虎汤证脉象。

（四）主病

滑脉主实证。

滑脉主痰，其中浮滑为风痰，浮数为痰火。

脉滑主孕脉。

滑脉也主阳盛，血脂高、血盛、动脉轻度硬化的中壮年人亦多见脉形饱满之滑脉。

滑脉也主宿食，《脉经》："滑者痰食"。

滑脉也主湿热，如肠胃阳郁湿盛之状。

（五）杨力脉歌

滑脉流利如珠盘，体肥痰壅孕如常。

（六）按语

滑脉主痰病，主孕脉。滑脉与高血压、高血脂、高血糖（简称"三高"）关系极大，其中，滑脉多主高血脂，弦滑则常为高血压、高血脂的代表脉象，而滑数则多主高血糖。滑而硬，多为"三高"及老年人动脉硬化。滑而大则主痰热郁火。另外,浮滑多风痰,沉滑多痰饮。

滑脉与动脉关系:动脉居滑、促脉之间,脉快而滑利。

《黄帝内经》云:"少阴脉动甚者,为有子也。"

又气血旺盛之人,脉滑也当属平脉。

至于滑脉的兼脉应用,正如《三指禅》所说:"滑主痰饮,浮滑风痰,沉滑食痰,滑数痰火。"

三、紧脉

（一）特点

紧脉脉行紧急有触按转索之状。"如触弹绳""如切转绳"。脉速偏快。特点为紧张而快速。

《黄帝内经》示紧脉"往来有力,左右弹人手",《脉经》"数如切绳状"。

（二）脉形脉位

脉形紧束,如按转索。脉率快而有力。（如图3-19）

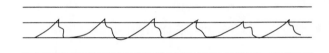

图 3-19　紧脉脉形脉位

（三）鉴别

紧脉:紧张有力,脉来紧急如转绳。脉速偏快,左右弹手,主寒、主紧张,脉呈一种动态的紧张状态。

弦脉:脉来绷紧,如按琴弦。脉偏长,主肝气亢、主痛。紧而脉率不快,如"紧张弓弦",脉呈静态的紧张状态。

实脉:脉浮沉皆实,"坚实貌"。《脉诀》中指出:实脉主邪实,证实。

弦紧脉:脉紧而硬张,多主肝风。

沉紧脉:脉紧而沉,多主里寒、蛔厥。

浮紧脉:脉紧而浮,多主表寒证。

（四）主病

紧脉主寒主痛,也主紧张焦虑及高血压。

第一，紧主寒证。寒主收引，寒盛则脉管收引，故脉紧。表寒证脉浮紧就是这个原因，用麻黄汤迅即解除紧状。如《伤寒论》曰："太阳病，或已发热，或未发热，必恶寒，体痛，呕逆，脉阴阳俱紧者，名曰伤寒。"

第二，紧主痛证。临床上痛证脉常呈紧状。

第三，紧主肝风。肝风病脉常紧，并常呈弦紧状，此时人的收缩压往往较高。此外，癫痫、惊风，脉也多紧。总之，紧，就是紧张，脉象绷紧而快速。

浮紧：主表寒。

沉紧：主寒。

寸紧：主痛、肺寒。

关紧：主肝气亢盛、胃痛。

尺紧：主里寒、寒疝。

（五）杨力脉歌

紧脉紧束如转索，若非痛证即寒着。

（六）按语

紧脉主寒、主痛、主紧张，所以寒证、痛证脉皆可发紧。另外，高血压，尤其是收缩压高，关脉也可呈紧状。尤其是天寒，寒性收引，致血脉拘挛，冠脉收缩所致心绞痛，脉也可发紧，尤其是寸脉紧。而寒疝痛则往往出现尺紧。

另外蛔痛也可呈紧脉状。此外，紧脉也主宿食，如张仲景所说："脉紧如转索，此为有宿食。"

总之，紧脉的特点是脉势紧张，但脉管不硬，这也是紧脉与弦脉的最大区别。《濒湖脉学》说："紧脉如转索""弦脉如新张弓弦"，就可以鉴别。

紧而有力为实证，主寒、主痛、主风。

紧而无力为虚证，主阳虚、亡血。

主阳虚阴寒，如《伤寒论》曰："病人脉阴阳俱紧，反汗出者，亡阳也，此属少阴，法当咽痛，而复吐利。"此阳虚阴寒盛之脉。

主亡血，如《伤寒论》曰："衄家，不可发汗，汗出必额上陷，脉急紧，直视不能眴，不得眠。"

四、促脉

（一）特点

促脉的特点有二，一是跳动快速，二是中有歇止。即脉来去数，时而一止，止能自还。正如《脉经》所说："促脉来去数，时一止复来"。促而有歇止主要是因邪正交争，鼓邪外出，但有时正不胜邪，所以时而一止，也说明促脉是实中有虚的脉，虽然主阳盛热甚，但正气有时也不敌邪气。

（二）脉形脉位

数而时止，止无定数。（如图 3-20）

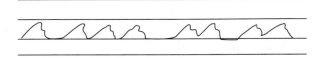

图 3-20　促脉脉形脉位

（三）鉴别

促脉：脉率快而有歇止。主火、主热。

动脉：脉率快而无歇止。主痛与惊。

疾脉：一息七八至，脉率极快，但无歇止。主热伤心气。

（四）主病

促脉主火、主热，也主虚热，尤其火热耗伤元气和心气时，所以促脉属实中有虚之脉。

（五）杨力脉歌

促脉数而时一止，阳盛实热阴竭知。

（六）按语

促脉主要出现在心气衰弱的情况下，心脏亢奋之余，元气大虚，气阴两亏，故而出现歇止。所以，出现促脉应注意养心气、益心阴，如生脉饮加丹参。促脉也见于风湿性心脏瓣膜病，如二尖瓣狭窄并关闭不全及先天性心脏病。

五、疾脉

（一）特点

脉来急速，一息七至以上。

疾脉属元气将脱，心脏衰竭的危重脉。

（二）脉形脉位

脉来急速，一息七至。（如图 3-21）

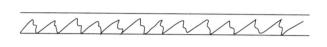

图 3-21　疾脉脉形脉位

（三）鉴别

疾脉：脉来急速，一息七至以上。主元气将脱。

促脉：脉来快速，并有歇止，止无定数。主阳盛实热。

数脉：脉来快速，一息五至以上。主热证，有力实热，无力虚热。

动脉：脉来快速，短速如豆。主痛、主惊。

（四）主病

疾脉主阴阳离决，元气将脱的危重证。

（五）杨力脉歌

疾脉一息七至急，阴阳离决元气泣。

（六）按语

疾脉是脉率极快的脉，无论有力无力，皆属危证。其中，疾速有力的多属阳亢无制之凶证，疾速而脉虚弱无力的则是元阳将脱的危证。正是《黄帝内经》所指出的"数则病进"是也。

杨力经验：

（1）数脉类指脉率偏快的脉象，即脉率一息五至以上的脉象，主要包括数脉、紧脉、滑脉、促脉、疾脉。

（2）数脉主热证，有力为实热，无力为虚热。

（3）数脉浮数主阳虚外浮的重证。

（4）紧脉：脉绷紧而快如转索。正如王叔和所说紧脉"数如切绳状"。主寒、主痛。

（5）滑脉：是往来流利，脉速偏快的脉象。主痰、主孕。

（6）促脉与疾脉的区别：促脉与疾脉都属快速脉，不同的是促脉有歇止，疾脉无歇止，但疾脉脉率极快，一息在七至以上，主孤阳欲脱的危证。

促脉有力主阳热实证。促而无力也为阳虚欲脱之兆。

第六节

虚脉类秘诀

虚脉类指虚软无力的脉象，主要包括虚脉、软脉、微脉、细脉、弱脉、散脉。

一、虚脉

（一）特点

软而无力曰虚脉，特点是按之无力。

主正气虚，特点是"虚脉大而松，迟柔力少充"（《三指禅》）。

《脉经》言："虚脉，迟大而软，按之不足，隐指豁豁（霍霍）然。"

总之，虚脉的特点是浮软无力。

（二）脉形脉位

浮大而软，按之无力。（如图 3-22）

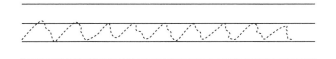

图 3-22 虚脉脉形脉位

（三）鉴别

虚脉：浮而无力，主虚证。

芤脉：浮而中空，主失血。

弱脉：沉细而无力，主失血不足。

散脉：按之欲散，无根之脉，主元气离散。

（四）主病

虚脉主虚证，多主气血虚，脉运无力。

寸虚：多反映心气虚、心力不足或肺气虚。

关虚：主脾胃气虚。

尺虚：多主肾虚。

（五）杨力脉歌

虚脉浮软按无力，气虚阳虚久病泣。

（六）按语

虚脉的特点是三部无力，按体空虚，主要反映气血虚，尤其反映五脏虚证，如心气虚、肺气虚等。临床上心衰、低血压、低血糖时，常见此脉。

二、软脉

（一）特点

脉软即脉搏触手柔软，但不疾不缓，不漂不散。软而无力主虚；软而有力属平脉，主寿。

软脉首见于《脉经》："软脉，极软而浮细。"

（二）脉形脉位

脉来柔软，不疾不缓。（如图 3-23）

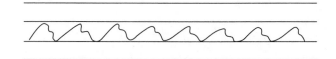

图 3-23　软脉脉形脉位

（三）鉴别

软脉：脉软不缓、不弱，主有胃气，主寿长。

缓脉：脉迟缓，主四季平脉，主脾有胃气。

弱脉：以脉无力为特点，主气虚。

濡脉：以脉浮软为特点，主寒湿，也主虚。

（四）主病

软脉分有力与无力。有力主吉主寿，无力主虚。

（五）杨力脉歌

软脉不缓有胃气，有力主吉无力虚。

（六）按语

软而有力主有胃气，软而无力主内虚。

有硬脉就必然有软脉，脉软的人一般都无"三高"。柔软而有一定力量的脉往往主长寿。

老人的脉主要有两种情况，有"三高"者，动脉硬化，所以脉多弦硬；无"三高"者，脉多软而寿长，但软而无力者主虚。

三、微脉

（一）特点

微脉细软欲绝。《脉经》论微脉："极细而软，若有若无"。

脉形细、脉位浮、脉率快是微脉的三个特点。

正如《三指禅》所说："微脉有如无，阳微将欲绝。"

（二）脉形脉位

浮细而软，按之若无。（如图3-24）

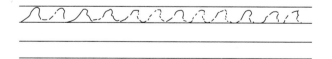

图3-24　微脉脉形脉位

（三）鉴别

微脉：按之欲绝，若有若无。主气血衰，尤其气虚阳衰，似有似无之状。

细脉：脉细而软。主气血虚，尤为血虚，细脉虽弱，但形体明确。

虚脉：浮而空虚而软，主气虚亡阳。与微脉的共同点是都为无根脉，但虚脉偏迟缓而微脉偏飘浮。

总之，微脉主阳脱，细脉主阴绝，脉微细则阴阳俱欲绝。

（四）主病

微脉主气血虚衰，尤为气虚，正如《濒湖脉学》所说："气血微兮脉亦微。"

总之，各种虚证，包括亡阴、亡阳、气虚、血虚、精亏及五脏虚弱。

李时珍按寸关尺又细分为"寸微气促或心惊，关脉微时胀满形，尺部见之精血弱，恶寒消瘅痛呻吟"。

（五）杨力脉歌

微脉细微若有无，气虚阳亡无根入。

（六）按语

微脉的特点是若有若无，脉气将断。这一脉象的出现，反映脏气将绝。

微脉属无根脉，临床上常见于心气虚、心力衰竭、心肌梗死等危重证。出现脉微细欲绝的情况要紧急抢救，独参汤、参附汤皆为常用急救方剂。

尤须提及，张仲景《伤寒论》尤其强调脉微细在少阴病中的意义，认为脉微细提示心肾阳虚及亡阳证，或阳虚寒证。代表方是四逆汤。

四、细脉

（一）特点

脉体细而软。正如《濒湖脉学》所形容的"脉来累累细如丝，应指沉沉无绝期"。因血虚不能充盈脉管，气虚不能鼓动脉搏之故。

正如《三指禅》所说："细脉一丝牵，真阴将失守。"

（二）脉形脉位

脉体细小，形状如丝。（如图 3-25）

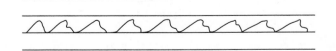

图 3-25　细脉脉形脉位

（三）鉴别

细脉：细而软，全位皆细，主气血虚亏。

微脉：细软欲绝，主气血虚极。

濡脉：极软而浮，脉位偏表，主湿，主虚。

（四）主病

主气血虚亏，主虚劳。

寸细：主心肺气血虚。

关细：主脾胃虚弱。

尺细：主肝肾虚，主丹田冷阳虚。

《濒湖脉学》："寸细应知呕吐频，入关腹胀胃虚形，尺逢定是丹田冷，泄痢遗精号脱阴。"

（五）杨力脉歌

细脉细细软如丝，血虚气弱湿须知。

（六）按语

细脉主虚是肯定的，包括气虚、血虚、阴虚、阳虚精亏等，但脉细易涩，在心血管病中，细脉最易发展为冠心病，心脉壅阻而致心供血不良致胸闷、心绞痛。所以对天生脉细者，一定要注意及早活血化瘀。尤其要预防"三高"血液黏稠。

另外细脉常与微脉相兼而成微细脉，主虚极阳亡，细脉与数脉相兼的细数脉又是阴虚有热的常见脉。

五、弱脉

（一）特点

脉极软而沉细无力，多主久病体虚，包括阴阳俱虚衰。正如《黄帝内经》所说："脉弱以涩，是谓久病"。《脉经》："弱脉，极软而沉细，按之欲绝指下"。《濒湖脉学》："弱来无力按之柔，柔细而沉不见浮。阳陷入阴精血弱，白头犹可少年瘥。"

（二）脉形脉位

沉细而软，按之无力。（如图 3-26）

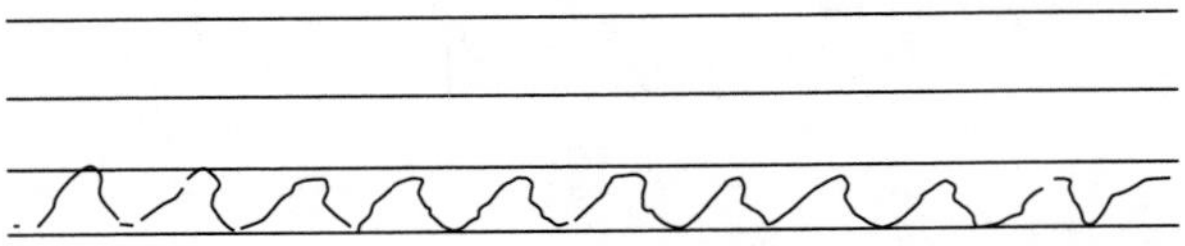

图 3-26　弱脉脉形脉位

（三）鉴别

弱脉：极软而沉细，主阳气虚衰。

濡脉：极软而浮细，主湿，主虚。

虚脉：虚浮无力，主虚证。

微脉：极微细弱，主阳虚欲脱，气虚欲绝。

（四）主病

弱脉：主阳衰阴竭。

寸弱：主心阳虚、心气虚。

关弱：主胃弱、中气衰。

尺弱：主肾虚。

《濒湖脉学》：“弱脉阴虚阳气衰”，常见于久病体虚等情况。

（五）杨力脉歌

弱脉软而沉与细，气弱阳衰阴亦虚。

（六）按语

弱脉，极软而沉细，主脏气虚衰及元气不足。

但新病邪实出现弱脉为逆，主凶，正是“阳病见阴脉者死”之意。

总之，五脏气虚阳衰皆可出现弱脉，包括气虚、血虚、精亏、津伤、自汗、阴亏、阳虚，大凡虚证，皆可出现弱脉。

六、散脉

（一）特点

散脉的特点是浮虚而散乱，是无根脉，主气脱阳亡。《濒湖脉学》形容曰：“散似扬花散漫飞，去来无定至难齐。产为生兆胎为堕，久病逢之急速医。”散者，难聚也，乃无根之象。

《脉经》云："散脉，大而散。"总之，散脉如风吹毛，如散叶一般散漫无根。

（二）脉形脉位

浮而散乱，按之无根。（如图3-27）

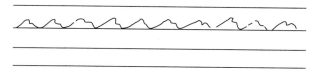

图3-27　散脉脉形脉位

（三）鉴别

散脉：浮虚散乱无根之脉，主阳亡，主脏气将竭。

浮脉：浮而有根，主表证。

虚脉：浮而中虚，主气血虚。

芤脉：浮大而中空，主失血。

（四）主病

散脉，属无根之脉，主亡阳及元气大伤。是脏气将竭，阳亡欲脱之危象，常见于心力衰竭。

李时珍认为是堕胎之脉，久病逢之主凶。尤其两尺见散脉是肾阳亡的危证，如《濒湖脉学》中说："散居两尺魂应断"。

寸散：主心阳大虚，心力衰竭之征兆，或指示心肺宗气将绝。

关散：主脾胃中气将竭。

尺散：主肾气将竭。

《濒湖脉学》曰："左寸怔忡右寸汗，溢饮左关应软散，右关软散胕胕肿，散居两尺魂应断"。

（五）杨力脉歌

散脉浮大而散兮，脏气虚衰绝命期。

（六）按语

散脉的特点是又快又乱，稍按即无，散乱无根，临床上主气脱亡阳，元气离散，故生命濒危。临床上，心力衰竭、心房颤动、心室颤动常出现散脉，须及时抢救。

散脉为危重脉象，无论寸关尺哪一部见散脉皆属危象，整部散脉主生命垂危。又散又乱又涩的脉象常见于心房颤动，称为涩散脉，而心室颤动出现散乱脉则示无根脉，是心脏骤停前兆，常见于生命垂危时。

杨力经验：

（1）虚脉类指脉无力的脉象，主要包括虚脉、软脉、弱脉、微脉、细脉、散脉。

（2）虚脉：脉三部无力，主虚证，重点是气虚。

（3）软脉：指脉体偏软的脉象，如应指有力属常脉，无力属虚脉。

（4）细脉：脉细而无力，多为气血亏虚。

（5）弱脉：脉软而沉，主气血虚。

（6）微脉：脉象微弱，细软无力，主阳虚。

（7）散脉：也属虚脉，特点是散乱无根，更有虚阳外越之危象。

第七节

实脉类秘诀

实脉类指充实有力的脉象，主要包括实脉、硬脉。

一、实脉

（一）特点

实脉指寸关尺三脉皆坚实有力如石。有力、浮沉皆强为实脉。提示邪正皆盛的状况。实脉的特点正如《脉经》所说："实脉，大而长，微强，按之隐指幅幅（壁壁）然。"邪实正盛。正如《黄帝内经》所说："血实脉实"。《三指禅》曰："实乃邪气实"。

（二）脉形脉位

浮沉皆强，如按石磬。（如图3-28）

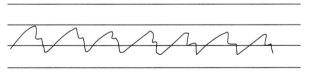

图 3-28　实脉脉形脉位

（三）鉴别

实脉：寸关尺三部皆充实有力。主实证，正盛邪盛。

牢脉：沉候实大。主阴寒内实、癥积。

弦脉：端直而长，如按琴弦。主肝气亢、痛证、痰饮。

革脉：中空外坚。主亡血失精、半产。

（四）主病

实脉主阳盛热证。

寸实：多主心火亢盛，或肺热。

关实：肠胃热聚。

尺实：下焦积聚，便秘。

（五）杨力脉歌

实脉坚实脉力强，阳亢火郁证实然。

（六）按语

实脉多主热积、狂证和癥积。另外，脉实多提示正气足，邪正交争。

二、硬脉

（一）特点

硬脉指脉体刚硬，无柔和之象。在《濒湖脉学》27 脉中并无，但在临床上十分多见，主要机制是"三高"导致动脉硬化。许多 40 岁以上的人脉搏开始出现发硬的情况，随着年龄的增长，动脉硬化也愈加明显。

（二）脉形脉位

脉壁发硬，但无弓弦。（如图 3-29）

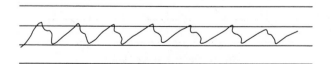

图 3-29　硬脉脉形脉位

（三）鉴别

硬脉：脉壁紧硬，内不空。主高血压、动脉硬化。

革脉：弦而芤，外坚内空，如按皮革。主精血夺于内，阳气虚越于外。

（四）主病

硬脉的产生原因是动脉管壁硬化，主肝阳上亢、"三高"。

（五）杨力脉歌

硬脉指下管壁硬，肝阳三高晚癌应。

（六）按语

随着人们生活水平的提高，硬脉发生得愈来愈早，而且愈来愈多，常常是心肌梗死、脑梗死的征兆，应高度注意。生活中可通过"三低"饮食（即低脂、低盐、低糖饮食）来保护血管。血管硬化逐渐年轻化，40岁以下者即已出现硬脉。硬脉，脉硬而不弦，可无高血压，但可能有高血脂或高血糖。尤其糖尿病患者血管硬化更快。

杨力经验：

（1）实脉指充实有力的脉象，主要包括实脉、硬脉。

（2）硬脉的特点是脉体发硬，主肝阳、痰证。

（3）实脉、牢脉、革脉的鉴别：实脉寸关尺三部脉有力，主邪盛，与硬脉的区别是因脉气充盈而致脉管硬，不同于硬脉的脉管壁本身坚硬。革脉脉壁硬实但中空如皮革，特点是外硬中空，主邪盛正虚。

第八节

长脉类秘诀

长脉类指脉形长于本位，主要包括长脉及弦脉。

一、长脉

（一）特点

长脉如触长竿一样硬直而长。正如《黄帝内经》所描述的："如循长竿末梢，为平……""如引绝，如揭长竿，为病……"。

长脉特点是"迢迢过本位"（《三指禅》）。

（二）脉形脉位

硬直而长，超过本位。（如图3-30）

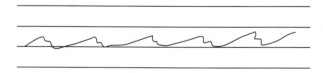

图 3-30　长脉脉形脉位

（三）鉴别

长脉超过本位，主脏气有余，脉体不硬偏柔长。长脉如果硬度太过即为弦脉，主肝气有余，绷紧如按琴弦；脉体偏硬，主肝气旺盛。

（四）主病

长脉主脏气有余，也主阳盛实证及肝阳有余。

寸长：主心气盛。

关长：主肝气盛，长而弦主肝气亢盛。

尺长：主肾气盛。

总之，长而弦主肝气过亢，多见于高血压。长而滑主痰热盛长而牢，主内有积，包括痰积、食积及积聚。

（五）杨力脉歌

长脉迢迢如长竿，阳明热深病势张。

（六）按语

长脉主气盛，然而应注意区分平脉与病脉，长而柔和如触长竿梢，为平脉；长而发紧如牵绳，为病脉。主肝气盛，或癫痫，或肠胃有积。

尺长柔和为肾气盛的冲和之象，尺长而硬属肝旺的病象。

临床上有的中老年人脉长而硬，提示血压高、动脉硬化；反之，脉长而柔软冲和为肾气充足的寿脉。实脉、弦脉属长脉范围，脉体皆偏长。脉长而软多长寿，尤其尺脉长，为肾气足，主长寿，正如《黄帝内经》所说："长则气治"。

二、弦脉

（一）特点

脉来端直而长，如按琴弦，也如新张弓弦。长而直，张而紧。

正如《濒湖脉学》所说："弦脉迢迢端直长"。弦脉脉形较硬，如按弓弦状，有较强的硬度及张力。

（二）脉形脉位

脉管绷直，状若弓弦。（如图3-31）

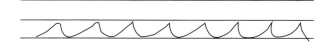

图3-31　弦脉脉形脉位

（三）鉴别

弦脉：如按琴弦，端直而长，有硬长的感觉。

紧脉：如按转索，左右弹，有绷紧的感觉。

正如《濒湖脉学》所说："弦脉端直似丝弦，紧则如绳左右弹。"

（四）主病

主肝胆病，尤其主肝气旺、肝阳上亢的高血压。正如《濒湖脉学》所说："肝经木旺土气伤。"

主寒病，因为寒凝致脉管拘急之故。

主风病，主要指肝风。

主痛证，主要为肝气上泛所致的头痛。

主痰证，主要指风痰。

寸弦：多主肝阳头痛。

关弦：多主肝胃不和之胃痛。

尺弦：多主阴疝。

正如李时珍所言："寸弦头痛膈多痰，寒热癥瘕察左关，关右胃寒心腹痛，尺中阴疝脚拘挛。"

（五）杨力脉歌

弦脉端直如琴弦，肝阳上亢痰饮兼。

（六）按语

弦脉主实证，其中弦而不硬者，主肝木旺、肝气亢，多指示高血压，或见于中老年人。

弦而发硬发涩则常见于动脉硬化及肝肾阴虚、血脉瘀阻型的高血压，以老年人多见。

弦滑脉则示肝风、风痰，多见于中老年人。

总之，弦脉愈硬愈不利，弦紧主要见于肝阳上亢型高血压。

春天弦脉属有胃气的平脉，正如《黄帝内经》所体现的：春弦夏洪秋浮冬沉。《素问·玉机真脏论》中说："春脉如弦……故其气来软弱，轻虚而滑，端直以长，故曰弦，反此者病。"

此外，青壮年人脉弦而软是为气血壮实的反应。

但高血压之脉不一定都弦紧，高血压老年患者其脉反而呈弦硬无力之象；而弦涩则示脉络有瘀，亦多见于老年人。

另外，弦紧也见于寒证、痛证。

弦脉形成的主要原因为血脂高、血压高致动脉硬化，血管弹性减弱，造成血流阻滞，所以出现脉来端直以长，如揭长竿末梢。另一种情况，当肝阳上亢而致气血上冲时也可导致血管急剧充血，管壁内压增高而呈脉管绷张之故。正如《濒湖脉学》所言："弦脉端直以长，如张弓弦。"这种情况的弦脉属于病脉。

另外，伤寒半表半里的少阳病也呈弦脉。

弦脉也主肝胆病，临床上，胆结石时也会出现弦脉。

杨力经验：

（1）长脉类属脉形长、超过本位的脉象，主要包括长脉及弦脉。

（2）长脉：特点为脉形长，如循长竿末梢，乃柔中有刚，主肝气有余及肾气足，一般指示无恙而主长寿，如《黄帝内经》曰："长则气治"。

（3）弦脉：特点是端直而长，如按琴弦，乃刚中有柔，主肝阳上冲，肝气有余。

第九节

短脉类秘诀

短脉类属脉形短于本位的脉象，主要包括短脉及动脉。

一、短脉

（一）特点

短脉的特点是脉来短小不到本位。正如《脉经》所说："短脉，不及本位。"并具有短而滑数的特点，"藏头缩尾如龟"，指首尾俱短，小于本位的脉象。

（二）脉形脉位

脉来短小，缩头藏尾。（如图 3-32）

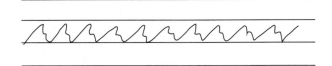

图 3-32　短脉脉形脉位

（三）鉴别

短脉：脉率偏快，但不及动脉之快。短脉主要局限在关部，难及寸、尺部位，短涩是其特点。

动脉：动脉也不及寸、尺部，但数滑如豆。

（四）主病

短脉无力为虚，有力主痰、气郁、气结。

临床上不仅虚证多见，实积也常见短脉，但脉多短而有力。

寸短：主头痛。

尺短：主腹痛。

正如李时珍所说："短脉惟于尺寸寻，短而滑数。酒伤神，浮为血，涩沉为痞，寸主头痛尺腹痛。"

（五）杨力脉歌

短脉缩缩两头端，若非疼痛即气短。

（六）按语

短脉多主气虚无力，临床常见于心肌病、心包病等心气虚的情况。但短而有力，也见于痰厥、食结等情况。正如《黄帝内经》所说："短则气病"。所以短脉的主病在气分，即有力气郁，无力气短甚至阳虚。

二、动脉

（一）特点

动脉的特点是短促而数，是短、数、滑、紧脉的复合脉。正如《濒湖脉学》所形容的："无头无尾豆形团""动乃数脉，见于关上下，无头尾，如豆大……"脉行特点是滑数有力，主要在关部。

（二）脉形脉位

短滑而数，状若按豆。（如图3-33）

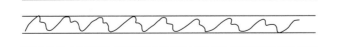

图3-33　动脉脉形脉位

（三）鉴别

动脉：无头无尾，不上不下，跳动于关中，无间歇。主痛。

促脉：数而有间歇，快慢不一。主阳盛阴衰，有火，有痰积。

（四）主病

动脉主痛证、惊吓，正如张仲景所说：动则为痛、为惊。也主孕脉。

（五）杨力脉歌

动脉如豆跳而行，男精女崩痛与惊。

（六）按语

动脉主痛证及惊恐，惊则气乱，故脉动不安。提示情况紧急，阴阳相搏，气血逆乱。动脉也主孕。《素问·平人气象论》："手少阴脉动甚者，妊子也。"象征新生命的搏动。

杨力经验：

（1）短脉类的特点是脉形短于本位，主要包括短脉与动脉。

（2）短脉：短而不满本部，脉行不太畅，稍有歇止，故短而有力主气郁，短而无力主气虚。故《黄帝内经》说："短则气病"。

第十节

杨力脉歌

一、二十八脉歌

浮脉：浮脉轻如水漂木，若非表证即阳无。

沉脉：沉脉重按乃得兮，有力里实无力虚。

迟脉：迟脉一息只三至，有力实寒无力虚。

数脉：数脉一息多六至，有力实火无力虚。

滑脉：滑脉流利如珠盘，体肥痰壅孕如常。

涩脉：涩脉往来滞涩难，伤精血瘀或血亡。

虚脉：虚脉浮软按无力，气虚阳虚久病泣。

实脉：实脉坚实脉力强，阳亢火郁证实然。

长脉：长脉迢迢如长竿，阳明热深病势张。

短脉：短脉缩缩两头端，若非疼痛即气短。

洪脉：洪脉滔滔似波涛，阳热亢盛炎火招。

微脉：微脉细微若有无，气虚阳亡无根入。

紧脉：紧脉紧束如转索，若非痛证即寒着。

缓脉：缓脉缓和快于迟，不是脾虚亦脾湿。

芤脉：芤脉浮软空如葱，证见血虚崩漏中。

弦脉：弦脉端直如琴弦，肝阳上亢痰饮兼。

革脉：革脉坚空如鼓腔，精气内夺阳越将。

牢脉：牢脉实大伏骨间，阴寒癥瘕痛疝添。

濡脉：濡脉浮软细而轻，若非脾虚即湿侵。

弱脉：弱脉软而沉与细，气弱阳衰阴亦虚。

散脉：散脉浮大而散兮，脏气虚衰绝命期。

细脉：细脉细细软如丝，血虚气弱湿须知。

伏脉：伏脉深深伏在骨，饮伏厥痛气闭促。

动脉：动脉如豆跳而行，男精女崩痛与惊。

促脉：促脉数而时一止，阳盛实热阴竭知。

结脉：结脉缓而时一止，阴盛气结寒瘀滞。

代脉：代脉迟而时一止，脏衰气结命断知。

疾脉：疾脉一息七至急，阴阳离决元气泣。

大脉：大脉阔阔脉形大，气盛邪盛主病进。

软脉：软脉不缓有胃气，有力主吉无力虚。

硬脉：硬脉指下管壁硬，肝阳三高晚癌应。

二、相类脉区别歌

浮脉类鉴别：

浮虚芤散皆浮位，浮脉轻举便可寻；

虚脉无力芤中空，散脉无根最凶危。

沉脉类鉴别：

沉伏牢革皆沉位，沉脉重取乃可得；

伏脉重按革外坚，牢脉深伏着骨前。

迟脉类鉴别：

迟缓濡涩皆律慢，迟脉一息不至四；

缓脉四至冲和象，濡软涩滞跳不忙。

数脉类鉴别：

数滑疾动皆律速，数脉一息五至上；

滑脉圆滑动脉豆，疾脉一息七八至。

三、相反脉对比歌

浮脉与沉脉：

浮脉浅位病在表，沉脉位深证属里。

迟脉与数脉：

迟脉律慢病属寒，数脉律速证为阳。

滑脉与涩脉：

滑脉流利病主痰，涩脉艰涩证为瘀。

紧脉与缓脉：

紧脉紧促病主寒，缓脉和缓证多湿。

洪脉与细脉：

洪脉洪大病主热，细脉细小证属虚。

虚脉与实脉：

虚脉无力病势弱，实脉有力证属实。

长脉与短脉：

长脉超长病有余，短脉缩缩证不足。

第十一节

相似脉及复合脉

一、相似脉鉴别

1. 迟脉与缓脉

迟脉：一息不足四至，脉势偏沉，多主寒证。

缓脉：一息四至，脉势徐缓，多主湿证，或为胃脉。

2. 弦脉与紧脉、长脉

弦脉：脉紧而长，主肝阳。

紧脉：脉紧而不长，主寒主痛。

长脉：长而不紧，主脏气有余，"长则气治"。

3. 浮脉与虚脉、散脉

浮脉：浮而有力，主表证。

虚脉：浮软无力，主虚证。

散脉：浮散无力，主元气离散。

4. 沉脉与伏脉、牢脉

沉脉：轻取不应，主里病。

伏脉：重按始得，主邪闭。

牢脉：沉而牢实，主内有癥瘕。

5. 数脉与滑脉、疾脉

数脉：一息五至以上，主热证。

滑脉：脉来流利圆滑，主痰饮，孕脉。

疾脉：一息七八至，主阴盛阳亡，阳气将脱。

6. 实脉与洪脉

实脉：脉气实足，主实证。

洪脉：脉热洪大，主气分热盛。

7. 芤脉与革脉

芤脉：外软中空，主失血。

革脉：外坚中空，主失精。

8. 细脉与微脉、弱脉、濡脉

细脉：脉细，主气血两虚。

微脉：脉又细又软，主阳衰气弱。

弱脉：脉细软而沉，主气虚。

濡脉：脉细软而浮，主脾虚湿重。

9. 短脉与动脉

短脉：短而夹涩，主气虚，"短则气病"。

动脉：短滑如豆，主痛主惊。

10. 结脉与代脉、促脉

结脉：缓而时止，止无定数，主阴盛阳虚与气结。

代脉：脉来一止，止有定数，良久复还，主阳衰，脏气将竭。

促脉：数而时止，止无定数，主实热阳盛。

二、常见复合脉与主病

复合脉又称兼脉，临床常见，因病情复杂的情况下往往呈现不止一种脉象。

1. 弦滑脉

这是中老年人最常见的复合脉，主要因为当代人多"三高"，即高血压、高血脂、高血糖，多属肝阳上亢兼痰湿，所以往往呈现弦滑脉。

2. 弦涩脉

多见于老年人，主要为脉络瘀阻所致。

3. 弦细脉

多见于老年人，主要为肝肾阴虚所致。

4. 沉细脉

女性较多见，中青年人见沉细脉多属血虚，老年人有此脉多为阴虚。

5. 滑数脉

以青壮年多见，主要指示痰热，或食积内热。

6. 沉缓脉

多见于脾肾阳虚的人，也属常见脉，多见于亚健康者。

7. 弦紧脉

多见于中青年，主要由工作压力较大，精神紧张所致。

8. 浮缓脉

多见于老弱女性，多因过度劳累致气虚伤风而见此脉。

9. 浮紧脉

临床上常见的相兼脉，多见于表寒证的情况及表寒痛证。

10. 沉紧脉

多见于痛证。

11. 浮数脉

常见于外感热证即表热证，如银翘散证。

12. 沉迟脉

多见于里寒证，如脾肾阳虚、里寒凝滞等，如附子理中汤证。

13. 浮缓脉

常见于表虚证，如桂枝汤证。

14. 沉数脉

常见于里热证，如便秘、口干、苔黄的调胃承气汤证。

第十二节
脉象决死生

一、《黄帝内经》脉象决死生

危重证取决于脉象。《黄帝内经》首先提出脉证顺逆的重大意义，《素问·三部九候论》指出："形盛脉细，少气不足以息者危"。形体盛大，脉形本应洪大，反而细小，甚至气短，提示正虚。同样，形细脉大者也为脉证不符，是邪盛，所以主危。正如《素问·三部九候论》所说："形瘦脉大，胸中多气者死"。提示脉证相逆，反映正邪交争，正衰邪盛，所以主逆、主危。

二、《黄帝内经》强调脉象的整体失调者死

《黄帝内经》认为三部脉失调者死，上下左右失去协调也死，中部的脉虽调，如与五脏脉不协调也死，中部之脉过数或过缓皆为病重。如《素问·三部九候论》："三部九候，皆相失者死，上下左右之脉，相应如参舂者病甚。上下左右相失，不可数者死。中部之脉虽独调，与众脉相失者死。中部之脉相减者死。"

三、判断危重证取决于脉象

（一）脉象真假决死生

1. 阴盛格阳危象

即内真寒外假热的情况。外证表现为发热、发热、口渴、面红、烦躁，口虽干渴，但不喜冷，饮也只一两口，面虽赤但浮泛，或咽痛，或牙痛。

第三章 《黄帝内经》脉象医学

227

此时一定要细辨脉象，凡阴盛格阳的脉象本应沉细迟弱，因格阳，所以反浮大，但必浮大无力，如误认为热象而误投寒凉则多下咽即毙。唯细辨脉证，以扶阳散寒、引火归原为法，方能挽阳亡于旦夕，如误认为温热而投寒凉泻火，则好比雪上加霜。可见在阴盛格阳的情况下，脉象往往有决死生的意义。

阴盛阳越在于脉无根。阴盛极逼阳于外的危重证，如心源性休克，出现冷汗淋漓，气喘欲脱，但面现浮红。此时鉴定寒热真假，全在脉象。若浮大但按之全无（无根脉）或脉微细欲绝，与面赤浮红、面底必青合参，即可确定为阴盛阳越的参附龙牡汤证，可加山萸肉，用参附加龙牡以回阳，引火归原，而救死回生。

阴盛阳虚可见于脉象沉微。张仲景判断疾病的阴盛阳虚的少阴病往往取决于脉象，无论表证，咽痛还是下利，只要脉象沉微，皆属少阴阴盛，处方都用附子扶阳，如以脉沉判断少阴表证："少阴病，始得之，反发热，脉沉者，麻黄附子细辛汤主之。"

张仲景还以脉不至判断死证："如少阴病，四逆，恶寒而身踡，脉不至，心烦而躁者，死。"

2.阳盛格阴危象

即内真热外假寒情况（火极似水）。外证表现为厥冷、神昏、畏寒、战栗极似阴证。细查症状可见面虽青暗，但面底通赤、气粗口臭、舌底红、大便秘结等，最重要的莫过于脉实有力。此为阳盛格阴之危象，当清泻实火以救阴，如误认为内寒而用温热药则无异于火上浇油，而危及生命。

（二）脉证寒热逆反决死生

临床表现为热证，而脉象出现寒象，就应细辨热证是否真热。从而决定脉证取舍，比如临床表现为面红躁烦而脉见沉细尺弱的多为假热。

总之，大凡脉证不相符合的，必有真假之辨，正如何梦瑶所说："凡脉证不相合，必有一真一假，须细辨之，如外虽烦热，而脉见微弱者必虚火也；腹虽胀满，而脉见微弱者必胃虚也。虚火虚胀岂堪攻乎？此宜从脉之真虚，不从症之假据也。其有本无烦热而脉见洪数者，非火邪也；本无胀滞而脉见弦强者，非内实也，无热无胀其堪泻乎？此宜从症之真虚而不从脉之假据也。"

脉是一种象，以脉所测之象，多存在着脉的真象与假象的问题。一般情况下，脉多属真象反映内证，只有在危重情况或极端情况下脉象才会出现假象。如阴盛格阳，证属阳虚阴盛的危重情况，脉本应沉伏，但却易反而出现浮大。反之，阳盛格阴即证属阳热盛极，脉本应洪大，反出现沉伏的假象，这时就应脉证合参，以识真假。

凡久病脉来微、缓、软、弱者为顺，凡暴病脉来浮、洪、数、实者也为顺。反之，久病脉反洪、浮、数，新病却见微、伏，为凶。

一般情况下脉证相符，但脉证也有不少不相符合的情况。即临床表现实证，但脉象却出现虚脉的情况，如腹胀满而脉微弱，就应进一步分辨证的虚实，如腹虽胀而重按为虚，当属脾虚，腹胀就应舍证从脉。反之，腹胀满而实痛，当属实证，脉象为假虚，就应舍脉从证。总之，证情极虚和极实的极端情况下，脉象可出现逆反，须脉证合参。

四、脉象决生死的古今医案

1."脉大而空虚"，提示脱证案

《古今医案按》载："陈学士，跪拜间，就卧倒仆汗如雨淋，诊之脉大而空虚，年当五十，新娶少妇，今又从跪拜之劳役，故阳气暴散……急煎独参浓汤，连饮半日，汗止，神气稍定。"

按："脉大空虚"的昏倒，为阳气暴散，经朱丹溪给予服独参汤后，汗止神安。说明暴脱时，脉多出现"大而空"之象。

2."脉伏而微"，提示闭证案

《古今医案按》载："治一妇人，年六十余，手足左瘫不言而健（不能言语），有痰。先予麻黄、羌活、荆、防、南星、全蝎、乳香、没药、红花……未效，时春，脉伏而微，……又以淡盐汤入韭汁，每早一碗吐之，至五日仍以茯苓、白术、陈皮、甘草、厚朴、菖蒲……十日后，微汗，手足动而言。"

按：此医案以"脉伏而微"提示闭经、偏瘫而失语。体健实而痰多，属痰闭，经化痰开窍等法治疗而好转，说明"脉伏而微"往往提示闭证。

3.脉伏猝死案

《古今医案按》载："一妇六月猝死，遍体俱冷，无汗，六脉俱伏，三日不醒，但气未绝耳，……众用四逆理中，亦不能纳，四日后，仍无脉，念人一二日无脉立死，今三日不死，此脉伏也，热极似寒耳，用水湿青布放身上，一时身热，遂饮冷水五六碗，反言渴，又一碗，大汗出，后用补中益气加黄柏，十帖愈。"

按：无脉本应立死，今三日不死，乃脉伏也，说明猝死无脉当慎查脉伏假死，而非脉无真亡。

4.六脉俱微的厥证

《古今医案按》载："江篁南治一妇，忽如人将冰水泼之，则手足厥冷不知人，少顷发热则渐省。一日二三次，江诊六脉俱微，若有若无，欲绝非绝，此气虚极之证也。用人参三钱，陈皮一钱，枳壳二钱，人参渐加，服至六两而愈。"

按：此按所发厥证是典型气虚厥证，表现六脉俱微，若有若无，欲绝非绝，用人参效果明显，说明厥证脉微，一般提示虚厥。

5. 血证脉案

《古今医案按》载："一人形瘦而苍，年逾二十，忽然咳嗽吐血，兼吐黑痰。医用参术之剂主，病愈甚。汪诊之，两手寸关浮软，两尺独洪而滑，此肾虚火旺而然也。遂以四物汤加黄柏、知母、白术、陈皮、麦冬之类，治之月余，尺脉稍平，肾热亦减，依前方再加人参一钱，兼服枳术丸加人参，山栀以助其脾，六味地黄丸加黄柏以滋其肾，半年而愈。"

按：此案咳嗽吐血，前医以参术之剂，病愈甚，汪石山依其人"两尺独洪而滑"，判断为"肾虚火旺"，遂改用四物加知柏，咳血明显好转。说明脉象在血证中的决定意义。

6. 高热脉案

《古今医案按》载："立斋又治府庠王以道，元气素弱。复以考试积劳，于冬月大发热，泪出随凝，目赤露胸，气息沉沉欲绝，脉洪大鼓指，按之如无，舌干如刺，此内真寒外假热也。令服十全大补汤，嘱曰服此药其脉当收敛为善，少顷熟睡，觉而恶寒增衣，脉顿微细如丝，此虚寒之真象也。以人参一两，熟附三钱，水煎顿服而安，夜间脉复脱，用以参二两，熟附五钱，乃愈，后以大剂参、术、归、炙草等药，调理而愈。"

按：此证高热，目赤露胸，证似热象，但脉洪大鼓指，按之如无，关键在于"按之如无"，从而确定是内真寒外假热，用人参大剂而愈，说明脉重按有力无力是辨别寒热真假的关键。

7. 泄泻脉案

《古今医案按》载："又治一人泻利不止，肠鸣如雷，不敢冷坐。坐则下注如倾，诸医例断为寒证。姜、桂、丁香、豆蔻及枯矾、龙骨之类，靡不遍服……迁延将二十载。戴人诊之，曰两寸脉皆滑。余不以为寒，然其所以寒者水也。以茶调散涌寒水五七升，无忧散泄积水数十行，乃通因通用之法也，次以五苓散淡剂渗利之，又甘露散止渴，不数日而全愈。"

按：下利诸医皆断为寒证，唯张子和判为热证，依据在"两寸脉皆滑"，遂采用他所擅长的吐法泻热而愈。

8. 下血脉案

《古今医案按》载："丹溪治一老妇，性沉多怒，大便下血十余年，食减形困……百法不治。脉左浮大虚甚，久取滞涩而不匀，右沉涩细弱，寸沉欲绝。此气郁生痰，涎郁胸中，心气不升，经脉壅遏不降，心血绝，不能自养故也。非开涎不足以行气，非气升则血不归隧道，以壮脾药为君，二陈汤加红花、升麻、归身、黄连、青皮、贝母、泽泻、黄芪、酒芍，每帖加附子一片，煎服四日后血止，去附，加干葛、丹皮、栀子……再加砂仁、神曲……倍参、术，服半月愈。"

按：此证便血十余年，百法不治，朱丹溪依据其"脉左浮大虚甚，久取滞涩而不匀，右沉涩细弱，寸沉欲绝"，断其气郁生痰，用化痰的主方二陈汤加活血化瘀的红花及复阳的附子治之而愈，可见脉诊在诸疑难病证中的决定意义。

9. 癫狂脉案

《古今医案按》载:"沧州又治一人,寓僧舍病狂,其脉三部皆弦直上下行,而左寸口尤浮滑。曰此风痰留心胞证也。以药涌吐痰沫,四五升……以安神剂调之,全愈。"

按:此证滑伯仁据三部脉皆弦直,而左寸口尤滑,从而断定为风痰留心包,以吐剂而愈,可见通过脉象断证的重要性。

10. 中风脉案

《吴鞠通医案精华》载:"左肢拘挛,舌厚而謇不能言,上有白苔,滴水不能下咽,饮水则呛,此中风夹痰之实证,前医误与腻药补阴,故隧道俱塞,先以开肺:生石膏、杏仁、桑枝、云苓、防己、通草、半夏、广皮……中风,神呆不语,前能语时,自云头晕,左肢麻,口大歪,不食,六脉弦数,此痱中也,与柔肝法:生地、白芍、牡蛎、鳖甲、麦冬、炙甘草。"

按:此案吴鞠通,依据"六脉弦数"而用柔肝法,治中风。说明脉象对中风辨证论治的重要意义。

11. 类中风脉案

《叶天士医案精华》载:"张石顽治春榜赵明远,平时六脉微弱,已酉九月,患类中风,经久不痊,邀石顽诊之。其左手三部,弦大而坚,知为肾脏阴伤,壮火食气之候……以清阳之位,而为痰气占据,未免侵及心主,是以神识不清,语言错误也。或者以其神识不清,言语错误,口角常有微涎,目睛恒不易转,以为邪滞经络,而用祛风导痰之药。殊不知此本肾气不能上通于心,心脏虚热生风之证,良非躁药所宜……今举河间地黄饮子,助其肾,通其心,一举而两得之……"

按:此证为类中风,张石顽据"左手三部,弦大而坚",断为肾阴伤、壮火食气之候,非痰滞,而是"肾气不能上通于心,心脏虚热生风之症"。所以用河间地黄饮子滋肾阴,息内风。辨证关键在于脉虽弦大而坚,但"平时六脉微弱",足以提示非风痰上壅肝阳证,而是肾水不济心火之证,故以地黄饮子,滋水以济心之虚火。

第四章 《黄帝内经》望诊医学

导　言

　　杨力教授在本章对《黄帝内经》的面诊、色诊、舌诊、体质诊、形诊、头诊、手诊、耳诊、足诊等的玄机，做了揭示，将中医学望诊提高到了一个崭新的境界，对中医学发展做出了杰出的贡献。

　　中医学有言："望而知之谓之神。"何谓神？指高超的望诊，可以达到望而洞悉病情的境界。为何能达到如此高度？这要从 8000 年前伏羲画八卦说起。那时，伏羲在观象台上观察天地画出了八卦，从此发明了观象法。所谓观象法，是记载于《易经》的一种用"观象取义"认识事物的方法。《易经》象数哲理总结了这一伟大的方法。《易经》认为天下的事物都并非完全显露于外，有的已经显露，有的正在显露，有的永远也不显露。其中未显露的部分称作幽，于是《易经》有言曰："知幽明之故，以知死生。"那就是以显探幽，才能知道事物的变化规律。怎样才能"以显探幽"？于是《易经》提出了观象取义，就是"以象（外象）测藏（内藏）"。

　　《易经》"观象取义"是中国古代众多领域，包括中医学的重要哲学基础。中医经典巨著《黄帝内经》的藏象理论就是《易经》"观象取义"在中医学中的杰出应用。中医学望诊就是以外象测内藏的精湛应用。《黄帝内经》是中医学望诊的集大成，从而被历代医家所重视和发展，春秋时期的"扁鹊望诊齐桓公"就是中医望诊很早的记载。千百年来，望诊成了中医学中的一枝奇葩。

　　本章就是集中体现《黄帝内经》"望而知之谓之神"的经典内容，各章节结合《易经》揭示《黄帝内经》的面诊、色诊、舌诊、形诊、手诊、耳诊、足诊……的玄机，并结合自己毕生的探索和五十年临床经验对理论进行更深的诠释，目的在于让读书成为广大医学生、医师和中医爱好者等的良师益友，共为推动中医望诊发展而努力。

第一节

《易经》象数与中医望诊

一、《易经》象数与中医学脉象的奥秘

伏羲提出了观象法，即观象取义，也就是以象测藏（通过外表测知内藏）。在观象法的基础上，《易经》著名的世界观——象数思维诞生了，从而也宣告人类拥有了一种全新的认识事物的方法是"以显探幽"，是"观象取义""运数取义"，是取象比类，特点是重视事物的"象"。这就是《易经》开创的东方独特的象数思维。

观象取义是象数世界观的核心，与17世纪西方伽利略发明的重"形"的实验科学不一样。西方重"形"的实验科学是用分析的、局部的和实验的方法去观察事物的物质结构和规律，它的对象必须是实实在在的"形"，也即实物结构，是在静态和分割状态下的和线性的、低维时空的，甚至是死的实体对象。而《易经》博大精深的象数思维开创的象数科学，则是重"象"的科学，就是说在观象、全息、预感、预测状态下的探索，其对象是动态的、整体的、活的，而且是随机的、非线性的，甚至是高维的、多维状态下的物质结构，是主客一元一体的。

总之，西方的世界观是高度强调"形"的，而东方的世界观则强调的是"象"。

《易经》认为，天下万事万物都是"象"，象是包含隐、显两部分物质的。大"象"如沧海，而已显露的"形"则只是沧海一粟（图4-1）。

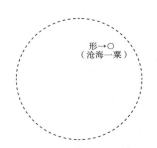

形→○
（沧海一粟）

图 4-1　大象无形亦有形

象数科学的优势就是从有限的、已显露的"形"探索未显露或时隐时显的"象"，这就是"以显探幽"的法宝。

中医学就是以象数科学为代表的科学，他认识事物的方法是"以象测藏"。中医学的"象"包括脉象、舌象、面象、藏象、经络象、体质象、气象……而脉象是"象中之象""宝中之宝"。

杨力教授首创象数科学，并提出中医学是一门象数科学，是对中医学的巨大贡献。

曾经有人不相信寸口脉象的神奇，便对寸口脉象解剖，试图找到三部九候相应的脏腑物质，结果徒劳无益，因为他们不懂脉象是一种象数科学，不懂"象"是什么。象数是中医学的魂，没有了象数，中医学就名存实亡了，所以要学好脉象，就必须懂得象数思维，必须会观象取义、取象比类和触类旁通，这样才能真正发挥脉象的神奇作用。

二、神秘的中医学望诊瑰宝

中医学的望诊已有几千年历史，如著名的扁鹊见齐桓公，扁鹊高超的望诊就代表了战国时代中医望诊已经有了"望而知之谓之神"的水平。

原文："扁鹊见蔡桓公，立有间，扁鹊曰：君有疾在腠理，不治将恐深。桓侯曰：寡人无疾。扁鹊出，桓侯曰：医之好治不病以为功！居十日，扁鹊复见，曰：君之病在肌肤，不治将益深。桓侯不应。扁鹊出，桓侯又不悦。居十日，扁鹊复见，曰：君之病在肠胃，不治将益深。桓侯又不应。扁鹊出，桓侯又不悦。居十日，扁鹊望桓侯而还走。桓侯故使人问之，扁鹊曰：疾在腠理，汤熨之所及也；在肌肤，针石之所及也；在肠胃，火齐之所及也；在骨髓，司命之所属，无奈何也。今在骨髓，臣是以无请也。居五日，桓侯体痛，使人索扁鹊，已逃秦矣。桓侯遂死。"（《韩非子·喻老》）

这篇文章述说齐桓公的疾病从体表到肌肤、到肠胃、到骨髓，扁鹊都能一目了然而见微知著。齐桓公则因讳疾忌医终致不治而亡。

望诊是中医诊断的瑰宝，扁鹊代表了中医精湛的望诊水平。

2500 年前的中医经典巨著《黄帝内经》是中医望诊的集大成，书中对望诊作了精湛的发挥，对中医学的面诊、色诊、舌诊都有涉及，对后世中医学望诊的发展产生了深远的影响。

三、《易经》"观象取义"和"全息象"奠定了中医望诊的理论基础

1.《易经》的"观象取义"开创了望诊的先河

8000年前伏羲画八卦，宣告中国人发明了观象法，观象法即观象取义，源于《易经》的象数思维。

"观象取义"即通过外表推测事物的内在联系及其规律，这是中国人首先开创的探索事物的独特方法。这一方法的伟大科学性在于通过显示于外的"象"来探查藏于里的"物"，从而极大地丰富了人类探索事物规律的方法。

《易经》阴阳原理与象数原理相结合，开创了东方的象数科学，为中医学打开了新的天地，尤其为中医学的望诊奠定了理论基础。

象数思维是"观象取义"和"运数取义"的合璧，是通过外象测内藏的世界观，也是"以显探幽"的方法结晶，这是中国人优秀的世界观。

天下万物并非都完全显露于外，大部分深藏于内，这就是《易经》"以显探幽"的必要性。有隐，就有显，这就是"有诸内者，必形于外"的原理。

《易经》"阴阳不测之谓神""知幽明之故，以知死生"是强调通过"观象取义"，即以象（外象）测藏（内藏），从而可以把握事物的内在本质，用在医学上便可以"知死生"。这就是"以象测藏"的重大意义。《易经》"以象测藏"奠定了中医望诊的理论基础，也奠定了中医诊断学的独特优势，为中医学发展产生了深远影响。

2.《易经》"全息象"奠定了望诊的理论核心

"全息象"最早源于《易经》八卦，伏羲画八卦而开创了全息象。《易经》是一部大全息象，《易经》的八卦就是一个宇宙全息之母，浓缩储备着中华五千年文明信息，其中每一卦、每一爻又都是一个小的全息窗口，这个窗口虽然是一个小的局部，但却包含着一个大的整体，一个大的整体又包含着若干小的局部，这便是全息象。这样通过一个小的局部便可"一叶而知秋"。全息象奠定了《黄帝内经》面诊、耳诊、头诊、手诊、足诊、舌诊……的理论基础。中医通过望面、望耳、望舌、望手、望足等全息象了解全身疾病，对中医诊断做出了杰出的贡献。

四、《黄帝内经》藏象学说奠定了中医望诊的理论基础

《黄帝内经》藏象学说载于《素问·六节藏象论》。何为藏象？其重大理论是什么？

原文说："帝曰：藏象何如？岐伯曰：心者，生之本，神之处也，其华在面，其充在血脉，为阳中之太阳，通于夏气。肺者，气之本，魄之处也，其华在毛，其充在皮，为阳中之太阴，通于秋气。肾者，主蛰，封藏之本，精之处也，其华在发，其充在骨，为阴中之少阴，通于

冬气。肝者，罢极之本，魂之居也，其华在爪，其充在筋，以生血气，其味酸，其色苍，此为阳中之少阳，通于春气。脾、胃、大肠、小肠、三焦、膀胱者，仓廪之本，营之居也，名曰器，能化糟粕，转味而入出者也，其华在唇四白，其充在肌……"

上文指出心、肝、脾、肺、肾五脏藏于内，面、血、脉、毛、皮、发、骨、爪、筋、唇、肌形于外，五脏有疾可以最先反映于这些外象，从而通过外象可以推测内藏的五脏病理、生理状况，这就是藏象学说。

$$藏象 \rightarrow \begin{cases} 藏——脏——脏藏于内 \\ 象——形象——形见于外 \end{cases}$$

《黄帝内经》还提出五官（眼、舌、口、鼻、耳）为五脏（肝、心、脾、肺、肾）的外窍，通过外窍也可以了解内藏的五脏情况。

"以诸内者，必形于外"，"视其外应，以知其内脏，则知所病矣"（《灵枢·本脏》）等内容，即"五脏藏于内，五官象于外"与"五脏藏于内，面、皮、爪、发、肌象于外"等，共同组成了《黄帝内经》的藏象理论。

《黄帝内经》藏象学说是《易经》象数思维的杰出发展和应用，共同为中医学望诊奠定了理论基础，从而使中医诊断学更加丰富多彩。

望神奥秘

一、《黄帝内经》提出望神的重要性

《灵枢·天年》指出："失神者死，得神者生也。"人体生命活动主要体现于精、气、神，所以精、气、神又被称为"人生三宝"。精充、气足、神旺是人体健康的标志。反之，精亏、气虚、神衰是不健康的象征。其中，神是精、气的外观，也是五脏精气的外荣。神从何而来？神是"天人合一""形神合一"的体现，正如《黄帝内经》所说："天食人以五气，地食人以五味，五气入鼻，藏于心肺，上使五色修明……以养五气，气和而生，津液相成，神乃自生。"

杨力提示：神是人体生命活动的外在表现，所以，通过望神便可了解人体五脏精气的盛衰。这便是《黄帝内经》以神的得失定死生的缘由，也是将望神作为中医望诊核心的原因。

二、得神、失神、假神的临床意义

（一）得神

得神即有神。

得神的基本标准：目光明亮，言语清晰，思维灵敏。

相关的五个标准：面色明润含蓄，表情自然，呼吸平稳，体态自如，动作灵活。

得神提示人的生命活动良好，五脏精气充足，虽病也当预后良好。

（二）失神

失神即无神。

失神的三个基本标准：神志昏迷，目光呆滞，言语失用。

相关的五个标准：面目晦暗，表情淡漠，反应迟钝，呼吸异常，大肉已脱。

失神提示脏腑功能衰败，精、气、神将竭，阴阳离经，预后不良。

神气不足：是轻度失神的表现，多见于虚证。主要表现为精神不振，倦怠乏力，反应迟缓，懒言困睡等，预后良好。

神志异常：常表现为烦躁不安，谵妄神昏等，多见于高热、神昏、癫证、狂证及痫证等。

（三）假神

假神是垂危患者的回光返照。

假神的表现：久榻重病之人，忽然精神兴奋，目光发亮，言语不休，面色如妆，想进美食。

假神是"残灯复明"的现象，是五脏精气已竭，精、气、神已衰败，阴阳将竭，阴不敛阳，虚阳外越的表现，预后大凶。

杨力提示：神是人体生命活动的总称。广义而言，神指人体生命活动的外在表现，狭义的神则指人的精神。望神的主要内容是神志、面色、表情、言语及气息。

望体质象奥秘

一、望生理体质

（一）《黄帝内经》强调望头相定五行人

"木形之人……苍色，小头，长面，大肩背，直身，小手足，有才，好劳心，少力，多忧劳于事，能春夏不能秋冬。"

"火形之人……赤色，广䏿，锐面小头，好肩背髀腹，小手足，行安地，疾行摇肩，背肉满，有气轻财，少信多虑，见事明，好颜，急心，不寿暴死，能春夏不能秋冬。"

"土形之人……黄色，圆面大头，美肩背，大腹，美股胫，小手足，多肉……安心，好利人，不喜权势，善附人也，能秋冬不能春夏。"

"金形之人……白色，方面小头，小肩背，小腹，小手足……急心，静悍，善为吏，能秋冬不能春夏。"

"水形之人……黑色，面不平，大头，廉颐（面颊清瘦）……善欺绐人，戮死，能秋冬不能春夏。"

杨力提示：《黄帝内经》是以望头为主而定生理体质的先驱，《黄帝内经》的五行人与《易经》八卦人相结合的象数体质是中国人五种生理体质的基础。

（二）《黄帝内经》五行人与《易经》体质象相结合的五种生理体质

1. 木型人（风体）

（1）望诊特征。

木型人面青，小头，长面，目光敏锐，身材修长。

木型人秉天之风气，木性条达，风性善动，故木型人思维敏捷，口舌伶俐，能言善辩，好争强斗胜，且外向热情，善公关、外交，好多疑猜忌，性格偏狭隘。

（2）临床意义。

木型人多风，属阳，风气通于肝，风性善变，所以易患高血压。

风性走窜，所以木型人血流偏快，易心动过速，易亢奋激动，易患甲状腺功能亢进症。

木型人易患肝胆疾病。

木型人好激动，易患失眠、神经症、月经不调等。

（3）治法。

宜疏肝静养，可选逍遥丸、酸枣仁汤、柴胡疏肝散、小柴胡汤。

（4）与出生年月的关系。

木型人，若出生在火年夏季，则风火相煽，宜清热熄风；若出生在湿年长夏，其风性情况会好一些。

2. 火型人（火体）

（1）望诊特征。

火型人面赤，小头，小眼，圆面，目光闪亮，个头中等。

火型人秉天之火气，阳热盛，火性炎上，火性外越，故火型人气质特征是高度外向，思维敏捷如闪电，善于创造发明，但骄傲、张扬是火型人的缺点。

火型人阳多阴少，相当于《黄帝内经》中太阳之人。

（2）临床意义。

火型人热重阳盛，火气通于心，易患心血管疾病，如高血压、冠心病、心动过速、动脉粥样硬化等。

火型人多火，易动风伤血，所以易患脑卒中。因为火型人热盛，血流速度快，尤其易患脑出血。

火型人阳亢热盛，易得躁狂证。

火型人阳多阴少，能冬不耐夏，易暴死。

（3）治法。

宜静养心神，可服柏子养心丸、天王补心丹等。

（4）与出生年月的关系。

火型人，若出生在火年夏秋，好比火上浇油，火热更重，宜清热养阴；若出生在水年冬季，其火性情况会好很多。

3. 土型人（湿体）

（1）望诊特征。

土型人面黄，大头，个矮敦实，唇厚鼻大。

土型人秉天地之间湿气，偏湿重，品性敦厚，勤劳实干，但湿性黏滞，故土型人反应偏慢。

（2）临床意义。

土型人湿气偏重，湿气通于脾，易患脾胃系统疾病，如腹泻、腹痛。

土型人湿气偏重，湿性黏滞，血流速度较缓，积湿生痰，易患高脂血症、高血压、高血糖及冠心病、心肌梗死等疾病。

土型人湿气重，湿性黏，易积湿生痰，所以土型人多痰饮、水肿、积聚等。

土型人阴阳偏平和，寿命偏长。

（3）治法。

宜健脾除湿，化痰降脂，可选导痰汤、参苓白术丸、六君子汤等。

（4）与出生年月的关系。

土型人，若出生在湿年雨季，好比屋漏又逢连阴雨，湿上加湿，宜温阳燥湿；若出生在燥年火季，其湿性情况会好一些。

4. 金型人（燥体）

（1）望诊特征。

金型人面白，宽额，方面，骨大体魁。

金型人宽额聪慧，秉天之金气，心胸宽广，品性稳重自持，善为吏（官吏），但易有唯我独尊的缺点。

（2）临床意义。

金型人秉天之金气，燥性重，燥气通于肺，易患肺系疾病，如燥咳、气管炎等。

金型人偏阳重，金气浓，燥性多，燥劫伤津，故易患消渴病、便秘、前列腺增生、干燥综合征等疾。

金型人阴阳平衡，寿命偏长。

（3）治法。

宜滋肺润燥，多选沙参麦冬饮、养阴清肺汤等。

（4）与出生年月的关系。

金型人，若出生在燥年秋季，或火年夏季，好比干柴遇烈火，又热又燥，宜清热润燥；若出生在土年湿季（长夏），其燥性会缓和一些。

5. 水型人（寒体）

（1）望诊特征。

水型人面黑，身长，体瘦，目深，耳大。

水型人多阴而沉静，高度内向，城府较深，长于心计，善谋，善于聆听，不爱言语。

水型人阴气重，寒气浓，好沉静，不爱张扬，不喜邀功，多默默奉献。

水型人不善言谈，多阴险。

水型人阴气偏重，喜静，水性潜藏，耗阳少，故寿命偏长。

水型人阴多阳少，相当于《黄帝内经》中太阴之人。

（2）临床意义。

水型人寒气重，寒气通于肾，易患肾系疾病，如肾炎、水肿、腰痛、不孕症等。

水型人寒气重，寒性凝滞，寒性收引，所以血流缓慢，易患心肌梗死、脑梗死。

水型人耐夏不耐冬，夏季少病，冬季多病。

（3）治法。

宜温肾补阳，多选四逆汤、附子理中汤、右归饮等。

（4）与出生年月的关系。

水型人，若出生在水年冬季，好比雪上添霜，寒性更重，应温阳补肾；若出生在火年夏季，其寒性情况会好一些。

二、望病理体质

（一）阳虚体质

1. 望诊特征

多由寒体演变而来。

主要特征：面白，体虚胖，畏寒，肢冷，神惫乏力，有水肿或便溏，尿多，苔白，脉沉。

2. 临床意义

易患肾炎、腰痛、水肿、不孕症、五更泄等。

3. 治法

温阳补肾，宜选金匮肾气丸、右归饮、四逆汤。

（二）阴虚体质

1. 望诊特征

多由火体演变而来。

主要特征：颧赤，体瘦长，手足心热，潮热，舌质红苔白，脉细数。

2. 临床意义

易患头晕、腰酸、失眠、多梦、遗精、月经先期等。

3. 治法

养阴滋肾，宜六味地黄丸、知柏地黄丸、天麻钩藤饮等。

（三）痰湿体质

1. 望诊特征

多由湿体演变而来。

主要特征：面黄，体肥肚大，舌白苔腻，脉滑缓。

2. 临床意义

易患痰饮、胸闷、腹胀、便稀等疾。

3. 治法

豁痰祛湿，宜用二陈汤、导痰汤。

（四）气虚体质

1. 望诊特征

主要特征：体瘦弱，面白，少气懒言，食少，自汗，神疲乏力，舌白，脉弱。

2. 临床意义

易患头晕、乏力、腹泻、月经过多、胃下垂、肛门脱垂、子宫脱垂等。

3. 治法

补中益气，宜补中益气汤、四君子汤。

（五）血虚体质

1. 望诊特征

主要特征：面萎黄或苍白，甲白，体虚胖或清瘦，舌淡苔白，脉细。

2. 临床意义

易患头晕眼花、乏力、月经过少、不孕症等。

3. 治法

滋肝补血，宜人参养荣丸、当归补血汤、枸菊四物汤等。

第四节

望头部奥秘

一、望头项

（一）《黄帝内经》对望头项的启示

《黄帝内经》非常重视头部的望诊，认为头为诸阳之会，有任督二脉在头部交会，还有十二经脉中的手、足三阳经皆会聚于头面，故《黄帝内经》说："十二经脉，三百六十五络，其血气皆上于面而走空窍。"

又头为脑府，脑为元神之府，精明所在，脑髓源于肾，而头骨又为肾所主，所以头是判断肾气盛衰的主要部位。

杨力提示：头是人体精气的总汇，最能反映人体的精、气、神。

（二）望头项的临床意义

头顶方圆：天庭饱满、眉宇宽阔者，主脑髓充、智慧强。

头顶尖窄：前额狭小、眉宇短窄者，主脑髓乏、智慧差。治以补肾益精，宜右归饮。

头顶圆厚：黑发浓密，耳轮充实，主寿。

头顶方薄：黄发稀疏，耳轮小薄，主夭。治以补肾健骨，宜右归饮。

头形过小：主先天不足。治以补肾益精，宜右归饮。

头形超大：主肾虚，脑积水。治以补肾利水，宜金匮肾气丸。

方颅囟开：颅骨呈方形，囟门不闭者，主佝偻病。治以补脾肾，宜附子理中丸、虎潜丸。

头顶凹陷：提示先天肾气不足。治以滋补肝肾，宜归芍地黄汤或杞菊地黄丸。

头摇：主虚风内动。治以平肝熄风，宜定风珠类。

头重：兼天柱倾倒，主大虚。治以大补元气，宜大补元煎。

头歪：伴半身不遂，主中风后遗症。治以益气化瘀，宜补阳还五汤。

头肿：多主毒证，如大头瘟等。治以解毒消肿，宜清瘟败毒饮或黄连解毒汤。

项歪：主先天性颈歪或颈柱外伤。严重者可外科手术矫正。

颈瘤：主瘰疬或甲状腺增生。治以化痰软坚，宜海藻玉壶汤。

二、望颈脉动、趺阳脉动

（一）《黄帝内经》对望颈脉动、趺阳脉动的启示

《黄帝内经》首先提出颈动脉的重要意义，认为望颈脉动可以诊断疾病，如《灵枢·水胀》说："水始起也，目窠上微肿，如新卧起之状，其颈脉动。"就是说水肿病可以在颈动脉反映出来。

趺阳脉位于足背冲阳穴处，是足阳明胃经候胃气有无之处。《黄帝内经》未提出"独取寸口"，而是很重视三部九候合参，包括人迎、寸口、趺阳脉合参。可见望人迎、趺阳脉搏动对临床诊断很有意义。

趺阳脉首出于《伤寒杂病论》，书中对趺阳脉的应用做了很好的阐述。如《伤寒论》："趺阳脉浮而涩，浮则胃气强，涩则小便数，浮涩相搏，大便则硬，其脾为约，麻子仁丸主之。"

杨力提示：总之，望诊中人迎搏动看脑，虚里看心，趺阳看胃气，寸口看全身，在望诊中都有重要临床意义。

（二）望颈脉动、趺阳脉动的临床意义

1. 望颈脉动

（1）颈脉动微。

主病：主颈动脉瘀阻，伴头昏、健忘，甚则肢麻。

治法：化瘀祛脂，宜血府逐瘀汤加山楂、三七。

（2）颈脉动左右不一。

主病：指左右颈动脉搏动强弱不一，主一侧颈动脉狭窄或有斑块，常伴有头昏、肢麻。

治法：活血化瘀，宜血府逐瘀汤加三七，化瘀以防斑块脱落形成脑卒中、脑梗死。

（3）颈脉动甚，寸口有力。

主病：主高血压、甲状腺功能亢进。

治法：高血压治以镇肝熄风，宜镇肝熄风汤、羚羊角汤；甲状腺功能亢进治以清肝降火，

宜龙胆泻肝汤。

（4）颈脉动甚，寸口无力。

主病：伴心悸，属心阳虚。

治法：宜参附汤。

（5）颈脉怒张。

主病：伴"目窠上微肿，如新卧起之状，其颈脉动"，属心肾阳衰，水气凌心之重证。

治法：强心肾，温阳利水，宜真武汤。

（6）颈脉动甚，虚里搏动下移，寸口无力。

主病：多属三尖瓣关闭不全。

治法：益心气化瘀，宜生脉饮加丹参、苏木。

（7）颈脉动悸，心动悸，寸口无力。

主病：多属肺痰壅气闭。

治法：强心宣肺，豁痰开闭，宜麻辛附子汤加人参、葶苈子。

2. 望趺阳脉动

（1）趺阳动甚，寸口有力。

主病：主阳明经热。

治法：清胃经热，宜白虎汤。

（2）趺阳搏弱，寸口无力。

主病：多属胃气弱。

治法：补脾胃之气，宜四君子汤、补中益气汤。

（3）趺阳搏微，寸口无力。

主病：主有胃气，生机尚存。

治法：强心益胃，宜四君子汤、参附汤。

（4）趺阳搏微，寸口有力。

主病：主足部脉络有瘀。

治法：化瘀通络，宜身痛逐瘀汤加丹参、苏木、桂枝。

三、望齿、发

（一）《黄帝内经》对望齿、发的启示

《黄帝内经》认为肾主骨，齿为骨之余，即言齿与肾的关系最为密切，并提出齿的生长摇落与肾气的盛衰密切相关。《黄帝内经》曰："女子七岁，肾气盛，齿更发长……三七，肾

气平均，故真牙生而长极。"

《黄帝内经》认为头发的生长衰落与肾同样密切相关。《黄帝内经》云："丈夫八岁，肾气实，发长齿更……五八，肾气衰，发堕齿槁；六八，阳气衰竭于上，面焦，发鬓颁白……八八，天癸竭，精少，肾脏衰，形体皆极，则齿发去。"

《黄帝内经》还提示齿、发的疾病与肾气及气血有密切关系。《黄帝内经》有云"肾热者，色黑而齿槁"，又如"发为血之余"。

杨力提示：综上说明，齿、发的生长衰落与肾气的盛衰密切相关，从而奠定了齿、发是肾气的外观的物质基础。而齿龈则与胃肠关系密切。《黄帝内经》中"齿者，胃气所终也""大肠，手阳明之脉……入下齿中"，提示齿龈与肾、胃、大肠的密切相关。

（二）望齿的临床意义

1. 齿白亮龈红润

正常牙齿。

2. 齿黄而干

主病：主胃热液亏。

治法：清胃养阴，宜清胃散。

3. 齿白而枯

主病：主肾精亏竭。

治法：滋肾益精，宜左归饮或地黄饮子。

4. 齿黑而焦

主病：主脏阴竭。

治法：滋肾益元，宜大补阴丸。

5. 齿长而垢

主病：主肾虚或有虚火。

治法：肾虚，当益肾固齿，宜金匮肾气丸；有虚火，伴五心烦热、口干、腰酸，宜六味地黄汤或杞菊地黄汤。

（三）望齿龈的临床意义

1. 牙龈红润饱满

正常牙龈。

2. 齿龈淡白

主病：主血虚、肾虚。

治法：血虚，当补血益齿，宜当归补血汤；形寒肢冷，神惫乏力，脉沉迟，当补肾温阳，宜金匮肾气丸。

3. 齿龈红肿

主病：主胃火上攻。

治法：清胃泻火，宜玉女煎。

4. 齿龈干黑

主病：主肾气将竭或瘟病热入营血。

治法：肾气竭，当滋肾益元，可选地黄饮子；瘟病热入营血，当凉血解毒，宜犀角地黄汤。

5. 齿龈紫黑

主病：主中毒危证。

治法：解毒救危。

6. 齿龈出血

主病：主气虚不摄或胃火。

治法：气虚，当益气止血，宜补中益气汤；肾阴虚，宜六味地黄汤；胃火有热，当清胃降火，宜清胃散。

（四）望发的临床意义

1. 头发乌黑光泽

正常头发，主气血充，肾气盛。

2. 头发干枯

主病：主气血虚。

治法：补益气血，宜十全大补汤。

3. 头发发黄

主病：主脾虚。

治法：补脾，宜归脾汤或四君子汤。

4. 头发早白

主病：主肝肾虚。

治法：补益肝肾，宜杞菊地黄汤或首乌延寿丹。

5. 头发稀疏

主病：主肾虚血亏。

治法：养血益肾，宜左归丸。

6. 头发斑秃

主病：主血热。

治法：伴头皮油多，当清热祛风，宜当归六黄汤加减，酌加首乌、女贞子。

四、望鼻

（一）《黄帝内经》对望鼻的启示

《黄帝内经》认为鼻为明堂，是五脏精气外现集中之要地。《灵枢·五阅五使》云："五色之见于明堂，以观五脏之气。"可见候明堂的重要性。

鼻是肺之外窍，如《灵枢·脉度》说："肺气通于鼻，肺和则鼻能知臭香矣。"

鼻居头面中央，又称面王，不仅可以反映肺及脾胃的情况，而且鼻周围是五脏六腑的反映区，正如《灵枢·五色》所说："明堂骨高以起……五脏次于中央，六腑挟其两侧。"

（二）《黄帝内经》望鼻诊图

《灵枢·五色》："明堂者，鼻也……明堂骨高以起，平以直，五脏次于中央，六腑挟其两侧。"即指出明堂，鼻也。鼻高隆而端直，五脏依次排列在面部中央，六腑顺排于它的两旁。

（三）望鼻的临床意义

1. 望鼻色

（1）鼻头色青。

主病：主腹中痛。

治法：温中散寒，宜理中汤或附子理中汤。

（2）鼻头色白。

主病：主亡血。

治法：补益气血，宜当归补血汤或人参四物汤。

（3）鼻头色黄。

主病：主湿热。

治法：清热利湿，宜茵陈五苓散。

（4）鼻头晦黄。

主病：主瘀血。

治法：活血化瘀，宜桃红四物汤或血府逐瘀汤。

（5）鼻头亮黄。

主病：主留饮。

治法：健脾逐饮，宜四君子汤合五苓散。

（6）鼻头枯黄。

主病：主脾气大虚。

治法：补脾益气，宜补脾益元汤。

（7）鼻头色赤。

主病：主肺热或脾火。

治法：肺热，当清肺泻火，宜泻白饮；脾火，当清脾泻火，宜栀子大黄汤。

（8）鼻头青黑。

主病：主阴寒或水饮。

治法：阴寒，当温中散寒，宜附子理中汤；水饮，当温中利水，宜四逆五苓散。

（9）鼻头烟黑。

主病：主毒热腑结。

治法：清热通腑，宜承气汤类。

2. 望鼻态、鼻形

（1）鼻部肿赤。

主病：多主肺火或胃热。

治法：肺火，当清泻肺火，宜泻白散；胃热，当泻胃积热，宜清胃散加大黄。

（2）鼻翼煽动。

主病：主高热肺喘或久病肺绝。

治法：高热肺喘，当泻肺热，宜麻杏石甘汤；久病肺绝，当救脏竭，宜人参升陷汤（重用山萸肉）。

（3）蒜头赤鼻。

主病：又称酒糟鼻，属肺胃积热。

治法：清脾肺积热，宜泻黄散。

（4）鼻柱塌陷。

主病：多因毒邪侵蚀所致，如梅毒、麻风等，或属正虚邪陷之大虚证。

治法：解毒或补元气，当临证辨治。

（5）鼻内息肉。

主病：又称鼻痔，由肺热湿毒蕴积而成。

治法：清热化湿解毒，可用辛夷败毒散。

五、望口唇

（一）《黄帝内经》提出望口唇的重要性

口唇、鼻头、舌是面部反映脾胃的三大要处，临证应三者合参。

《黄帝内经》认为唇为脾之外窍，如《灵枢·五阅五使》："口唇者，脾之官也。"

《黄帝内经》尤其强调望唇应注意唇周，即唇四白。如《素问·六节藏象论》："脾、胃、大肠、小肠、三焦、膀胱者，仓廪之本，营之居也……其华在唇四白。"可见，口唇与脾胃的关系密切。

此外，肝、心与口唇的关系也很密切，肝、心的疾病也常反映于口唇，如《灵枢·经脉》"肝足厥阴之脉……环唇内""口者，脾之窍，心之外户也"。

杨力提示： 总之，心、肝、脾的疾患皆可反映于口唇，所以望口唇是望诊的一个要点。

（二）望口唇的临床意义

1. 望唇色

（1）唇色红润。

正常唇色。表明胃气充足、气血调和。

（2）唇色淡白。

主病：多主气虚，是血不上荣所致，兼乏力、头昏、脉弱。

治法：益气为主，宜人参当归汤。

（3）唇色淡红。

主病：血亏为主，兼指甲淡，头昏眼花，脉细。

治法：益气养血，宜当归补血汤。

（4）唇色发青。

主病：多主受寒，兼面白、肢凉、脉紧。

治法：温阳散寒，宜桂枝附子汤。

（5）唇色青紫。

主病：多主心力不继，常见于各种心肺疾病，因气虚血瘀而致。

治法：益心气扶心阳，活血化瘀，宜参附汤合血府逐瘀汤。

（6）唇色发黄。

主病：多主湿热，常与面黄兼见。

治法：清利湿热，宜茵陈蒿汤。

（7）唇色萎黄。

主病：为久病脾虚脏竭之败证。

治法：宜补脾益气，可选黄芪建中汤或补中益气汤。

2. 望唇形

（1）口唇肿赤。

主病：主脾胃火热，兼便秘、口臭、舌红、苔黄。

治法：清脾泻胃，宜承气汤类。

（2）口唇萎缩。

主病：主脏气衰竭。

治法：补益脏腑精气，宜人参养荣丸。

（3）口唇颤动。

主病：动甚多主肝风内动，微颤又属虚风内动，筋脉失养。

治法：肝风内动，当平肝熄风，宜天麻钩藤饮；虚风内动，当养血柔肝，宜左归饮。

（4）口唇歪斜。

主病：多主风中于络。

治法：祛风通络，宜牵正散。

（5）口噤不开。

主病：多主中风、癫痫、热极。

治法：平肝豁痰开窍或化痰定痫或清热熄风，可选羚羊角汤、天麻钩藤饮。

（6）口角流涎。

主病：多主脾虚不摄，伴食少、苔白、脉弱。

治法：补脾摄涎，可选补中益气汤加味。

（7）目合口张。

主病：多主中风脱证。

治法：扶阳固脱，可选参附龙牡救逆汤。

（8）目闭口合。

主病：多属中风闭证，伴两手握固，牙关紧闭。分阳闭和阴闭，阳闭多见面赤，阴闭多见面白。

治法：阳闭，宜辛凉开窍，镇肝熄风，可选羚羊钩藤汤；阴闭，宜辛温开窍，豁痰熄风，当用苏合香丸合涤痰汤。

第五节

望面奥秘

一、望面——中医望诊的重中之重

（一）面是人体的一面镜子

面，是人体五脏六腑的一面镜子，是人体五脏的缩影。人的五脏疾病都会反映于面部，只是时间和程度不同而已。

根据《黄帝内经》的藏象理论，"有诸内者，必形诸外"，也就是说五脏藏于内，面部象于外，五脏虽然深藏于体内，但都可以反映于外，所以从外部即可窥见内脏的变化，其理论依据是《易经》的"观象取义"。

杨力提示：《黄帝内经》的藏象学说是根据外象观察内脏的理论系统，也即以象测藏，包括观象取意及运数取意，是《易经》象数思维在医学方面的杰出应用。

（二）《黄帝内经》奠定了面部望诊的理论基础

1.《黄帝内经》指出面部与经络的关系

经络与面部的密切关系是望诊的基础。

《灵枢·邪气脏腑病形》："十二经脉，三百六十五络，其血气皆上于面而走空窍……其气之津液，皆上熏于面。"

其中，起于面部或循面的经脉有手少阴心经、足阳明胃经、足太阳膀胱经、手阳明大肠经、手少阳三焦经、足少阳胆经及任、督、冲、阴跷、阳跷脉等，皆直接与面有关，其余经脉也都通过各种途径上荣于面，如六阴经，除足厥阴肝经上达巅顶之外，其他阴经虽未直达头面部但都能作用于头面，是因为阴经之别与阳经经别相合而入阳经的缘故。

其中，手少阴心经的正脉直接上面至目，心又是主血脉的脏腑，所以，《黄帝内经》对心与面色的关系极为重视，如《素问·五脏生成》说："心之合脉也，其荣色也。"表明心经与面部的关系尤为密切，故曰"心者，主血脉……其华在面"。

杨力提示：再从足阳明胃经来看，该经循面最广，在面部腧穴分布最多，所以面部色泽与足阳明胃经的关系也极为密切，如《素问·上古天真论》所说"阳明脉衰，面始焦……"。

2.《黄帝内经》藏象理论奠定了面部望诊的原理

《黄帝内经》藏象理论提出，"脏藏于内，形应于外"，如《素问·六节藏象论》：心者，其华在面……肺者，其华在皮……肾者，其华在发……肝者，其华在爪……脾胃者，其华在唇四白。

杨力提示：人的体表与内脏密切相关，《黄帝内经》藏象学说正是"从内知外，以外测内"的精彩应用。正如《望诊遵经》所说："五色形于外，五脏应于内，犹根本之与枝叶也。"

（三）面部是人体五脏的缩影

目前已知最早的面部五脏分布图出现在 2500 年前的中医经典巨著《黄帝内经》中。

《灵枢·五色》有云："五色独决于明堂……明堂者，鼻也；阙者，眉间也；庭者，颜也；藩者，颊侧也……五脏次于中央，六腑挟其两侧，首面上于阙庭，王宫在于下极。"

又说："庭者，首面也；阙上者，咽喉也；阙中者，肺也；下极者，心也；直下者，肝也；肝左者，胆也；下者，脾也；方上者，胃也；中央者，大肠也；挟大肠者，肾也；当肾者，脐也；面王以上者，小肠也；面王以下者，膀胱子处也。"

另外，《素问·刺热》把五脏与面部对应相关部位划分为左颊——肝，右颊——肺，额——心，颏——肾，鼻——脾。

二、望面色——中医望诊的宝中之宝

（一）《黄帝内经》提出面色先于脉象

《灵枢·官能》："正邪之中人也微，先见于色。"

表明邪气入侵，即使还轻微之时，就已先显露于外色。临床意义在于有许多疾病，当脉象尚未及变化时，面色已有细微的改变，说明面色的灵敏度更大。例如，肺痨患者两颧出现胭脂红为火克金，主病重；慢性肾病患者面部出现黑色，则意味肾的真脏精微将竭，预后不良。

杨力提示：由于人体脏腑精气通过经络、血脉的运化传导，从内藏而荣于外，正所谓"血荣于色，气充于泽"之说，人体气血是相贯互荣的，所以从外部望诊便能测知内脏精气的盛衰，这就是望诊的物质基础，也是"察五色"所以能"决死生之分"的缘由，也是中医看病望面色先于把脉的原因。（图 4-2，图 4-3）

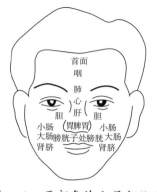
图 4-2　面部色诊分属部位图

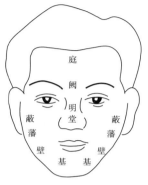
图 4-3　明堂藩蔽图

（二）《黄帝内经》强调察色对疾病定性及定位的意义

神色是生命活动的反映，也是脏腑气血盛衰的外露征象，通过望神色的晦、明、露、藏可以推断预后的顺、逆、吉、凶，通过面部色泽的望诊，可以很快了解疾病的性质及部位。

1. 察色定性

察色定性，《黄帝内经》强调察色首先须分阴阳属性。《素问·阴阳应象大论》："善诊者，察色按脉，先别阴阳。"

何谓阳色？凡光彩、明亮、润泽、含蓄，有气色的皆属阳色，是谓正色。

何谓阴色？凡晦暗、枯夭、外露不藏，无气色的都属阴色，又称病色。

以五行生克划分阴阳。①相生之色为阳色：如脾病见赤色为顺证，因火生土。②相克之色为阴色：如脾病见青色为逆证，因木克土。

临床上，中医很注重色的生克，并以色的生克作为病之吉凶标准。如心病天庭现黑色是水克火，属心肾火败，病势凶险，称为色克病。

阳病见阴色，主正衰邪进，阳病转阴，凶。如病热极面当红赤，反现暗滞，为热深厥深，气机郁而不能外达，须通腑泄热以挽救生机。

阴病见阳色，主正气来复，阴病转阳，吉。如病寒极面当苍白，反渐现红色，为寒退阳复，主病情好转。

杨力提示：总之，阳色多于阴色或阴色中见阳色来复皆提示正气来复，阴病转阳。反之，阴色多于阳色或阳色中复见阴色则预兆正气衰减，阳病转阴。

2. 察色定位

关于察色定位的问题，《黄帝内经》首先提出面部望诊的定位图，从而帮助确定病位。

《灵枢·五阅五使》："肝病者，眦青；脾病者，唇黄；心病者，舌卷短，颧赤；肾病者，颧与颜黑。"

肝病者，眦青：眦目为肝之外窍，肝主风，其色青，故肝病多反映于眦青。

脾病者，唇黄：口唇为脾之外窍，脾主运化，其色黄，故脾病多出现唇黄。

心病者，舌卷短，颧赤：舌为心之外窍，心主血，其华在面，心火亢盛耗津伤阴，故舌卷而短；阴液内竭，孤阳外越，故颧赤。

肾病者，颧与颜黑：肾主水，其色黑，肾阳虚水泛，土不制水，故水色之黑上注于面而颧颐现黑。

《黄帝内经》在此篇未提及肺病之色，但在《灵枢·五色》载："赤色出两颧，大如拇指者，病虽小愈，必卒死。"两颧属肺，火克金，故主凶。另外，《素问·刺热》也说："肺热病者，右颊先赤。"可知，肺的察色定位在颊（颧）部。具体划分为左颊主肝，右颊应肺。

三、察色的关键

（一）《黄帝内经》强调察色的关键

《素问·阴阳应象大论》："善诊者，察色按脉，先别阴阳。"指察色首先要区分阴阳，原则如下。

1. 以色泽分阴阳

阳色：润泽光明。

阴色：枯槁晦暗。

2. 以清浊分阴阳

阳色：清明，病属阳，主病浅在表。

阴色：浊暗，病属阴，主病深在里。

3. 以深浅分阴阳

阳色：色浅，主新病。

阴色：色深，主久病。

4. 以颜色分阴阳

阳色：色红黄，主病轻。

阴色：色青黑，主病重。

5. 以部位分阴阳

阳色：一般部位，如面、手、耳、舌等，主吉。

阴色：要害部位，如人中、印堂、山根等，主凶。

上述可见中医学察色首分阴阳的重要性。

（二）《黄帝内经》提出察色的三大秘诀

1. 察色神

《黄帝内经》强调色神、胃气、气色是察色的三大关键，并提出"失神者死，得神者生"。

何谓色神？色神就是指色要有一定的光泽，色神代表五脏之气充盛，无论何色，只要有一分光华，就有一分色神。色代表五脏疾病的不同变化，而泽则反映脏腑精气盛衰的全貌，所以无论色的变化再大，只要华泽存在，就表示脏腑精气未竭，生机犹存。

对于色神，《黄帝内经》有非常形象的描述："青如翠羽者生，赤如鸡冠者生，黄如蟹腹者生，白如豕膏者生，黑如乌羽者生。"（《素问·五脏生成》）

这就是说，有神的五色都有一定的光华，色泽有光华是为有神。神，象征脏腑生机，有神则生机旺，无神则生机灭。故《医门法律》说："色者，神之旗也。神旺则色旺，神衰则色衰，神藏则色藏，神露则色露。"

总之，有神之色，光泽而明润，含蓄而不露；无神之色，枯槁晦暗，色夭而枯。因五色的生成，是由于五脏精微的外荣，所以面色反映五脏精气的盛衰，五脏精气充盛则面色有神，五脏精气不足则面色无神。正如《黄帝内经》指出："失神者死，得神者生。"

杨力提示：可见望面色，首先要看色神，即面色无论是什么颜色，只要明润有泽即为有神之正色。反之，枯晦无泽则为失神之夭色，主病危。

2. 察胃气

何谓胃气？胃气指色要有一定的润泽。胃气代表人体后天之本——脾胃之气充足，如干枯不濡则是无胃气。诸病色中只要有黄色，即表示胃气未竭，尚可图治。反之，毫无黄色，则为真脏色露，危殆难治。对此，《黄帝内经》以目诊为例，描述了黄色的重要性，如"面黄目青，面黄目赤……皆不死也"，就是强调有一分黄色便有一分胃气，有一分胃气便有一分生机。

当然，需要强调的是，有胃气的黄色应为润泽华荣，如黄而晦滞，显露于外，枯涸无泽，又为无胃气，表示脾胃之气衰弱，水谷精微的化源将竭，气血将枯涸。

杨力提示：总之，有胃气之色，除润泽之外，还含一定的黄色。

3. 看气色

何谓气色？气色代表元气之色，元气为与生俱来的先天真气，有元气之色，当含蓄不露，表示精气含藏于内，正如《黄帝内经》所描述："赤欲如帛裹朱，不欲如赭；白欲如鹅羽，不欲如盐；青欲如苍璧之泽，不欲如蓝；黄欲如罗裹雄黄，不欲如黄土；黑欲如重漆色，不欲如地苍。"如果元精将竭，则五色必外露，那就会很危险，正如《黄帝内经》所说："五色精微象见矣，其寿不久也。"

总之，人体的正常颜色是真气内藏，隐约含蓄而不浮于外，如色外露则预示精气泄于外，为色至气不至、色孤露于外之败色，代表精气衰败。

杨力提示：有胃气之色则色润不涸，为精气充足；有神气之色则为光华明润，生机健旺；有气之神却含藏不露，象征阳气充足。

（三）《黄帝内经》指出望色的四大要旨

《灵枢·五色》："五色各见其部，察其浮沉，以知浅深；察其泽夭，以观成败；察其散抟，以知远近；视其上下，以知病处。"

1. 察其浮沉，以知浅深

《黄帝内经》提出"察其浮沉，以知浅深"。即指根据色的浮沉可以推测疾病的浅深。其规律是色浮在外，提示疾病轻浅主表。反之，色沉向里，象征病深主里。

浮——浅——主表（外）——主病轻。

沉——深——主里（内）——主病重。

杨力提示：色由浮转沉，象征疾病由表至里。

2. 察其泽夭，以观成败

《灵枢·五色》提出"察其泽夭，以观成败"。

色泽即色润泽，主脏腑气血内充，精华尚盛，主病不重。色枯指色枯夭，提示脏腑气血亏耗，精华枯绝，主病重。

总之，色的润泽和枯夭是内脏气血盛衰和精气亏耗的反映，从而根据色的泽夭判断疾病的轻重与成败。

色泽——气血内充，脏腑精华充盛——预后吉。

色夭——气血内败，脏腑精华耗竭——预后凶。

杨力提示：色由泽到夭，提示疾病由吉到凶。

3. 察其散抟，以知远近

《灵枢·五色》提出"察其散抟，以知远近"。

色散指色疏离散开，提示病轻，近期将好转。色抟指色壅滞，提示病较重，并将于近期加重。

色散——散而不聚——主病轻，愈期较近。

色抟——抟而聚——主病重，愈期较远。

杨力提示：色由散开向抟聚，提示病渐加深、加重；色由抟聚向散开，表示病渐缓解、转轻。

4. 视其上下，以知病处

《灵枢·五色》提出"视色上下，以知病处"。

色位偏上，主病位在上。色位偏下，主病位在下。

杨力提示：因为人的面部是内藏五脏的一面镜子，色显现偏上的，多反映病位偏上；色显现于下的，又多反映病位偏下。例如，异色出现于面庭部（额头），多提示心可能有问题；异色出现于下颏部（颏下部），又多反映肾有疾患。

察色要旨归结如下。

色浮——浅，色泽——吉，色散——近；

提示病位浅，病期短，病势轻，预后良。

色沉——深，色夭——败，色抟——远；

提示病位深，病期久，病势重，预后凶。

杨力提示：病色由浮到沉，由泽到夭，由散到抟，由上到下，表明疾病在发展变化。

四、察色的特别意义

（一）《黄帝内经》重视生色、死色

1. 生色

《素问·五脏生成》："青如翠羽者生，赤如鸡冠者生，黄如蟹腹者生，白如豕膏者生，黑如乌羽者生，此五色之见生也。"

即言青如翠鸟的羽毛，赤如鲜亮的鸡冠，黄如蟹腹，白如猪脂，黑如乌鸦的羽毛，皆属明润光泽，所以主生。

生色特点：光泽明润。

预后：无病，健康。

2. 死色

《素问·五脏生成》："色见青如草兹者死，黄如枳实者死，黑如炲者死，赤如衃血者死，白如枯骨者死，此五色之见死也。"

即言青如枯草，黄如枯枳，黑如煤尘，赤如坏血，白如枯骨，皆属晦暗枯槁、失润不泽的夭色，象征脏精全失。

死色特点：色枯无泽。

预后：病重，预后不良。

3. 五脏生色

《素问·五脏生成》："生于心，如以缟裹朱；生于肺，如以缟裹红；生于肝，如以缟裹绀；生于脾，如以缟裹栝楼实；生于肾，如以缟裹紫，此五脏所生之外荣也。"

即言用素绢裹物，其色明润光泽，其神含蓄不露，表明五脏精气内充，属五脏正气。《黄帝内经》尤其强调"色乃气之华"。

《素问·脉要精微论》："夫精明五色者，气之华也。赤欲如帛裹朱，不欲如赭；白欲如鹅羽，不欲如盐；青欲如苍璧之泽，不欲如蓝；黄欲如罗裹雄黄，不欲如黄土；黑欲如重漆色，不欲如地苍。五色精微象见矣，其寿不久也。"

意即看五色，一定要注重五色的荣气，要点是五脏精气充足则五色表现为有气之色。有气之色的特点是明润含蓄，显而不露。

赤色：红色要像白帛裹朱砂那样红润不露，不能像代赭石那样暗红干枯。

白色：白色要像天鹅的羽毛一样，白而明亮，不能像盐一样色暗无泽。

青色：青色要像苍璧一样青而明润，不能像死蓝色那样晦暗无泽。

黄色：黄色要像白色的罗丝裹雄黄一样，黄而明润，不能像黄土一样黄而晦暗。

黑色：黑色要像漆了又漆的黑漆一样黑而明亮，不能像尘土一样黑而枯槁。

杨力提示：《黄帝内经》指出五色必须含蓄明润，忌讳枯晦无泽和暴露无遗，后者提示五脏精微因元气虚，失于内敛而脱露于外，则为真气绝、精微外脱之凶象。正如："五色精微象见矣，其寿不久也。"

（二）《黄帝内经》强调区分正色、病色、败色

《黄帝内经》十分注重正色、病色、败色对疾病的反映。

1. 正色（常色）

何谓正色？凡是含有胃、神、气的色都属正色，其特点是光泽明润、含蓄不露、红黄隐隐、容光焕发，如《黄帝内经》所说："青如翠羽者生，赤如鸡冠者生，黄如蟹腹者生，白如豕膏者生，黑如乌羽者生。"（《素问·五脏生成》）

对于五脏的正色，《黄帝内经》还做了生动描述："生于心，如以缟裹朱；生于肺，如以缟裹红；生于肝，如以缟裹绀；生于脾，如以缟裹栝楼实；生于肾，如以缟裹紫。"

但人的色泽往往因时、因地、因人而异，尤其面色可因体质而异，如火型人偏赤，水型人偏黑，木型人偏青，土型人偏黄，金型人偏白等。总之，与生俱来、长年不变之色是为主色，也即正色，如《医宗金鉴·四诊心法要诀》所说："五脏之色，随五形之人而见，百岁不变，故为主色也。"

因地理、生活环境改变而微有相应变化的肤色也为正色，如东方人多偏青色，北方人阳光弱多偏白色，南方人日晒多偏黑色，中央人多偏黄色，西方人多偏白色等，皆为正色。

因四时变化而微有改变的肤色叫客色，如春青、夏赤、秋白、冬黑等。为何四季会有肤色变化？因为春气在经脉，夏气在经络，长夏气在肌肉，秋气在皮肤，冬气在骨髓，因此，气血会有由内向外及由外向内的变化，所以色也有浮沉浅深的不同。春应肝而稍青，夏应心而稍赤，长夏应脾而稍黄，秋应肺而稍白，冬应肾而稍黑，这就是客色。面色亦随昼夜、寒温而变。白昼气血行于阳，色泽也相应外现；黑夜气血行于阴，色泽当内收而含蓄；热天气热，色偏外散而黄赤；冷天气寒，色泽内凝而偏暗。

杨力提示：总之，主色加客色示为常色，也即正色。

此外，也有其他一些因素影响色的改变，如激动时色泽偏红，抑郁则色泽当暗，饮酒面赤，饮冷面白等。

2. 病色（非正常色）

何谓病色？病色指五脏有疾病而显现于外的不正常的色，特点是失去明润光泽，是脏腑精气病变不能外荣所致。

《素问·痿论》有云：肺热者，色白；心热者，色赤；肝热者，色苍；脾热者，色黄；肾热者，色黑。

病色在面的颊部尤其显著，如《素问·刺热》："肝热病者，左颊先赤；心热病者，颜先赤；脾热病者，鼻先赤；肺热病者，右颊先赤；肾热病者，颐先赤。"

杨力提示：病色应与五脏疾病性质相应，即五脏热则病色赤，五脏寒则病色白或暗。总之，原则上是病色与五脏疾病的性质要相应，病时要一致，病位也要相应，如不相应或独见，皆属不正常的病色。

3. 败色（凶色）

何谓败色？指色泽完全丧失而败露于外的现象，也称真脏色。如《素问·五脏生成》："色见青如草兹者死，黄如枳实者死，黑如炲者死，赤如衃血者死，白如枯骨者死。"

败色特点为色泽明润尽失，孤现于外，象征脏腑精气将竭，故又称夭色，预兆病情严重。

反色，也属败色，特点是久病而现艳色，如久褥患者，忽显露妖艳如妆之色，仿佛"精微"象见，其实是回光返照之凶象，这是一种夭色。对此，《黄帝内经》早有记载，如《素问·脉要精微论》："五色精微象见矣，其寿不久也。"

杨力提示：这里的"精微象见"当然是一种假象，临床上对久褥患者面色忽然如妆，应引起高度注意。

4. 生、克色（象征疾病顺逆吉凶）

何谓生、克色？即以五行生克看色的变化。

生色：五行相生之色为顺，主吉，如肝病（木）见黑色（水），是肾水生肝木，主顺。

克色：五行相克之色为逆，主凶，若肝病（木）见白色（金），是肺金克肝木，主逆。

总之，色相生为顺主吉，色相克为逆主凶。

（三）《黄帝内经》提出察面色的五个特区

1.《黄帝内经》高度强调印堂、明堂、山根、人中、四白五个重要部位

《灵枢·五色》："明堂骨高以起，平以直，五脏次于中央，六腑挟其两侧，首面上于阙庭，王宫在于下极，五脏安于胸中。"这些都符合《黄帝内经》内外相应，上下相候，左右相配，中以候中的规律。

印堂：位于两眉之间，主候肺。

明堂：鼻部，主候肺及五脏。

山根：位于两眼内眦之间，鼻根处，主候心。

人中：位于鼻与唇之间正中线，主候命门。

四白：位于口唇四周，主候脾。

杨力提示：印堂、明堂、山根、人中、四白这五个部位的望色有重大意义，故《黄帝内经》十分重视。

2. 临床意义

（1）人中——生命存亡的枢纽。

人中位于鼻与唇之间的正中部位，为先天精气之所候，此处确能显现肾脏精微之盛衰，反映命火生机的存亡。人中的色泽状态与年龄有很大关系，青年人的人中部位明润而光泽无杂色，年老或肾虚患者则暗淡不华，肾衰火败者可现黑色枯夭，而命门火竭者人中先黑。

人中两旁候生殖系统及膀胱，临床上，无癸水、气竭、冲任不足的患者，此处往往现黑褐色或有片状黑斑；肾虚不孕妇人此部位色泽偏晦滞和枯夭或见色素沉着。孕妇此处显得特别光泽明润，表明气血旺盛，母子安康，故此处色泽的变化可作为早孕的诊断参考。如孕妇此处隐黄，则有胎漏下血；若胎死腹中，则见此处发暗，可见观察此处部位色泽的变化是妇科诊断的一个要领。在男科也有同样意义，阳虚不育及阳痿患者，此处色泽发暗，也有一定参考价值。

（2）明堂——面部望诊的准绳。

明堂指的是鼻子，是肺气的主要反映区。

《黄帝内经》认为五色取决于明堂。《灵枢·五色》："五色取决于明堂……明堂者，鼻也。"明堂与肺脏的关系极为密切，因为鼻为肺窍，足阳明胃经"循于鼻"，手阳明大肠经"上挟鼻孔"，手太阳小肠经支脉"上頤抵鼻"，而且根据中医学"内外合一""中以候中"的原理，

鼻位于面部正中，集中了五脏的精气，其根部（山根）主心肺，周围候六腑，下部诊生殖，因此明堂及其四周的色泽可以体现五脏六腑精气的变化。一些患者出现恶心、呕吐、腹泻之前，发现鼻头冒汗及色泽改变，原因即在于此。还须提及明堂伏色尤其可以预测五脏精气的盛衰，如久病之人，经过多方医治，细察明堂，苍白的脸上，如见明堂部位黄色隐现即为脾气来复之征兆。

杨力提示：明堂是面部望诊的准绳，早在《黄帝内经》即已指出："脉出于气口，色见于明堂。"并把明堂称为面王，足见明堂在面部色诊中的地位。

（3）印堂——肺部的镜子。

印堂，又称阙，位于两眉之间，乃肺部色诊之要位。肺部呼吸道疾患，往往在检查印堂时已有显现，如肺气不足的患者印堂部位比正常人白，肺结核患者印堂甚至出现绿色，而气滞者印堂则可变为青紫色。

（4）山根——心脏的反映特区。

山根，又称下极，位于鼻根部，两目内眦之间。由于手少阴心经支脉"还目系"，手太阳小肠经支脉"至目内眦"，其经气皆能上达目内眦间，因此，山根色泽的变化最能反映心气的存亡。许多心系疾病患者，山根部位都显现㿠白色，心阳虚时尤其明显，如兼挟心血瘀阻则山根可现青灰色，重则紫暗。

在小儿科，山根候心尤其重要。小儿肺炎合并心力衰竭，山根往往显青灰，山根发青还可能出现惊风；山根发暗，则有可能出现气厥等病。总之，山根色诊对心系疾病及小儿临床诊断极有价值，应加以注意。

（5）四白——脾精微盛衰的重要反映区。

四白，在口周部位，主要候脾。如《素问·六节藏象论》所说："口为脾之外窍""脾……其华在唇四白"。表明口周是脾精微反映的主要部位。所以，察口周色诊可以观察脾精微的盛衰，又因手阳明大肠经支脉"还出挟口，环唇"，足厥阴肝经支脉"环唇口"，说明唇四白能反映脾、胃、大肠、肝等脏腑的气血状况，加之，肺与大肠相表里，故口周也能候肺。这在儿科尤其明显，口周青灰往往是气血不能上承或气机衰败的重要标志；口周变青，某些情况下象征风病即将来临；口周变黄，可诊断黄疸等病。

杨力提示：明堂、山根、印堂、人中、四白是人的生命中枢所候之处，最能灵敏反映五脏精气的变化，预示生机的存亡，在望面色中占有重要地位，值得注意。

五、五色主病

（一）《黄帝内经》首先提出"五色命五脏"的重大意义

"五色命五脏"，即强调五色与五脏疾病密切相关，根据五色，可以帮助对疾病进行五脏定位及定性。对此，《黄帝内经》皆有精辟记载。

1. 五色定位

《灵枢·五色》："以五色命脏，青为肝，赤为心，白为肺，黄为脾，黑为肾。"

即指出青为肝色，赤为心色，白为肺色，黄为脾色，黑为肾色，表明察五色可以帮助疾病定位。

2. 五色定性

《黄帝内经》还指出，察五色可以帮助疾病定性。

《素问·痿论》："肺热者色白""心热者色赤""肝热者色苍""脾热者色黄""肾热者色黑"。

《灵枢·五阅五使》："肺病者，喘息鼻张；肝病者，眦青；脾病者，唇黄；心病者，舌卷短，颧赤；肾病者，颧与颜黑。"

由此可以归纳如下。

白——肺色，主肺病，见于寒证、虚证（包括血虚、气虚）。

赤——心色，主心病，见于热证、血病（血热）、实证。

黄——脾色，主脾病，见于湿热、湿证。

青——肝色，主肝病，见于风证、痛证、寒证。

黑——肾色，主肾病，见于阴水、寒证。

在五色主病性方面，《黄帝内经》有精辟概括，如《灵枢·五色》："黄赤为风，青黑为痛，白为寒。"兹分析如下。

（1）黄赤为风。

黄赤色多主风温证、热证，尤主湿热证。因为黄赤相兼，黄代表脾色，赤代表火热，所以黄赤色多为湿热证、风证和热证。

临床意义：临床上风温病、脾胃热证、湿热证、肝胆热证，面色多见黄赤。

治法：清热利湿或清热泻火。湿热类方宜甘露消毒饮，实热类方宜白虎汤等。

（2）青黑为痛。

出现青黑色的原因主要为"血凝泣"，引起血凝的原因多为寒，正如《素问·经络论》所说"寒多则凝泣，凝泣则青黑"。青黑色代表血脉不通，不通则痛。

临床意义：临床上因寒引起的经脉挛痛和寒凝导致的麻木不仁，皆可呈现青黑色。

治法：温通经络，可用桂枝附子汤等。

（3）白为寒。

白色多为内寒，乃因阳虚阴盛，寒从中生之故。

临床意义：临床上阳虚之体或脱证（包括气脱、血脱），都会出现面色苍白或㿠白。

治法：温补，如四逆汤或四逆汤合当归补血汤。

杨力提示：以上说明《黄帝内经》对五色定位及定性皆有重要的论述，奠定了五色察病的理论基础。

（二）五色主病的临床意义

1. 青色主病

（1）青色主病。

主病：主寒、主虚、主痛、主瘀、主郁、主惊风。

忌色：脾病见青色，属木克土，多属难治。

常色：木型人面色偏青，属常色。

（2）临床意义。

1）面色发青。

主病：主寒。多为受寒，因寒凝之故，寒甚可出现青紫。

治法：温经散寒，拟用桂枝附子汤一类。

2）面色青灰。

主病：主虚。多发生于心阳大虚，心气欲脱之时。

治法：益心回阳，拟用参附汤一类。

3）面色青黑。

主病：主痛。由于阴寒内盛，经络受阻，不通则痛。

治法：散寒祛瘀，方选桂枝附子汤加桃仁、红花。

4）面色青紫。

主病：主瘀。多发生于缺氧或心脉阻滞时。

治法：益气化瘀，方宜人参血府逐瘀汤或桃红四物汤加人参、桂枝。

5）面色青黄。

主病：主郁。多见于肝郁气滞，女性偏多见。

治法：疏肝解郁，方宜柴胡疏肝汤一类。

6）面色青赤。

主病：主火。主要表现为面青颊赤或面青耳赤，多属心肝火郁。

治法：疏郁泄火，方宜丹栀逍遥丸。

7）面色青白。

主病：主惊风。多见于小儿惊风。

治法：平肝定惊，方宜小儿回春丹一类。

2. 赤色主病

（1）赤色主病。

主病：主热证，紫赤为实热，微赤为虚热。

忌色：肺病见赤色，属火克金，属难治。

常色：火型人，面色偏赤，属常色。

（2）临床意义。

1）面色赤红。

主病：多属血热。

治法：清热降火，方宜黄连解毒汤一类。

2）面色通红。

主病：满面通红，多为外感高热、阳盛热证或阳明腑实证。

治法：清热泻火或通腑泻下，阳明经热方宜白虎汤，腑实宜承气辈。

3）面色嫩红。

主病：两颧嫩红如妆，浮游不定，面色㿠白，多因虚阳浮越，属内真寒外假热之危重证候，称戴阳证。

治法：扶阳，引火归原，宜参附龙牡汤或通脉四逆汤。

4）面色潮红。

主病：两颧黄昏潮红，如海水涨潮，属阴虚火旺之阴虚热证。

治法：滋阴清热，方宜六味地黄汤，久病宜大补阴丸。

3. 黄色主病

（1）黄色主病。

主病：主虚证、湿证。

忌色：肾病见黄色，属土克水，多难治。

常色：土型人，面色偏黄，属常色。

（2）临床意义。

1）面色发黄。

主病：多属脾虚湿盛，运化不及之证，伴便稀、腹泻。

治法：健脾利湿，方宜六君子汤。

2）面色萎黄。

主病：多属脾气虚重证，伴消瘦、食少、舌淡白、脉缓无力。

治法：补脾健运，方宜四君子汤。

3）面色淡黄。

主病：多属脾阳虚证，伴腹部发凉、便溏、四肢不温、舌淡胖苔白滑、脉沉迟无力。

治法：温补脾阳，方宜理中汤。

4）面色晦黄。

主病：多属脾虚日久，脾胃衰败挟瘀之象，伴青筋血丝、肾火不足、畏寒肢冷、食少、便秘、精神萎靡、四肢无力、舌痿、脉弱。

治法：温补脾肾，方宜附子理中汤。

5）面色鲜黄。

主病：多属黄疸阳黄，湿热熏蒸，伴目黄、尿黄、苔黄腻、脉濡数。

治法：清热利湿，方宜茵陈蒿汤。

6）面色赤黄。

主病：多属脾胃有火，伴唇红、食欲亢进、舌红苔黄、脉弦滑。

治法：清脾泻火，方宜泻黄汤。

7）黄色苍黄。

主病：多属脾虚水停，伴水肿、腹虚胀。

治法：温脾化饮，方宜四君实脾饮。

8）面色黄白。

主病：多属小儿疳积。

治法：健脾驱虫，方宜乌梅丸、化虫丸之类。

4. 白色主病

（1）白色主病。

主病：主虚证、寒证、夺气、脱血。

忌色：肝病见白色，为金克木，属难治。

常色：金型人面色偏白，属常色。

（2）临床意义。

1）面色淡白。

主病：多属气血失荣，伴见气短乏力、舌淡、脉弱。

治法：补血益气，宜当归补血汤或人参四物汤加阿胶。

2）面色㿠白。

主病：多属气虚、阳气不足，兼见神怠乏力、背寒、畏寒、肢冷、脉沉。

治法：补肾阳，宜桂枝附子汤或四逆汤。

3）面色苍白。

主病：多属寒证、痛证，伴见腹痛、舌质青、脉紧。

治法：温阳散寒，方宜理中汤。

4）面色黄白。

主病：多属脾肺气虚，兼见咳嗽、气短、自汗、舌淡、脉弱。

治法：温运脾肺，培土生金，宜六君子汤类。

5）面色枯白。

主病：多属久病气虚血枯，伴羸瘦、四肢无力、神怠、舌淡、脉沉无力。

治法：大补气血，方宜人参养荣丸一类。

5. 黑色主病

（1）黑色主病。

主病：主肾虚、虚寒证、水饮证、痛证、瘀血证。

忌色：心病见黑色，为水克火，属难治。

常色：水型人面偏黑，属常色。

（2）临床意义。

1）面色淡黑。

主病：主肾阳虚。证见神怠乏力，畏寒肢冷，头晕，耳鸣，腰酸足软或有浮肿，夜尿多，舌淡胖苔白，脉沉弱。

治法：温补肾阳，宜四逆汤或右归饮。

2）面色干黑。

主病：主肾精不足。证见头昏，耳鸣，腰酸乏力，记忆力减退，舌质淡，脉迟弱。

治法：滋补肾精，宜左归饮。

3）面色黧黑。

主病：主肾久虚，属久病肾虚精亏重证。证见头昏，耳聋，健忘，发落，齿摇，舌质淡，脉沉迟。

治法：补肾精，宜左归饮一类。

4）面色青黑。

主病：主肾虚有寒。证见神怠乏力，水肿，或有腹泻、畏寒肢凉，舌质发青、脉沉紧。

治法：温肾祛寒，宜桂枝附子汤一类。

6. 黑色主病的特别意义

（1）出现黑色凶多吉少。

黑色为肾色，主肾病、水肿、毒证。出现黑色尤其提示体内有毒不能排出，包括肾毒、肝毒、癌毒及血毒等。

1）黑色暗淡。

主病：多主肾阳虚衰，见于慢性肾功能衰竭、肾上腺皮质功能减退症，除额头黑之外，面部的颧、颏部（肾区）和人中左右泛黑，皆可能预兆肾阳虚兼有浊毒。临床上出现少尿或尿量昼少夜多，水肿，口臭，神疲乏力，脉沉细，苔白滑，舌根部苔黑等。

治法：益肾排毒，当用金匮肾气丸、真武汤之类。

2）面色鳌黑。

主病：多主肾阳大衰，毒浊内闭，见于肾衰竭、尿毒症。症见尿少，甚至尿闭，可伴神昏、呕恶、体臭，舌白滑根黑，脉沉细弱，即中医的"关格"。

治法：益肾解毒排浊。重用人参益气，大黄泻腑排浊。

3）面色黝黑。

主病：面色黑垢，多为肝毒，见于肝硬化、臌胀、腹水。

治法：补利皆施，方宜实脾饮合二丑汤。

4）面色黑浊。

主病：多主晚期癌毒，见于肝癌晚期、恶病质。

治法：扶正解毒，宜犀黄丸、血府逐瘀汤、柴芍六君子汤加抗癌中药，如夏枯草、肿节风、半枝莲、蜈蚣。

5）面如烟煤。

主病：兼环口垢黑，多主足少阴肾经气绝。

治法：扶正益命火，宜参附汤之类。

6）面色黑焦。

主病：主肾精竭。

治法：补肾精，宜左归饮、地黄饮子一类。

7）黑色湿黑。

主病：伴眼眶发黑，多主肾阳虚水泛证。

治法：补肾温阳化水，宜真武汤等。

（2）黑色在面部的死证。

1）黑色见于"庭"。

主病：大如拇指，主卒死。《灵枢·五色》："黑色出于庭，大如拇指，必不病而卒死。"

庭，指额头部，如出现黑色，大如拇指，预后不良，因为黑色属水，黑为肾色，肾阳衰，水克火，额头属心火，故额头出现黑色。

治法：金匮肾气丸一类，四逆汤。

2）黑色出于"印堂"。

主病：印堂在两眉之间，主肺，黑色出于印堂，反映肺肾阳虚，肺气将竭。

治法：益气回阳，宜人参汤、四逆汤一类。

3）黑色出于"人中"。

主病：人中位于鼻与唇之间的正中线，为任、督交汇之要穴，有起死回生的作用。人中泛黑，提示脾肾将竭。

治法：补肾扶阳，宜参附汤。

（3）黑色出于面部肾区的独特意义。

耳门、地阁、颧部、颏部与肾密切相关，黑色出于这些部位往往提示肾虚。

1）黑色出于耳门。

主病：肾开窍于耳，黑色出于耳门，提示肾虚精亏。

治法：补肾益精，宜六味地黄汤、左归饮一类，阳虚宜金匮肾气丸，甚者宜四逆汤辈。

2）黑色出于地阁。

主病：地阁在颜面属肾反映区，地阁现黑色，属肾虚。

治法：补肾，宜地黄饮子一类。

3）黑色出于颧、颏部。

主病：颧、颏部皆属肾区，泛黑主肾阳虚。

治法：温阳益肾，宜右归饮一类。

7.《黄帝内经》特别提出赤色、黑色预兆危证

（1）赤色出于两颧。

《灵枢·五色》："赤色出两颧，大如拇指，病虽小愈，必卒死。"

两颧部内应肺，若出现赤色，临床上多预兆回光返照，即使病情有轻度好转（"病虽小愈"）但必死（必危重）。原因在于"小愈"是一种假象，回光返照才是真危象。临床上多见于肺癌晚期，身体消瘦，面色㿠白，而两颧独赤，尤其在黄昏时分，这是火克金的凶兆，属于阴竭于内，孤阳外越的戴阳证。这种赤色的特点是嫩红带白、浮游不定。

戴阳证颧赤与阴虚颧赤都显著见于黄昏，其区别是阴虚颧赤是一种潮红，伴有口干、手足心热、舌质红、脉细数等，而戴阳证颧赤则伴面色苍白、神疲乏力、精神萎靡、舌质淡白、脉沉无力。

至于实热证则面赤通红，舌红苔黄，脉数有力。而阳毒证则除面色通红之外，还有高热、

口臭、谵语、身斑如锦纹、舌红苔黄等症，皆可以鉴别。

（2）黑色出于庭。

《灵枢·五色》："黑色出于庭，大如拇指，必不病而卒死。"

庭，指天庭，即额部，是人的最高位，是心火之位，出现黑色，是水克火的凶兆，黑为水色，故黑色出于庭，乃肾色上泛，代表肾竭重证。

临床上肾功能衰竭、尿毒症，往往有面色变黑的凶象，女劳疸也有额上黑的现象，但伴身黄、目染、尿黄可以鉴别，至于酒疸则伴目青之象。

8. 望面色与目色的临床意义

（1）《黄帝内经》特别强调面色与目色和生死的关系。

《素问·五脏生成》："凡相五色，面黄目青，面黄目赤，面黄目白，面黄目黑者，皆不死也；面青目赤，面赤目白，面青目黑，面黑目白，面赤目青，皆死也。"

（2）临床意义。

1）面黄见目青、目赤、目白、目黑皆不死的原因。面黄代表有胃气，有胃则生，所以即使出现眼睛有赤、白、黑、青的变化，只要面黄就不会死，说明面色决定目色，黄色决定胃气，胃气决定生机。

2）面青目赤、目黑，面赤目白、目青，面黑目白皆死的原因。由于面青、面赤、面黑，都无黄色，说明胃气已竭，故无论眼睛是赤、黑、白、青皆无胃气则死。加之面赤目白的面赤，有可能是戴阳证的妆色，所以多为死证；而面青目赤则有可能是内真热外假寒的危证故也主死；至于面青目黑则更可能是阴毒寒证更是危重证，而面黑目白更是肾竭危证；面赤目青，可能为肝郁。

第六节

望舌奥秘

一、《黄帝内经》舌诊的启示

（一）《黄帝内经》特别强调舌与心、脾密切相关

《黄帝内经》非常强调舌与心的密切关系，如《黄帝内经》早已指出手少阴心经之别系舌本。《灵枢·脉度》说："心气通于舌，舌和则舌能知五味矣。"《素问·阴阳应象大论》说："心主舌""在窍为舌"。可见舌为心之苗是有理论依据的。

《黄帝内经》还提出舌与脾的联系，如《灵枢·经脉》曰："脾足太阴之脉……上膈，挟咽，连舌本，散舌下。"

杨力提示： 以上论述启示了舌与心、脾的关系最为紧密，对临证有很大的指导意义。

（二）《黄帝内经》还提出舌与肝、肾、肺密切相关

《黄帝内经》不仅重视舌与心、脾关系，并且认为舌与五脏皆极为相关，如《灵枢·经脉》所论述："厥阴者，肝脉也……而脉络于舌本也""肾足少阴之脉……循喉咙，挟舌本"。《素问·刺热》曰："少阴脉贯肾络于肺，系舌本。"

杨力提示： 可见舌与五脏密切相关，非独与心、脾也，所以舌是五脏的一面镜子，最能反映五脏盛衰的变化。

（三）《黄帝内经》提出舌与五脏病变的关系

《黄帝内经》涉及许多关于舌与脏腑、疾病关系的内容。

1. 望舌决生死

"舌本烂，热不已者死。"（《灵枢·热病》）指热病出现舌腐烂，预后不良。

2. 望舌定轻重

"足太阴气绝者……舌痿。"（《灵枢·经脉》）舌痿反映脾经绝，提示病重。

3. 望舌定病位

"厥阴终者……甚则舌卷、卵上缩而终矣。"（《灵枢·终始》）肝经终则舌卷上缩，而终矣。

4. 望舌定病性

可谓舌诊一绝，对此，《黄帝内经》早已有论述。如"肺热病者……舌上黄，身热。"（《素问·刺热》）"心病者，舌卷短，颧赤。"（《灵枢·五阅五使》）"脾足太阴之脉……是主脾所生病者，舌本痛。"（《灵枢·经脉》）

杨力提示：舌为心之苗，肝、脾、肾之脉又系舌本，加之，舌系于咽喉要塞，且经脉气血灌注充沛，所以舌最能灵敏地反映人体脏腑情况，是望诊的重中之重。（图4-4）

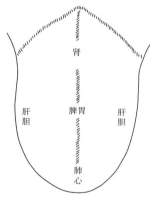

图4-4 舌诊脏腑对应图

二、望舌质

（一）望舌的临床意义

望舌包括望舌色、舌苔及舌体三个方面，如舌质红润，舌苔薄白、均匀，舌体灵动，即表示舌有生气，有生气即代表舌神正常。

反之，舌质色泽异常，舌苔厚薄不一，舌枯，失去色泽荣润，舌体不灵，即象征无生气，这样的舌代表无神，是谓恶候。

（二）望舌色的临床意义

望舌色其重要性往往胜过望舌苔，因舌色无假，多是真实的反映。

舌质淡红是常色，指舌质红润，不深不浅，代表气血充盈，无病邪。

1. 舌质白主病

舌质淡白，主虚证和寒证，虚证包括气虚、血虚和阳虚。

（1）气虚舌白。

主病：舌质淡白，乏力，四肢软，脉弱无力。

治法：补益气血，用人参汤。舌白、面黄、食少，属脾虚，可用四君子汤。

（2）血虚舌白。

主病：舌质淡白，头晕眼花，心慌，唇甲苍白，脉细弱。

治法：补血，用当归补血汤。

（3）阳虚舌白。

主病：多为肾阳虚，伴舌嫩苔白滑、畏寒、肢冷、神惫乏力、腹凉、便稀、脉沉迟无力。

治法：温肾阳，宜四逆汤辈。

（4）寒证舌白。

主病：舌白，面白，畏寒、肢冷，脉紧。

治法：温经散寒，可选桂枝附子汤。

2. 舌质红主病

舌红，主实证和热证，非实热证即虚热证，舌尖红主心火，舌边红主肝胆热。

（1）舌红而干。

主病：舌红而干，苔黄，多属实热证，主要见于腑实。

治法：用承气汤辈；口苦属肝胆火，可用龙胆泻肝汤；无腑实，发热，可用白虎汤辈。

（2）舌鲜红少苔。

主病：多属虚热证，兼五心烦热，头晕，口干。

治法：养阴清热，可用六味地黄汤。

（3）舌红有红点。

主病：症见高热、面赤，多属温病热入营血。

治法：清营凉血，方宜清营汤。

（4）舌红苔黄腻。

主病：主湿热，伴见尿短、便稀、恶心、脉濡。

治法：清利湿热，方宜三仁汤。

3. 红绛舌主病

舌红绛属深红色，主温病热入血分，或内伤为阴虚火旺。

（1）舌绛或有红点、芒刺。

主病：伴高热已极，甚至神昏。

治法：凉血透营解毒，宜犀角地黄汤。

（2）舌绛而干。

主病：属热病后期，主虚火、骨蒸、津亏已极。

治法：养阴清热增液，宜选青蒿鳖甲汤、三甲复脉汤。

4. 紫舌主病

舌青紫属寒，绛紫属热，淡紫属瘀。

（1）舌质青紫。

主病：舌质青紫湿润，苔白，伴畏寒肢冷，属阴寒。

治法：温阳散寒，宜桂枝四逆辈。

（2）舌质紫暗。

主病：舌质紫暗或有瘀点、瘀斑，舌底络脉瘀阻，胸闷隐痛，脉沉涩，属气滞血瘀。

治法：活血化瘀，方宜血府逐瘀汤。

（3）舌质紫绛。

主病：舌质紫红且干而少津，身热，神昏，属温毒入于营血重证。

治法：清营凉血解毒，宜犀角地黄汤。

5. 青舌主病

青舌，主寒、主痛、主瘀、主毒。

（1）舌色发青。

主病：舌青而多津，伴面白、畏寒、肢冷者，多属阳虚阴寒或痛证。

治法：温阳散寒，治宜四逆辈加人参、桂枝。

（2）舌色青黑。

主病：全舌青而偏黑，伴神昏、呕恶，多为中毒及癌症（如食管癌）。

治法：解毒救逆。

6. 黑舌主病

舌黑，主重证、中毒严重、晚期癌症（如肝癌），伴神昏、恶心。

治法：解毒。

三、望舌苔

（一）常见舌苔的临床意义

1. 白苔类主病

白苔，主表证、寒证。伴舌质红润，属正常苔，乃胃气蒸注所致，代表有胃气。

（1）白薄苔。

主病：苔白而薄、头身痛、脉浮，提示邪在表。

治法：解表祛邪，宜选解表方剂，据表证虚实而选用桂枝汤、麻黄汤一类。

（2）白腻苔。

主病：苔厚而白腻，伴食少、便稀，多属脾虚湿滞。

治法：健脾化湿，方用六君子汤、三仁汤。

（3）白滑苔。

主病：苔白而湿润，主阳虚里寒。

治法：温阳散寒，宜四逆辈。

（4）白厚苔。

主病：主里证、脾虚，伴乏力、食少。

治法：补中益气，宜补中益气汤。

（5）白粉苔。

主病：苔白如粉，主瘟疫毒积或乳痈。

治法：瘟疫毒积，宜达原饮，乳痈宜仙方活命饮。

2. 黄苔类主病

黄苔，主里证及热证。

（1）淡黄苔。

主病：属热邪在表。

治法：清热解表，宜荆防败毒饮、银翘散一类。

（2）半白半黄苔。

主病：属半表半里证，伴口苦、咽干。

治法：和解表里，宜小柴胡汤或蒿芩清胆汤。

（3）深黄苔。

主病：属热邪入里。

治法：清热泻火，可选白虎汤或大黄黄连泻心汤。

（4）黄润苔。

主病：属阳虚湿热。

治法：温阳化湿，宜胃苓汤、四君子汤。

（5）焦黄苔。

主病：苔黄而干焦，属里热伤津，常伴便秘等腑实证。

治法：清热存津通腑，有腑实证宜承气辈，无腑实证宜白虎汤。

3. 灰苔类主病

灰苔（浅黑色），主里热及寒湿。

（1）灰苔而润。

主病：主寒湿饮证，伴饮邪内伏。

治法：温阳化饮，宜真武汤或苓桂术甘汤。

（2）灰苔而干。

主病：主阴虚有火、温病。

治法：滋阴清火，温病神昏宜犀角地黄汤。

（二）异常舌苔的临床意义

1. 黑苔类主病

黑苔，主瘟疫、热极或寒盛。

（1）黑苔干焦。

主病：多属瘟疫、热极。

治法：清热解毒，选清瘟败毒饮。

（2）黑苔滑润。

主病：多属寒盛，伴肢冷、畏寒。

治法：温阳逐寒，方选四逆、真武辈。

2. 败苔类主病

（1）白霉苔。

主病：主毒邪蕴结，脾湿不运。

治法：解毒益气，方宜参苓白术散。

（2）霉酱苔。

主病：主湿热毒甚极。

治法：解毒化湿，宜甘露消毒饮。

（3）烟熏苔。

主病：主毒积。

治法：解毒救正，宜黄连解毒汤。

（4）绿苔。

主病：主瘟疫晚期阴毒盛极及晚期癌症。

治法：解毒化疫，方选清瘟败毒饮一类。

（5）樱桃舌。

主病：主煤气中毒。

治法：解毒扶正，方宜人参导赤散。

（6）镜面舌。

主病：舌光剥无苔，主胃气将竭。

治法：益气养胃，方宜人参山药汤。

四、舌色、舌苔常见组合及临床意义

（一）舌白类组合

1. 舌淡白苔白滑

主病：主阳虚寒证，伴面白、神惫乏力、畏寒、肢冷、便稀、脉沉迟无力。

治法：温阳祛寒，宜四逆辈。

2. 舌白苔白厚腻

主病：主寒湿，伴腹冷、便稀、脉无力。

治法：温阳健脾化湿，宜六君子汤。

3. 舌白苔薄黄

主病：主热邪初入。

治法：清热透邪，宜小柴胡汤。

（二）舌红类组合

1. 舌淡红苔白腻

主病：主脾胃有湿，伴食少、腹泻、脉濡。

治法：健脾化湿，宜苓桂术甘汤。

2. 舌红苔黄腻

主病：主湿热，伴恶心、泻痢。

治法：清热化湿，宜藿朴夏苓汤，见目黄、尿黄者用茵陈五苓辈。

3. 舌红苔黄燥

主病：主阳明热甚，伴身热、口干、便秘。

治法：清解里热，宜白虎汤，有腑实便秘者宜增液承气辈。

4. 舌红苔黄滑

主病：主湿温入里。

治法：清热化湿，宜菖蒲郁金汤类。

（三）绛舌类组合

1. 舌红绛苔白腻

主病：主湿温入里较甚，伴身热不退，甚则神昏；或主肝胆湿热，伴目黄、尿黄。

治法：湿温入里者，治以清热化湿，宜甘露消毒丹类。

2. 舌红绛苔白干

主病：主温邪入营血，伴身热、口干、皮肤发斑。

治法：凉血解毒化斑，宜犀角地黄汤、化斑汤。

3. 舌红绛苔剥

主病：主营热阴亏，伴身热、口干。

治法：清营凉血增液，宜增液汤。

4. 舌红绛苔黄厚

主病：主温病热极。

治法：清营泄热，宜清营汤。

5. 舌红绛苔黄白

主病：主温病，气营两燔。

治法：清营透邪，宜清营汤。

（四）紫舌类组合

1. 舌紫苔白滑

主病：主阳虚阴寒，伴形寒肢厥，或有胸痛、脉瘀。

治法：温阳通脉，宜四逆辈加桂枝、人参。

2. 舌紫苔白干

主病：主温邪入血，伴身热、神昏。

治法：凉血解毒，宜清瘟败毒饮。

3. 舌紫暗苔白滑

主病：主阳虚血瘀，伴胸痛、唇暗、脉涩。

治法：温阳通脉活血，方宜四逆汤合血府逐瘀汤。

4. 舌紫绛苔黑干

主病：主温病热极，热入血分，伴身热、神昏。

治法：凉血救阴，方宜增液汤合犀角地黄汤。

五、望舌态

舌态指舌体的动态。以下具体介绍十大舌态及其主病。

1. 舌歪

主病：主中风，多为中风偏枯主证之一，伴半身不遂。

治法：平肝祛风活络，宜牵正散、补阳还五汤类。

2. 舌强

主病：舌不灵活，主中风舌强或热入心包。

治法：中风舌强宜熄风豁痰开窍，方宜安宫牛黄丸或苏合香丸；热入心包伴高热、神昏，宜清热开窍，方用清营汤、清宫汤一类。

3. 舌颤

主病：主肝热风动或阴虚风动。

治法：肝热风动宜羚羊钩藤饮，阴虚风动宜大定风珠。

4. 舌弄

主病：多主肝风。

治法：清肝熄风，宜羚羊钩藤汤。

5. 舌痿

主病：主脾虚脏竭或元气大虚。

治法：益脾扶元，宜人参十全大补汤。

6. 舌肿

主病：多主热毒蕴滞，伴舌红绛、神昏。

治法：清热解毒，方宜黄连解毒汤。

7. 舌缩

主病：主气虚腑竭，伴舌胖嫩。

治法：益气扶阳，方宜独参汤。

8. 舌麻

主病：舌体发麻，多属心脑血脉瘀阻，伴舌暗有瘀斑、脉涩。

治法：通脉化瘀，方宜血府逐瘀汤或桃红四物汤。

9. 舌长

主病：舌体纵长，主痰火扰心，伴神昏。

治法：豁痰清心，宜安宫牛黄丸。

10. 舌卷

主病：主热入心包，伴身热、神昏；或主痉病。

治法：热入心包者，治以清心开窍，用清宫汤；痉病用止痉散。

第七节

望目奥秘

一、《黄帝内经》望目的启示

（一）《黄帝内经》高度重视望目的重要性

《黄帝内经》为何极为重视目诊？原因在于《黄帝内经》认为眼睛是人体经脉气血的总汇。《灵枢·邪气脏腑病形》："十二经脉，三百六十五络，其血气皆上于面而走空窍，其精阳气上走于目而为睛。"《灵枢·口问》："目者，宗脉之所聚也。"

《黄帝内经》还认为眼睛是五脏六腑精气的总集中。《灵枢·大惑论》："五脏六腑之精气，皆上注于目而为之精。"

杨力提示：《黄帝内经》认为眼睛可以反映人体精气的盛衰和脏腑病变的轻重。《素问·脉要精微论》："夫精明者，所以视万物，别白黑，审短长。以白为黑，如是则精衰矣。"

（二）《黄帝内经》开创了目分部望诊的先河

《黄帝内经》启示了目主五脏分部望诊。《灵枢·大惑论》："五脏六腑之精气，皆上注于目而为之精。"《素问·金匮真言论》："肝开窍于目"。《灵枢·大惑论》："目者，心之使也。"

以上皆启示目与五脏六腑密切相关。图4-5为眼的五脏分属图。

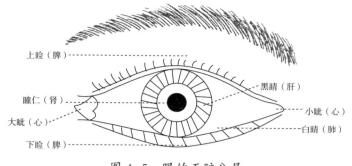

图 4-5 眼的五脏分属

二、望目的临床意义

（一）《黄帝内经》指出"目"能决生死

《黄帝内经》提出戴眼、瞳子高是险证，临床多见于惊风、痉厥、气绝、精脱等。如《素问·三部九候论》说："足太阳气绝者……死必戴眼""瞳子高者，太阳不足"。

又如，对目形态的望诊，《素问·玉机真脏论》提出："眶陷，真脏见，目不见人，立死。"

又如，提出瞳仁缩小是逆证，如《灵枢·玉版》所说："其白眼青，黑眼小，是一逆也。"

（二）《黄帝内经》尤其强调面色与目色相参的重要性

《黄帝内经》认为目色与面色相符合者生。《素问·五脏生成》："面黄目青，面黄目赤，面黄目白，面黄目黑者，皆不死也。"意即只要面部现黄色的，无论目色如何，病都不重；反之，面色与目色不相符合者死。如《素问·五脏生成》："面青目赤、面赤目白、面青目黑、面黑目白、面赤目青，皆死也。"意即只要面色出现异常，出现青色、白色、赤色、黑色，无论目色怎样，病都重，这主要是强调胃气的重要性，并非认为目色不重要。面部有黄色则表示有胃气，病就不重，没有黄色则病重。

（三）《黄帝内经》特别指出肝与目的重要关系

《灵枢·五阅五使》说："目者，肝之官也。"

临床上，视目之异常，首先应想到肝，因为目为肝之外窍；其次要考虑肾，因为肝肾同源，肾水生肝木。其白睛病在肝肺，而黑睛有异，则当责之肾肝。

再如，指出目赤与气化木郁、肝郁化火都密切相关，如"木郁之发……民病目赤心热"，即气化属风木被郁，内应于肝久郁而化火，导致目赤。

三、望目色

（一）《黄帝内经》指出目色主脏病

《灵枢·论疾诊尺》："目赤色者，病在心，白在肺，青在肝，黄在脾，黑在肾。"即言目赤、白、青、黄、黑，分别主五脏心、肺、肝、脾、肾疾患。《黄帝内经》开创的这一理论在临床上有重大意义。

（二）目色主病

1. "目赤者，病在心"的临床意义

目赤主要指目眦赤及白睛赤，主要对应心火。但又依目红赤部位不同而分别与五脏热相关。

（1）目眦赤。

主病：主要为心火。

治法：清泻心火，可选导赤散或泻心汤。

（2）白睛赤。

主病：主要为肺热。

治法：清泻肺火，可选泻白散。

（3）眼睑赤。

主病：主要为脾火。

治法：清泻脾火，可选泻黄散。

（4）全目赤。

主病：主要为肝火。

治法：清泻肝火，可选龙胆泻肝汤。

2. 目"白在肺"的临床意义

（1）白睛㿠白。

主病：多示肺气虚。

治法：如兼有自汗、乏力、咳嗽、舌淡、脉弱者，治以补肺益气，如沙参麦冬饮合玉屏风散。

（2）白睛白青。

主病：指白睛白而隐隐发青，多属肺虚有寒，小儿多见。

治法：温肺祛寒。

（3）白睛生环。

主病：白睛内侧，黑珠内缘生出白环，或有浑浊月弯，多提示高血脂。

治法：化痰降浊。

（4）白睛生翳。

主病：属风热壅滞，浊邪注目。

治法：疏风清肝。

（5）黑睛白障。

主病：属瞳仁内障，又称白内障。

治法：疏肝化浊。

（6）黑睛血赤。

主病：多为火热，血灌瞳仁。

治法：清火止血，宜退赤散加三七；老年人多属肝肾阴虚，宜六味地黄汤加丹参、三七。

（7）黑睛胬肉。

主病：多属湿热蕴蒸，血滞于络所致；或因肾阴暗耗，郁火上炎所致。

治法：清热疏风，久则养肝化瘀。密蒙花、白蒺藜、木贼、蝉衣明目退翳，久则用桃仁、三七。方用杞菊地黄汤加蝉衣、密蒙花、桃仁、三七、木贼。

3. 目"青在肝"的临床意义

（1）白睛发青。

主病：多属肝风侮肺，常兼头痛、郁怒。

治法：清肝熄风，方宜桑菊饮加柴胡、白蒺藜、蝉衣。

（2）白睛青黑。

主病：多属寒邪入目。

治法：暖肝散寒，宜吴茱萸汤之类。

（3）黑睛发青。

主病：病在肝胆，或肾虚所致。

治法：清肝，宜绿风羚羊饮；滋肾阴，宜杞菊地黄丸。

（4）白青黑小。

主病：白睛发青，黑睛变小，主脏竭。

治法：滋养五脏精气，宜大补元煎。

4. 目"黄在脾"的临床意义

（1）白睛发黄。

主病：多属肝胆湿热。

治法：清利湿热，可用茵陈四苓辈。

（2）白睛淡黄。

主病：多属血虚气弱。

治法：补血益气，宜当归补血汤。

（3）白睛晦黄。

主病：兼腹胀、筋怒，多属疳积痨病。

治法：宜健脾养肝、除疳，宜参苓白术丸合驱虫剂。

（4）黑睛发黄。

主病：多属急黄危证，如溶血病类。

治法：宜急救。

5. 目"黑在肾"的临床意义

（1）白睛发黑。

主病：多属肾虚水气上泛。

治法：滋肾固气，宜金匮肾气丸。

（2）白睛变黑。

主病：属脏竭死证。

治法：滋补脏精，宜人参养荣丸、大补元煎。

（3）黑睛生黑。

主病：又称蟹目，多为火毒、脏毒。

治法：清火解毒，可选羚羊汤或犀角地黄汤。

（4）目睛全黑。

主病：多属脏毒绝证。

治法：解毒救亡。

四、望目形和目态

1. 望目形的临床意义

（1）目窠肿突。

主病：眼睛变肿，多属肾病水肿。

治法：补肾利水，宜四逆汤、真武汤类。

（2）眼眶肿黑。

主病：多属肾绝。

治法：补肾固元，宜右归饮。

（3）目窠内陷。

主病：多属脏精气竭败证。

治法：补脏救绝，宜大补元煎。

（4）目睛外突。

主病：多属瘿病、肺胀。单眼外突多属肿瘤恶候。

治法：瘿病、甲状腺功能亢进，用龙胆泻肝汤。肺胀应宣肺平喘，肿瘤当解毒抗癌。

（5）黑睛缩小。

主病：即瞳仁缩小，属眼病重证，甚至缩小如针孔大，多为急性虹膜睫状体炎。

治法：瞳仁属肾，应重点从肾治；属肝胆火积者应从肝治。临证上需辨证论治。

（6）黑睛扩大。

主病：多属神气散之亡证或肾精亏虚。

治法：扶元气、补肾急救，宜独参汤。

2. 望目态的临床意义

目态，指眼睛的状态。正常状态应是目视端庄，不歪不斜，病态则有各种异常表现，如目常喜闭为阴盛，目常喜开为阳盛，皆为内脏疾患的反映。

（1）目睛斜视。

主病：常见于肝风内动、中风偏瘫，也有与生俱见者。

治法：肝风内动，宜平肝熄风，方选羚羊角散或镇肝熄风汤。

（2）目睛直视。

主病：痰热内闭危证，或癫证、痫病。

治法：豁痰开窍，痰热内闭者宜紫雪散、涤痰汤。

（3）目睛正圆。

主病：多属狂证。

治法：镇肝涤痰，方宜礞石滚痰丸一类。

（4）戴眼反折。

主病：多属高热惊风危证。

治法：清热熄风，方宜羚羊角汤、紫雪散一类。

（5）昏睡露睛。

主病：多属中风或小儿脾虚之慢脾风。

治法：祛风通络或健脾柔肝。

（6）眼球震颤。

主病：多属肝风内动或虚风内动。

治法：肝风，宜平肝熄风，用天麻钩藤饮；虚风，宜滋阴熄风，用大、小定风珠。

3.望眼睑的临床意义

（1）眼睑阵跳。

主病：多属心神不宁，常兼失眠、惊梦。

治法：养心宁神，宜酸枣仁汤。

（2）眼睑下垂。

主病：多属脾虚气弱，常伴乏力、食少、脉弱。

治法：健脾益气，宜举元煎、补中益气汤一类。

（3）眼睑发黑。

主病：主失眠，抑郁症，肝郁。

治法：失眠可用酸枣仁汤，属心肾不交者用交泰丸、天王补心丹、枕中丹；肝郁用柴胡疏肝散；抑郁症用龟鹿二仙胶。

（4）眼胞浮肿。

主病：主肾虚。

治法：金匮肾气丸，水肿重者用真武汤。

（5）眼胞发青。

主病：主受寒，伴肢冷、舌白。

治法：温经散寒，宜桂枝附子汤。

（6）眼袋明显。

主病：主痰脂。

治法：化痰降脂，宜二陈汤加山楂、泽泻、首乌、荷叶等。

望耳奥秘

一、《黄帝内经》望耳的启示

（一）《黄帝内经》提示耳是反映人体内脏的一面镜子

《灵枢·邪气脏腑病形》指出："十二经脉，三百六十五络，其血气皆上于面而走空窍。"提示位居头部的耳、鼻、目、口、舌等五大官窍的变化与内在脏腑经络气血的盛衰消长相关，所以耳部和头部诸窍均可以反映疾病情况。

《黄帝内经》还提出耳为宗脉之所聚。《灵枢·口问》"耳者，宗脉之所聚也。"提示耳与诸脉的密切关系。

《黄帝内经》尤其强调耳为肾之外窍。《灵枢·脉度》云"肾气通于耳"，所以耳最能反映肾气的盛衰情况。如《灵枢·本脏》："高耳者，肾高；耳后陷者，肾下；耳坚者，肾坚；耳薄不坚者，肾脆……"此外，《黄帝内经》还强调耳与心的密切相关性，以及少阳经、太阳经、阳明经即三阳经脉皆与耳相通。如曰："心开窍于耳""耳藏精于心"。由此，足见耳与人体脏腑经脉的密切关系。《黄帝内经》为中医耳诊奠定了充足的理论基础，对后世中医耳诊的发展产生了深远影响。

（二）耳是五脏的全息特区

人体在耳郭的相应部位分布，如同一个倒立着的婴儿，耳垂对应头部，耳垂以上是躯干、肢足。耳部同样贮藏着整个人体的信息。（图 4-6）

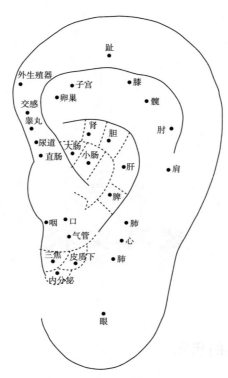

图 4-6　耳与脏腑相关图

二、望耳的临床意义

1. 耳色主病

耳轮红润为正常耳色。

（1）耳轮发白。

主病：主寒。

治法：温阳散寒，宜桂枝附子汤或四逆辈。

（2）耳轮发青。

主病：主寒，主痛。

治法：温经散寒，宜附子理中汤，妇人用温经汤。

（3）耳轮红肿。

主病：多主肝胆经火。

治法：清肝胆火，宜龙胆泻肝汤。

（4）耳轮黑干、焦枯。

主病：主肾阴亏虚。

治法：滋肾益阴，宜左归饮、六味地黄汤。

（5）耳轮发黄。

主病：主脾虚或湿热。

治法：脾虚宜黄芪建中汤，湿热宜甘露消毒丹。

（6）耳轮发紫。

主病：多主血瘀。

治法：活血化瘀，宜桃红四物汤或血府逐瘀汤。

2. 耳形主病

（1）耳大。

主肾气盛，主寿。无异常或不适，无须服药。

（2）耳厚。

主肾气实。无异常或不适，无须服药。

（3）耳小。

主病：主肾气虚。

治法：补肾气，宜金匮肾气丸、左归饮或右归饮。

（4）耳薄。

主病：主肾气虚。

治法：补肾气，宜右归饮。

（5）耳萎。

主病：主肾气竭。

治法：滋养肾精，宜左归饮。

（6）耳肿。

主病：主肝胆火，主中毒。

治法：肝胆火宜龙胆泻肝汤，中毒宜甘露消毒丹。

（7）耳甲错。

主病：主久病血瘀。

治法：活血化瘀，宜大黄䗪虫丸。

（8）耳部看癌。

脏腑癌变会在耳的相应部位出现小结节、小隆起、小丘疹或色素沉着。如患肺癌时，在耳的相应部位出现异常。

（9）耳部看五脏病。

五脏有病时，在耳相应部位可出现色泽、形态变化，如出现小疖、凹陷和隆起等。

第九节

望形态奥秘

一、望形态

（一）《黄帝内经》对望形态的启示

形态包括人的形体及姿态，《黄帝内经》十分重视望形态，并早有阐述。

1.《黄帝内经》指出通过形态看人的勇怯

勇者："勇士者，目深以固，长衡直扬……怒则气盛而胸张，肝举而胆横，眦裂而目扬，毛起而面苍，此勇士之由然者也。"（《灵枢·论勇》）

怯者："怯士者，目大而不减，阴阳相失，其焦理纵，髑骬短而小……虽方大怒，气不能满其胸，肝肺虽举，气衰复下，故不能久怒，此怯士之所由然者也。"（《灵枢·论勇》）

2.《黄帝内经》指出通过形态看人之肥瘦

肥人："膏者，多气而皮纵缓，故能纵腹垂腴。"（《灵枢·卫气失常》）

瘦人："瘦人者，皮薄色少，肉廉廉然，薄唇轻言，其血清气滑，易脱于气，易损于血……"（《灵枢·逆顺肥瘦》）

肉人："肉者，身体容大。"（《灵枢·卫气失常》）

脂人："脂者，其身收小。"（《灵枢·卫气失常》）

3.《黄帝内经》提示望形态可定死生

《素问·脉要精微论》："头倾视深，精神将夺矣。背者胸中之府，背曲肩随，府将坏矣。腰者肾之府，转摇不能，肾将惫矣。膝者筋之府，屈伸不能，行则偻附，筋将惫矣。骨者髓之府，不能久立，行则振掉，骨将惫矣。"指出从望形态可知脏腑气血的盛衰。

《黄帝内经》提示观形态可定死生，如《素问·玉机真脏论》："大骨枯槁，大肉陷下……破䐃脱肉，目眶陷，真脏见，目不见人，立死。"

上述可见望形态的重要性并不亚于脉诊、舌诊。

（二）望形态的临床意义

1. 头倾视深（头垂目陷）

主病：主脏精竭，多出现在久病后期。

治法：补益脏精，宜人参养荣汤、十全大补汤之类。

2. 背曲肩随（背驼肩垂）

主病："背者，胸中之府"，主心肺气虚，多见于肺痨、肺痿。

治法：肺痨宜月华丸、百合固金汤之类，肺痿宜麦门冬汤之类。

3. 转摇不能

主病："腰者肾之府"，主肾竭。

治法：滋补肾精，宜左归饮，偏肾阳虚用右归丸。

4. 行则偻附（屈伸不能）

主病：主肝肾精亏。

治法：滋养肝肾，宜左归饮加木瓜、芍药。

5. 行则振掉（不能久立）

主病：主肾精竭，如股骨头坏死。

治法：补肾精，宜右归饮、虎潜丸之类。

6. 大骨枯槁

主病：主肾败，肾主骨，肾竭、骨槁之故。

治法：补肾活血，宜右归饮加丹参、当归。

7. 大肉陷下

主病：主脾败，脾主肉，脾竭、肉痿之故。

治法：大补脾胃，宜归脾汤、十全大补汤。

8. 破䐃脱肉

主病：主肝脾竭。

治法：补肝脾，宜保元汤。

9. 目眶陷

主病：主肝败。

治法：滋肝补血，宜杞菊地黄丸、人参养荣丸。

10. 鸡胸、龟背

主病：多主肾精不足。

治法：补肾精，宜龟鹿二仙胶、左归饮及右归饮一类。

11. 腹肿

主病：分实肿和虚肿两类。实肿多属气滞水阻和肝郁血瘀，虚肿多为脾虚湿滞和阳虚水泛。

治法：实肿属气滞水阻，特点为腹痞胀不坚，治宜理气利水，方选柴胡疏肝汤加大腹皮。虚肿属脾虚湿滞，特点为腹满、便溏、食少、苔腻，治宜健脾化湿，选六君子汤、异功散。

12. 臌胀

主病：多为肝硬化腹水。症见腹硬而坚，腹上青筋怒张，舌、面有瘀，脉涩。

治法：活血化瘀，方选化瘀汤加减。

13. 腹皮甲错

主病：主肝脾脏竭。

治法：滋补肝脾，方宜人参养荣丸。

二、望虚里

（一）《黄帝内经》对虚里的启示

虚里，位于左乳下三寸，为心尖搏动处。

《黄帝内经》十分重视望虚里，主要是望其搏动。

《素问·平人气象论》："胃之大络，名曰虚里，贯膈络肺，出于左乳下，其动应衣，脉宗气也。"指出虚里为宗气的外候。

宗气是何气？《灵枢·邪客》说："宗气积于胸中，出于喉咙，以贯心脉，而行呼吸焉。"可见宗气是走息道，有贯心脉、司呼吸、主言语的重要作用。

杨力提示：以上说明，虚里是宗气的外候，望虚里能反映呼吸、心脏的虚实盛衰，因此望虚里有重要作用。尤其危急情况下，诸脉皆伏，唯虚里独见，更说明望虚里的重要性。

（二）望虚里的临床意义

正常虚里，内含不应衣，象征心脏无异，宗气内充不泄。望虚里必须与寸口合参才能决定生死。

1. 虚里外泄，寸口无力与主病

（1）虚里应衣。

主病：主宗气外泄。

治法：内敛宗气，宜生脉饮之类。

（2）虚里动甚。

主病：主宗气大泄，心肺之气大虚。

治法：补益宗气，宜独参汤或参附汤。

（3）虚里弥散。

主病：主心气耗散。

治法：益敛心气，宜生脉饮加山茱萸。

（4）虚里内陷。

主病：主心气将竭，伴面色青灰、张口抬肩、喘息气微，为心阳欲竭凶象。

治法：大补元气，宜参附汤。

（5）虚里疼痛。

主病：主心脉瘀滞，伴胸闷、憋气。

治法：益心气通瘀，宜人参血府逐瘀汤。

（6）虚里脉绝。

主病：伴面唇紫暗、冷汗、神昏、气短，为心阳暴脱危证。

治法：益心气固脱，方宜参附龙牡救逆汤。

2. 虚里动甚，寸口有力与主病

虚里动甚，寸口有力：主热盛，肝火、胃火或邪热壅肺。

治法：清肝火用龙胆泻肝汤，清胃火用白虎汤，肺热壅盛用麻杏石甘汤。

3. 虚里移位与主病

（1）虚里搏动下移。

主病：伴心悸、气喘、面色青紫，主心脏扩大，是心脏衰竭征兆。

治法：益心气，宜选生脉饮、参附汤之类。

（2）虚里搏动上移。

主病：主心脏衰竭之阳虚水泛。

治法：温阳利水，用真武汤。

（3）虚里搏动移至剑突下。

主病：属心阳大虚，伴面色青灰、唇绀、心悸、气喘，常见于先天性心脏病。

治法：益心扶阳，宜参附汤合血府逐瘀汤。

三、望魄门、望脐

(一)《黄帝内经》对魄门望诊的启示

《黄帝内经》非常重视魄门，认为魄门与五脏都有密切关系，如《素问·五脏别论》中："魄门亦为五脏使"。

《黄帝内经》之所以把肛门称为魄门，是为了突出肛门与肺气的关系，因为肺藏魄，肛门直系大肠，而大肠又与肺相表里，所以魄门与肺、大肠的关系尤为密切。

魄门不仅与肺、大肠关系密切，而且与五脏都有很大关系。其中，脾主升清，肺司肃降，肾为胃之关，司开阖之职，肝主疏泄，心藏神，说明大肠的传化、魄门的开闭都直接和间接受五脏的影响。如脾阳清气下陷，则可使魄门失守而致泄泻；肾主闭藏，肾虚不固，可致魄门不约；心神不藏，也可致魄门失控，可见魄门不独为肺与大肠所使，而是也受五脏的调节。因此，五脏病变可以反映于魄门，魄门有疾则应从相应的脏腑治疗，这就是魄门望诊的重要价值。

(二)魄门望诊的临床意义

肛门紧而厚实，为脏气坚实。

1. 肛门松弛

主病：主中气虚。

治法：补中益气，宜补中益气汤。

2. 肛门脱垂

主病：主元气大虚。

治法：补益元气，宜大补元煎或独参汤。

3. 肛门灼热

主病：主湿热，伴肛周湿疹。

治法：清利湿热，宜四妙丸。

4. 肛门红肿

主病：主火毒。

治法：清热解毒，方宜黄连解毒汤。

5. 肛周结节

主病：主热毒。证见肛周起棘状赘生物或蕈状结节，伴瘙痒。

治法：清热解毒，方宜犀黄丸之类。

（三）望脐主病

1. 脐突

主病：主脾虚脐疝。

治法：健脾益气，方宜四君子汤加香附、郁金。

2. 脐陷

主病：主中气败绝。

治法：滋补脾肾，方宜四逆汤。

第十节

望手奥秘

一、《黄帝内经》望手的启示

（一）《黄帝内经》提出手与五脏相关学说

《黄帝内经》提示手与人体五脏六腑密切相关，其理论基础在于人体手三阳经、三阴经分别起、止于手部。

《灵枢·逆顺肥瘦》："手之三阴，从脏走手；手之三阳，从手走头。"

1. 手之三阴从脏走手

手少阴心经：起于心中……止于手小指之内出其端。

手太阴肺经：起于中焦……止于手指大指之端。

手厥阴心包经：起于胸中……止于手小指、次指，出其端。

2. 手之三阳从手走头

手少阳三焦经：起于手小指、次指之端……止于目锐眦。

手阳明大肠经：起于手大指、次指之端……交人中，上挟鼻孔。

手太阳小肠经：起于手小指之端……止于却入耳中……至目内眦，斜络于颧。

可见手部通过经脉和人体五脏六腑密切相关，五脏疾病皆可反映于手的相关部位。

手是人的第二个心脑，心经"起于心中"，心包经"起于胸中，出属心包络"，肺经"行少阴、心主之前"，而三焦经"布膻中，散络心包"，小肠经"络心"，大肠经"还出挟口，交人中"，可见手与心密切相关。所谓十指连心，手应大脑，可见手尤能反映心、脑疾患。

杨力提示：《黄帝内经》强调四肢为诸阳之本，所以从手的寒温变化可以反映脏腑的虚实寒热。

上述可见手与五脏六腑，尤其心、脑密切相关。

（二）手是人体的又一全息特区

手部从指尖到掌根，仿佛站立着一个人，高度概括五脏的信息，从这些全息部位，可以反映脏腑的变化。（图 4-7）

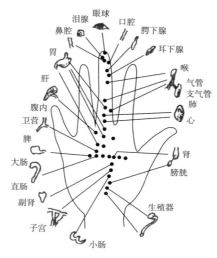

图 4-7　手与脏腑相关图

（三）望手的临床意义

1. 望手形、手态

手红润宽肥，主寿长。

（1）手窄薄枯瘦。

主病：主夭。

治法：补肾精，养血，宜人参养荣丸、金匮肾气丸。

（2）手掌发红。

主病：主高血压、肝热、高血脂。

治法：平肝熄风，调血脂、降血压，宜天麻钩藤饮、龙胆泻肝汤之类；化痰可选涤痰汤。

（3）手掌发白。

主病：主阳虚、气虚。

治法：温阳祛寒，可选参附汤。

（4）手掌青紫。

主病：主血瘀，主寒。

治法：活血化瘀宜血府逐瘀汤，散寒宜桂枝附子汤。

（5）手心赤热。

主病：主阴虚内热。

治法：养阴清热，宜六味地黄丸。

（6）手心白凉。

主病：主阳虚里寒。

治法：温阳祛寒，宜四逆辈。

（7）手软。

主病：手无力，为脑卒中、脑梗死先兆。

治法：益气化瘀，用血府逐瘀汤或补阳还五汤。

2. 望手指

（1）手指发凉。

主病：属阳郁。

治法：温肝散郁，宜四逆散。

（2）手抖。

主病：主肝阳上亢（甲状腺功能亢进），脑卒中先兆，微颤属虚风。

治法：平肝熄风，宜镇肝熄风汤；阴虚风动宜大定风珠。

（3）指麻。

主病：属血瘀，为脑梗死前兆。

治法：通络化瘀，宜血府逐瘀汤。

（4）杵状指。

主病：主肺气肿。

治法：宣肺益心气，豁痰平喘。寒痰宜小青龙汤，热痰宜越婢加半夏汤，久病宜人参葶苈汤、参附汤合黛蛤散一类。

3. 望鱼际

（1）鱼际赤红。

主病：主肝热、肺热、高血压、高血脂。

治法：清肝肺热，化痰降压，方宜羚羊角汤；降脂宜涤痰汤加山楂。

（2）鱼际青黑。

主病：主阳虚阴寒。

治法：温阳散寒，宜桂枝附子汤。

（3）鱼际肿大。

主病：主脾火。

治法：清脾泻火，宜泻黄散。

（4）鱼际萎缩。

主病：主脾虚脏竭。

治法：补脾益精，方宜人参养荣汤。

4. 望掌纹

（1）正常掌纹：掌纹红活清晰。（图4-8）

异常掌纹：掌纹色暗而乱。

（2）生命线（贯穿肾、肺区的线）长而红润：主寿。

生命线短而色淡：主夭。

治法：补肾养荣，宜人参养荣、金匮肾气一类。

（3）智慧线（贯穿心、脑区的线）长而红润：主智慧。

智慧线短而细白：主智慧欠佳。

治法：补脑、健脑，宜河车大造丸。

（4）感情线（贯穿肝、胆区的线）细长红润：主感情丰富。

感情线粗短色暗：主性格凶悍。

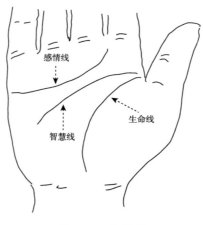

图 4-8　掌纹线

5. 手掌全息

在手掌反应区会有色泽和形态的异常，如心脉瘀阻，在心的部位会色泽暗紫；肝阳上亢，在肝的反应区出现色泽增红，纹理增粗等；肺有病，在肺反应区及经脉循行区，如大鱼际部位，出现色泽、温度及肥厚变化；脾有病，在脾胃反应区出现相应变化；肾有病，在手掌根部肾反应区出现色泽㿠白或青黑或发凉。

看肿瘤：在手掌相应部位，注意有无色泽和纹理变化。

看心血管疾病：在心反应区出现紫暗或纹理变化等。

看肝脏疾病：在肝反应区出现色泽青或赤的变化。

看消化道溃疡：在胃反应区出现青紫或纹理。

看肠癌：在肠反应区出现色泽变化及纹理变化。

二、望指

（一）望指纹

指纹主要分斗形纹、箕形纹及弓形纹三类，与遗传基因有一定关系。（图4-9）

1. 斗形纹

指纹如斗状。少数与糖尿病、风疹、重症肌无力有一定关系。

2. 箕形纹

指纹如箕状。少数与老年性痴呆、智力低下有一定关系。

3. 弓形纹

指纹如弓状。少数与精神分裂症有关。

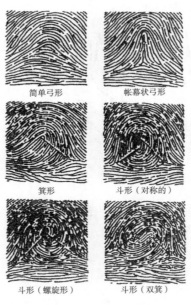

简单弓形　　　帐幕状弓形

箕形　　　斗形（对称的）

斗形（螺旋形）　　　斗形（双箕）

图 4-9　指纹图形

（二）望小儿指纹

1.《黄帝内经》对络脉诊的启示

络脉诊源于《黄帝内经》，如《灵枢·经脉》："凡诊络脉，脉色青则寒且痛，赤则有热。"

络脉乃本经之别，是经脉之间沟通的桥梁，十二经脉之别络加上任、督二脉之别络，再加上脾之大络共十五别络，为沟通经脉、加强脏腑之间的联系起到了重要作用。

《黄帝内经》经络网络结构奠定了鱼际络脉诊法及小儿示指纹诊法的基础。

鱼际络脉诊法的理论基础即源于手太阴肺经及其经别循行走向。其中，手太阴肺经"入寸口，上鱼（鱼际）"，手太阴肺经之别则"直入掌中，散入于鱼际"，从而奠定了鱼际络脉诊法的基础。

小儿指纹诊法基础即来源于《黄帝内经》的鱼际络脉诊法，因为肺经的支脉通过示指经气贯注于示指（"肺手太阴之脉通里，起于腕上分间……其支者，从腕后直出次指内廉，出其端"），加之，手少阴心经之别"入于心中，系舌本"。

杨力提示：所以示指与心、肺经气关系最大，示指纹络最能反映心肺气血盛衰状况，而小儿气血主要又以心肺为主，因此看示指络脉对小儿疾病有重要诊断意义。

2. 示指"三关"的临床意义

示指三关包括风关、气关和命关。（图 4-10）

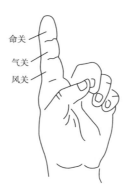

图 4-10　小儿指纹三关图

（1）看三关。

风关：位于示指第一节。

气关：位于示指第二节。

命关：位于示指第三节。

指纹由风关至气关再至命关，表示邪气由浅入深，病情由轻至重。指纹达于命关，提示病情严重。指纹直逼指端，称透关射甲，预后不良。

（2）看络色。

络色淡、络脉浮露，主病浅、证轻。

络色深、络脉沉滞，主病深、证重。

（3）看络色五色与主病。

络色鲜红：主表热。

络色深红：主里热。

络色淡白：主气虚。

络色发青：主寒，主痛。

络色发黄：主脾虚、小儿疳积。

络色紫黑：主血络瘀闭，多预后不良；主缺氧，提示心肺功能不良。

（三）望指、趾甲

1.《黄帝内经》对指、趾甲的启示

手指甲和足趾甲对疾病的反映相似。

《黄帝内经》提出指（趾）甲与肝及气血的关系最大，认为甲为肝之外候，如《素问·五脏生成》："肝之合筋也，其荣爪（甲）也。"《灵枢·天年》："肝之华，荣在爪甲，其充于筋。"

2. 望指、趾甲的临床意义

（1）望指、趾甲色泽。

甲色红润表明气血充足。

1）甲色淡白。

主病：主肝血虚，气血不足。

治法：滋养肝血益气，方宜四物汤加枸杞，兼气虚乏力、脉弱用当归补血汤。

2）甲色深红。

主病：主热，温邪入里，邪在气分。

治法：清热泻火，壮热无腑实证用白虎汤，有腑实证宜承气辈。

3）甲色苍白。

主病：主阳虚，肾阳不足。

治法：温肾扶阳，宜四逆辈。

4）甲色深黄。

主病：主湿热，或蕴肝胆或积脾胃。

治法：清利湿热。目黄者，邪在肝胆，用茵陈蒿汤；目不黄，面黄者，邪在脾胃，用泻黄三仁汤。

5）甲色紫暗。

主病：主瘀血阻脉，有身热、神昏者属热入血分。

治法：血脉瘀阻宜血府逐瘀汤；热入血分宜凉血解毒，用神犀丹、犀角地黄汤。

6）甲色发青。

主病：主寒，主痛。

治法：温经散寒，宜桂枝附子汤。

7）甲色发黑。

主病：主中毒，包括肝癌、肾衰竭、尿毒症。

治法：解毒化浊，肝癌用柴胡疏肝汤加抗癌药，尿毒症用温脾汤。

（2）望指、趾甲形态。

1）指、趾甲凹陷。

主病：主精血亏。

治法：滋补精血，宜十全大补汤。

2）指、趾甲隆起。

主病：主毒热，伴肿痛。

治法：清热解毒，宜普济消毒饮。

3）指、趾甲枯萎。

主病：主肝肾亏虚。

治法：滋补肝肾，宜人参养荣丸、左归饮或右归饮。

4）指、趾甲开裂。

主病：主阴亏液损。

治法：养阴增液，宜三甲复脉汤、当归芍药汤。

第十一节

望足奥秘

一、《黄帝内经》对足诊的启示

（一）《黄帝内经》强调足与五脏密切相关

《黄帝内经》论述了足与足三阴经、足三阳经的密切联系，从而对足与五脏六腑的相关理论奠定了物质基础。如《灵枢·逆顺肥瘦》："足之三阳，从头走足；足之三阴，从足走腹。"

1. 足之三阳从头走足

足少阳胆经：起于目锐眦……止于足小趾、次趾之间。

足阳明胃经：起于鼻之交频中……止于足中趾内间。

足太阳膀胱经：起于目内眦……止于足小趾外侧。

2. 足之三阴从足走腹

足少阴肾经：起于足小趾之下……属肾络膀胱。

足厥阴肝经：起于足大趾丛毛之际……属肝络胆。

足太阴脾经：起于足大趾之端……入腹，属脾络胃。

从经脉循行与足的关系可见足部通过经脉与人体五脏六腑密切相关，五脏有疾皆可反映在足部的相关部位。

杨力提示：人的足三阳经即胆经、胃经、膀胱经，皆直接联系足和头部。如肝经"与督脉会于巅"，胆经"起于目锐眦，上抵头角，下耳后"，膀胱经"起于目内眦，上额交巅……其直者，从巅入络脑"。可见人的足通过足三阳经与脑连通，所以足可以反映大脑的疾病，这就是足是第二大脑的缘由。

足与肾密切相关，是因为肾经起源于小趾之下，斜走足心涌泉穴，所以足的情况最能反映肾气的盛衰。

从"四肢者诸阳之本"，也可表明足是诸多经脉的发源地，从而与人体阳气、经气的盛衰密切相关。

上述可见足与五脏六腑，尤其与肾、脑密切相关。

（二）足是人体重要全息特区

人的足，从足尖至足跟，犹如躺着的一个人，其高度概括了五脏的信息，从这些全息部位，完全可以反映内脏精气的变化。（图 4-11）

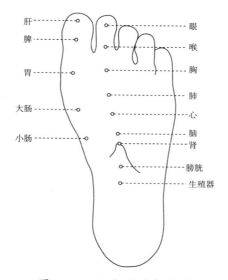

图 4-11　足与脏腑相关图

二、望足的临床意义

（一）足主五脏疾病

1. 足色泽主病

五脏情况在足掌反应区，会有相应变化。

（1）红色。

主热，鲜红为新病，暗红为久病。足部脏腑相应部位出现红色，多提示对应脏器可能有炎症。

（2）白色。

主气虚或血虚。足部脏腑相应部位出现白色，提示气虚、血虚。

（3）黄色。

主湿热，淡黄为脾虚，深黄多湿热。足部脏腑相应部位出现黄色，多提示脾虚或湿热。

（4）青紫色。

主寒，主痛，紫暗主瘀。足部脏腑相应部位出现青紫色，多提示脏腑受寒，紫暗则提示血脉瘀阻。

2. 足压痛主病

足部脏腑相应部位出现触痛、压痛，应结合其他信息考虑相关病变，如足跟出现触痛，应考虑肾虚。

3. 足疹、疖、凹陷、隆起主病

足部脏腑相应部位出现疖、丘疹、凹陷、隆起或发痒等，都应结合其他信息，考虑相关病变。如足部肝反应区出现丘、疖，应考虑肝胆湿热。

（二）望足形

足宽厚红活主寿长。

1. 足瘦小色暗

主病：主夭。

治法：补肝肾，宜地黄饮子、杞菊地黄汤一类。

2. 足肿

主病：主心肾阳虚。

治法：温阳利水，宜真武汤；脾虚者，宜苓桂术甘汤。

3. 足颤

主病：主脑卒中先兆，多伴手颤。

治法：通络化瘀，宜血府逐瘀汤、涤痰汤一类；肝阳上亢者，宜天麻钩藤饮一类。

4. 足软

主病：主肝肾虚，一侧软多属脑卒中先兆。

治法：滋养肝肾，宜地黄饮子一类；一侧软，宜活血通络，用丹参、三七等或桃红四物汤。

5. 足麻

主病：主脑卒中先兆或气滞脉阻。

治法：一侧足麻伴半身麻多为脑梗先兆，应活血通络，血府逐瘀汤之类；仅为单足麻者应考虑足部小腿静脉曲张，当用活血通脉之剂。

6. 足挛

主病：主肝虚。

治法：柔肝和筋，宜木瓜芍药汤一类。

7. 足痿

主病：主肝肾虚。

治法：滋养肝肾，宜河车大造丸一类。

8. 足凉

主病：主肾阳虚，常伴手冷、畏寒。

治法：益肾温阳，宜金匮肾气汤、四逆辈。

9. 足热

主病：多为足心热常伴手心热，主阴虚有热。

治法：滋阴清热，宜六味地黄汤辈。

第十二节

望痰、涕、涎唾、汗、尿奥秘

痰、汗、尿是中医望分泌物及排泄物中最常见的内容，是望诊重点之一，通过望诊这些内容，有助于疾病的诊断及治疗。

一、望痰、涕、涎唾

1. 望痰、涕

痰与涕都同为呼吸道分泌物，故一起论述。

（1）痰黄黏稠。

主病：主热。

治法：清热化痰，宜涤痰汤、黛蛤散；有表热证宜麻杏石甘汤。

（2）痰白清稀。

主病：主寒。

治法：温肺化痰，宜四逆二陈汤；有表寒证宜小青龙汤。

（3）痰干而黏。

主病：主燥咳。

治法：润肺化痰，轻则桑杏汤，重则清燥救肺汤。

（4）痰中带血。

主病：主肺热，主肺癌。

治法：肺热宜清热泻火，选桑杏汤加白及、侧柏叶；肺癌宜养阴清热、解毒抗癌，选用主方加龙葵、半枝莲、白花蛇舌草、蜈蚣、全蝎、夏枯草等。

2. 望涎唾

（1）口流清涎。

主病：老年人为脾冷或脑卒中先兆，儿童多主脾虚有寒。

治法：脾冷宜温脾固摄，方宜理中汤加益智仁、莲子、芡实；老年人应预防脑梗死，宜益气化瘀，用补阳还五汤一类；老年人气不摄，宜补中益气丸一类。

（2）唾多清稀。

主病：多主肾虚。

治法：滋肾益气，宜金匮肾气丸加芡实。

二、望汗、尿

1. 望汗

（1）黄汗。

主病：主湿热，黄疸。

治法：湿热伴苔黄腻、大便不爽、尿短等，宜清利湿热，用三仁汤；时疫，用甘露消毒丹；黄疸，宜茵陈蒿汤。

（2）半身汗。

主病：主脑卒中先兆，伴半身麻木或无力。

治法：活血通络，宜补阳还五汤。

（3）黏汗。

主病：主阴竭。

治法：益气生津，宜生脉饮。

（4）自汗。

主病：主气虚，表不固。

治法：益气固表，宜玉屏风散加山萸肉。

（5）盗汗。

主病：夜寐出汗，主阴虚。

治法：养阴敛汗，宜麦味地黄汤。

（6）手足心汗。

主病：多主阴虚有热，伴心烦。

治法：滋阴清热，宜六味地黄汤合浮麦大枣汤。

（7）战汗。

主病：多伴恶寒、发热，主邪正交争。

治法：益气助阳，宜小柴胡汤；久病主阳气来复，宜独参汤或加山萸肉。

（8）头汗。

主病：主湿热上蒸，多见于长夏时段。

治法：清热利湿，宜藿朴夏苓汤。

（9）鼻汗。

主病：多主肺虚。

治法：养阴益气，用沙参麦冬饮。

2. 望尿

（1）尿血。

主病：多主热证，主癌症。

治法：伴尿急、尿频、尿痛，宜清热止血，用小蓟饮子；癌症，用六味地黄汤加抗癌药如半枝莲、龙葵、土茯苓、白花蛇舌草、小蓟、白茅根等。

（2）泡沫尿。

主病：多主肾虚（肾炎蛋白尿）、糖尿病。

治法：肾炎，宜益肾汤加防风；糖尿病偏胃热用玉女煎，偏津亏用玉液汤加桑叶。

（3）黄尿。

主病：多主脾胃实热或肝胆湿热。

治法：脾胃实热宜清热泻火，用泻黄散；心火重用导赤散；肝胆湿热，宜清热利湿，用栀子柏皮汤。

（4）白浊尿。

主病：多主下焦湿热。

治法：初宜清热化浊，用萆薢分清饮；病久下元虚失固，宜益肾固摄，用金匮肾气丸加芡实、菟丝子等扶元摄纳之品。